药物发现

——研究范式的演化

徐 峻 著

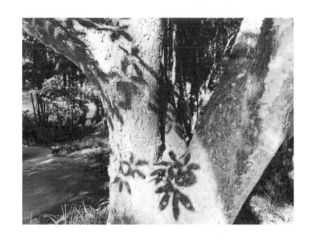

科学出版社

北 京

内 容 简 介

药物发现方法学是药学与其他学科交叉而产生的药学分支学科，是现代药物创新必备的工具学科。作者根据自己的亲身经历，从 QSAR 的历史沿革、信息技术的变迁、药物(包括传统药物)发现方法和设计方法的各个发展阶段、药物治疗理念的几次跃迁的角度，由浅入深地介绍药物发现方法学的内容、方法和应用，着重介绍了人工智能辅助药物发现与设计的底层逻辑和最新进展。作者是中山大学药学院教授，既是人工智能辅助药物发现与设计(AIDD)的程序员和架构师，又是经验丰富的创新药物的设计者及药物筛选与机理研究实验室的实验者。因此，总能把读者带回到药物发现者的视野，使其关注药物发现的最终要解决的问题。

本书适合作为本领域大专院校的教学和科研参考书，也适合作为生物医药领域的科研专家和所有对药物创新有兴趣的管理者的参考书。

图书在版编目(CIP)数据

药物发现方法学：研究范式的演化/徐峻著. —北京：科学出版社，2023.10

ISBN 978-7-03-076100-2

Ⅰ. ①药… Ⅱ. ①徐… Ⅲ. ①药物-开发-研究 Ⅳ. ①R97

中国国家版本馆 CIP 数据核字(2023)第 143061 号

责任编辑：李明楠 高 微 / 责任校对：杜子昂
责任印制：徐晓晨 / 封面设计：图阅盛世

科学出版社 出版
北京东黄城根北街 16 号
邮政编码：100717
http://www.sciencep.com
北京建宏印刷有限公司印刷
科学出版社发行 各地新华书店经销

*

2023 年 10 月第 一 版 开本：720×1000 1/16
2024 年 1 月第二次印刷 印张：18 3/4
字数：378 000
定价：168.00 元
(如有印装质量问题，我社负责调换)

作 者 简 介

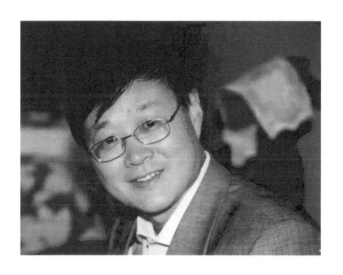

徐　峻　中山大学教授，药物分子设计研究中心主任。英国皇家化学会会士。人工智能、图论算法和药学专家。中国科学技术大学理学博士。完成在澳大利亚国立大学和加拿大 McGill 大学的博士后研究后，历任勃林格殷格翰（Boehringer Ingelheim）制药公司北美研发中心药物设计负责人、BIO-RAD 萨特勒实验室研发部总监，BioFocus DPI 制药公司研发总监。20 世纪 80 年代末起，一直在科研第一线工作，发表几十项人工智能和图论算法，并应用于药物合成设计、基于靶标和表型的药物设计以及药物筛选和先导化合物优化。2009 年创建中山大学药物分子设计研究中心，是抗衰老/抗代谢疾病、抗癌、抗感染类药物发现领域的专家，拥有授权发明专利 30 多项。

药物设计方法是随着科学技术的进步而产生的。历史上，早期的药物发现主要起源于人类对天然产物的随机筛选和偶然发现。后来，药物的作用机理逐渐被揭示，产生了基于机理的药物发现。20 世纪 60 年代，Hansch 等的工作开启了现代定量构效关系(QSAR)的研究，基于表型的药物发现(PBDD)和基于配体的药物设计(LBDD)技术逐渐兴起。到了 20 世纪 80 年代，信息技术加速发展，仪器的小型化和信息化加上化学信息学和生物信息学的成熟，催生了高通量药物筛选(high throughput screening，HTS)和化合物的高通量合成(high throughput synthesis)技术。与此同时，结构生物学兴起，逐渐积累了药物的作用靶标(主要是蛋白质)方面的知识，基于靶标的药物发现(target-based drug discovery，TBDD)技术逐渐成为药物发现领域的主流方法。21 世纪初完成的人类基因组计划将 TBDD 推向高潮。然而，药物发现领域却出现了"反摩尔定律"的现象——与信息技术领域的"摩尔定律"相反，据统计：1950 年以来，每 10 亿美元的研发投入所产出的获批新药数量，每经历 9 年就减少一半。这迫使药物发现领域的研究者采取各种措施以扭转这种态势，如寻找新的药物靶标、拓展靶标的概念、开发新兴的生物药。尤其是 2010 年以来，深度学习技术在自然语言处理和图像识别领域获得巨大成功之后，在药物发现领域也得到广泛应用，人工智能辅助药物发现与设计(AIDD)成为本领域逆转"反摩尔定律"的重要举措。《药物发现方法学——研究范式的演化》一书正是在这个历史性的节点时刻出版的，对药物设计方法学在我国的发展与成熟并进而推进药物创新，将具有重要的现实意义。

我和该书的作者徐峻相识于 20 世纪 80 年代末，他是我国计算化学界最早一批的研究生之一。他的硕士论文和博士论文的主题分别是化学专家系统和计算机辅助有机合成设计，因此，他实际上是最早投身于 AIDD 的研究者之一。1990 年初，他从学术界转向制药工业界；2009 年，他又从制药工业界重返学术界，在中山大学药学院创建了药物分子设计研究中心，主讲"药物设计"课程。徐峻在药物发现与设计领域的科研教学第一线工作了近四十年，该书的许多科学和技术内容主要来自他的科学研究和教学成果。因此，该书既是一本药物设计领域的学术专著，也是他对自己的科研和教学工作的总结。

徐峻的研究领域横跨化学、信息学和药学三个领域。他亲历了 QSAR 的历史沿革，亲历了信息技术和计算机技术从微型计算机时代、大数据时代直至当今人工智能时代的巨大变迁，也亲历了药物发现方法和设计方法的成熟期、现代药物治疗理念的革新。因此，他在该书中将各个领域的知识凝炼成药物发现学的历史发展脉络。他的研究涉及图论和人工智能算法在化学信息学中的应用，并将这些理论和技术应用到靶向药物和创新中药的实践中。他既是 AIDD 的程序员和架构师，又是经验丰富的创新药物的设计者及药物筛选与机理研究的实验者。因此，虽然该书涉及很多药物设计和发现的技术细节，但是他总能把读者带回到药物发现者的视野，回归到药物发现过程的各种终点问题，以及与药学相关的生命科学终极问题上，而不会迷失在各种技术细节中。

因此，该书无论是在内容上，还是在文字的表述上都展示出与众不同的独特之处，会使读者在兴味盎然的阅读中感受到科学探索的魅力，值得成为学者专家、多种专业的学生以及所有对药物创新有兴趣的管理者的案头参考书。

陈凯先

中国科学院院士

中国科学院上海药物研究所

2023 年 4 月 23 日

六十几年前，我曾聆听北京大学教授唐有祺先生关于通过 X 射线衍射技术解析分子结构的讲演，那是他博士论文的工作，当时解析一个化合物的立体结构需要数年的努力。如今，蛋白质的三维结构解析工作不仅司空见惯，而且基于几十年来积累的蛋白质结构实验数据，人工智能模型竟能够相当准确地预测蛋白质的三维结构。20 世纪 60 年代，药物定量构效关系(QSAR)研究兴起。起初，美国化学文摘社(CAS)曾执意不设 QSAR 的检索条目，经过 Hansch、藤田稔夫(他们也是我的学术引领者)、Free 和 Wilson 等 QSAR 开创者们的不懈努力，QSAR方法终于在药物研究和其他领域得到广泛的应用。我的计算机辅助药物设计工作可以追溯到 1978 年，那时候，数据输入输出用的是穿孔纸带或穿孔卡片。后来，个人计算机兴起，从 8 位、16 位、32 位计算机，发展到今天常用的 64 位多核个人计算机，数据存储能力从最初的以千字节(KB)发展到今天常见的万亿字节(TB)。日新月异的科学技术极大地改变了药物发现和分子设计的范式，我有幸成为这个科学技术高速发展的见证者和参与者。

药物分子有很多属性，它们蕴涵在分子的化学结构中。而药物分子的终极性质是安全、有效、可控、稳定，这些终极性质是其他属性的函数。这些函数中的变量之间的关系非常复杂，可以是线性的或非线性的；属性的数值可以是离散的或连续的，使药物分子的设计过程精彩纷呈。半个世纪以来，药物研发产生了许多概念、理论、方法和技术。如何从宏观上和历史的视角理解药物发现和设计方法的背景、特点和应用范围，不仅有助于深化对原理的理解和正确的应用，还从历史的演化和发展中，启迪人们的智慧、灵感和创新思维。我很高兴地收到中山大学徐峻教授撰写的《药物发现方法学——研究范式的演化》著作原稿，先睹为快也是一大乐事，我认为，该书为普及药物设计方法学的知识作了别开生面的尝试。

徐峻教授具有良好的学养。他毕业于中国科学技术大学，毕业后，在国内外长期从事科研和教学工作，勤耕不辍，是药学实验室里的两栖型研究者。他的人工智能(AI)研究始于 20 世纪 80 年代，直至今日，他主攻人工智能和图论算法在药物设计中的应用，涉猎的领域十分广泛，发表了许多具有理论性和实用性的高水平文章，该书的内容实出于一位勤奋研究者对药物发现方法学亲身研究的感悟，并落实在科研实践中。

该书内容由药物发现、设计、信息学、模型、方法，以及当前蓬勃发展的大数据和人工智能等方面组成，做到了宏观把握和微观解析相结合，因而有助于拓宽药物发现与设计者的视野，是一部颇有特色的新书。阅读该书对从事药物研发的科研机构和企业，从初学者到专家都将大有裨益。

郭宗儒

2023 年 4 月 12 日

15 年前，国内同行曾约请我写一本关于药物发现方法学方面的书，由于我当时才从制药工业界重返学术界，有点忙不过来，也觉得自己的知识积累不够，所以一直没有动笔。十多年后，我经历了从工业研究者到学术研究者、药物设计者到药物发现实验者的转型，有了一些独特的体会。于是，在科学出版社的鼓励下，我终于完成了本书的写作。

中山大学有独特的学术传统，例如陈寅恪先生给学生上课有"三不讲"原则，即"书上有的不讲，别人讲过的不讲，自己讲过的也不讲"。我非常赞成这个原则。尤其是在当今信息时代，人们获取知识的途径很多，教员或专业书籍的作者简单地重复已有的知识，那就是浪费别人的时间。因此，在"三不讲"原则之上，还应该加上这一原则：自己没有研究过的或者没有独特体会的内容也不讲或不写。

当前，自然科学有大分化和大融合两个趋势。学术专著常需要集体编撰，作者名单很长，这对介绍大学科有其必要。但是，由单个作者完成的专著也值得鼓励，它有贯穿始终的独特学术思考和写作风格，体现著者对书中科学技术内容的责任担当、避免滥竽充数。

本书是我在为中山大学药学院学生主讲"药物设计"课的讲义基础上写成的。由于药物发现的方法发展很快，我们的讲义每年都要进行大幅度的修改。以人工智能在药物发现中的应用为例，本书在脱稿时刚刚涵盖了 ChatGPT 的内容，而目前 GPT 和大语言模型已经发布了几个更新版本。真是世事倏忽，眨眼之间，轻舟已过万水千山了啊！

药学是跨学科最多的领域之一，也是受信息学影响最大的学科之一。本书有两条主线，一条是药物发现范式的演化路线，另一条是信息学与药物发现方法学不断融合的轨迹。写作本书的一个初衷是向人们展示药物发现方法学的典型思维路线。

希望本书能够抛砖引玉，成为读者打开药物发现之门的钥匙。

徐峻

2023 年 8 月 3 日

第 1 章 绪论：从 SAR 到 QSAR

1.1 药物发现方法与 QSAR

1.1.1 药物发现方法学起源

药物发现起源于世界各民族对天然药物的研究，现代药学是从基于动物模型的天然产物筛选发展起来的，称为"基于表型的药物发现"（phenotypic drug discovery，PBDD）或"正向药学"（forward pharmacology）。随着生命科学的发展，人们对药物作用机理的认识逐渐深入，"基于靶标的药物发现"（target-based drug discovery，TBDD）方法成为主流。TBDD 的核心思路是：药物分子对特定靶标（一般是蛋白质）分子的调控作用最终可以被转化为疗效，称为反向药学（reverse pharmacology）。

一般认为，药物设计方法学萌芽于德国医生兼科学家 Paul Ehrlich（1854—1915）发展起来的研究化学、生物学和医学之间关系的方法[1]。早期的药物来自天然产物，但是它们的成药性（主要是药理活性和安全性）经常不够好，需要优化。为了改进天然产物的成药性，需要根据药物分子的结构与活性之间的关系（structure-activity relationship，SAR）修饰药物的分子结构。最初，药物化学家只能定性地研究 SAR，以指导药物合成的实验设计。随着计算机技术的进步，SAR 的定性分析逐渐演变为定量分析，即定量构效关系（quantitative structure-activity relationship，QSAR）。

1.1.2 早期的 QSAR 方法

据德国 BASF 公司的药物化学家 Hugo Kubinyi 研究，QSAR 可以追溯到 1863 年 A. C. Brown 和 T. Fraser 对生物碱构效关系的研究[2]。QSAR 没有明确的历史起点，一般认为，Corwin Hansch 在 20 世纪 60 年代的工作开启了现代 QSAR 研究[3]。在药物发现领域，QSAR 主要用于化合物分类、先导化合物发现与优化、化合物成药性相关参数的预测等。

早期的 Hansch 分析基于下述假定(图 1-1):

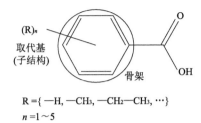

R ={ —H, —CH₃, —CH₂—CH₃, ···}
n =1~5

图 1-1　Hansch 分析中的分子骨架与取代基的概念

(1)分子的活性由它的分子结构(拓扑结构)决定。

(2)分子结构由骨架(scaffold)和骨架结构上的取代基团(substituent)组成。

(3)分子骨架,又称优势结构(privileged structure),是靶标与配体互相识别所需要的主要结构特征[4]。

(4)取代基的静电势和立体形状因素(static and steric factors)共同影响药物分子的活性。

(5)分子骨架上的每个取代基对活性的贡献有加和性(additivity)。

在芳环骨架上的取代基的静电效应(吸电子或推电子能力)用哈米特(Hammett)常数 σ 表征[5],不同的取代基对应不同的 σ 值。如果实验样本的数据足够多,则可以用线性回归[6](linear regression)的方法建立药物活性 y 与取代基的 QSAR 模型(函数关系),如式(1-1)所示。

$$y = f\Big(\sigma\big(\text{substituents}\big(\text{molecular\_substructure}\big)\big)\Big) \tag{1-1}$$

式中,活性 y 是静电效应 σ 的函数,而 σ 又是取代基的函数,取代基又是分子结构的函数。因此,式(1-1)是一个多层嵌套的泛函(functional)。

上述 QSAR 的基本假定可以概括为以下两个基本公设:

(1)相似的分子结构有相似的活性(或性质)。

(2)分子结构上可以有 n 个($n>1$)取代基,它们对活性的贡献有加和性(additivity)。

为了计算 y,式(1-1)中的 molecular_substructure 被分子结构描述符取代。结构描述符有很多种,可以从分子结构数据——原子邻接表(atomic connection table)计算出来。因此,分子结构是式(1-1)的最底层的自变量。当然,分子结构最终由量子力学(即第一性原理)表征。

y 最简单的解析式是单变量或多变量的线性函数,其正确性取决于下述条件:

(1)用于建模的训练数据是正确的,且阳性与阴性样本数据点基本平衡。

(2)从一组分子结构中能总结出正确的骨架结构。

(3) 骨架上有若干组可变的取代基，并能表示成相应的描述符。

(4) 当骨架上有多个可变取代基时，它们对活性的贡献有加和性。

(5) 所选择的描述符与同层函数有相关关系。

(6) 如果描述符属于离散变量，我们有方法将离散变量变换为连续变量。

(7) 选择合适的算法建模。

(8) 有合适的工具评估和选择最终的 QSAR 模型。

(9) 模型预测的结果符合化学原理。

传统的 QSAR 建模过程的一般步骤如下：

(1) 分子结构和实验数据整理与校验。

(2) 预处理分子结构数据和描述符数据。

(3) 选择描述符和数学方法。

(4) 建立和优化预测模型。

(5) 评价模型的稳健性(robustness)和预测能力(精度和普适性)。

(6) 用外部实验数据验证 QSAR 模型的预测结果。

关于 QSAR 建模的综述可以参见文献[7]。

1.2　分子结构的表征

分子的几何结构是图，不能直接代入回归模型，这就产生了如何从分子结构中导出与活性或性质相关的可计算的参数问题，即分子结构的表征问题。

早期 SAR 需要从完整的分子结构区分出两类子结构：骨架结构和取代基，作为影响分子活性的特征结构元素。随着研究的不断深入，不断改进"与分子活性相关的特征"提取方法，从基于经验的手工枚举变为基于某种统一数学/物理共识的自动化提取；子结构特征的概念也演化成更广义的特征向量(即分子描述符)。

1.2.1　化学子结构的划分

为了构建 QSAR 的模型，先要从一组有生物活性的分子中总结它们的共同骨架(例如，将一组分子叠合起来以发现它们共同的骨架)[8,9]，再确定骨架的特定位置(如芳香环上的邻位、对位或间位)上的取代基。骨架和取代基都是子结构，化学子结构划分的任务就是把这些子结构从活性分子结构的数据中提取出来。

分子结构数据一般用化学结构绘图软件(如 ChemDraw、JChemPaint)提取，以邻接表的形式将分子的二维(拓扑)或三维结构数据以 MOL 或 SDF 格式记录在文本文件中[10]。

子结构的划分方法很多，如分子优势骨架导出法[11]、基于图修剪和最大共同子结构搜索的方法等[12-14]。由于分子的骨架因药物的作用靶标不同而变化，人们没有就化学子结构划分的方法达成共识。

1. 检索键

在化学数据库发展的早期，为了提高化学数据库的检索效率，人们希望有一种普适性的子结构划分方法（称为筛法）。最早的子结构"筛"是分子访问系统检索键（Molecular ACCess System search keys，MACCS），实际上是根据经验预定义的子结构字典）。MACCS 是 MDL 公司（Molecular Design Limited, Inc.），Stuart Marson 和 W. Todd Wipke 创建于 1978 年位于美国加利福尼亚州 Hayward 的最早的分子设计软件公司。该公司于 2007 年被 Symyx Technologies, Inc.收购，然后与 Accelrys 合并。2014 年，Accelrys 被法国 Dassault Systèmes 公司收购，更名为 BIOVIA，仍然是最重要的药物分子设计软件公司，网址：www.3ds.com/products-services/biovia/），以基于有机化学家的经验枚举出的一组符合化学原理的子结构片段作为化学数据库的检索键，提高化学数据库的检索效率。早期版本的 MACCS 有 166 个，后来拓展到 960 个[15]。虽然检索键能提高化学数据库检索效率，但是它们与分子的成药性无关，应避免在 QSAR 研究中被滥用。MACCS 没有反映具体化学数据库的子结构特征，也不保证检索键之间互相独立（一个检索键可能是另一个检索键的子结构）。

2. 位图与分子指纹

MACCS 的主要缺陷是不完备且带有经验偏见。为了避免此类缺陷，人们提出基于图论规则的子结构划分方法，即定义一组从分子图上切割子结构片段的规则，从化合物库中系统地提取分子的子结构，如原子中心片段（atom center fragment，ACF）法[16-19]、基于 ACF 的扩展联接性指纹（extended-connectivity fingerprints，ECFP）法[20]、Daylight 公司的分子结构指纹法（www. daylight.com/dayhtml/doc/theory/theory.finger.html）等。

这些方法克服了经验偏见，做到了客观性和普适性。分子结构指纹是指将系统化产生的子结构片段用二进制位图（bit-map）表示，每一个位只有"0"或"1"两种状态，表示对应的子结构存在与否，以此代替子结构字典。系统化的子结构划分方法的缺点是不能保证所产生的子结构片段都有化学意义，很多片段在化学数据库中罕见，因此分子指纹有很多"0"位，是信息稀疏的数组。由于对计算机存储位串进行逻辑运算的速度极高，它作为化学数据库的检索引擎受到普遍欢迎。

ACF 法和 ECFP 法都以原子为中心，通过环形切割提取子结构字典（图 1-2）。

这类子结构在一定程度上反映了片段中心原子的化学环境，可以解释核磁共振波谱的化学位移现象[16]，分子力场的子结构片段也与之类似。

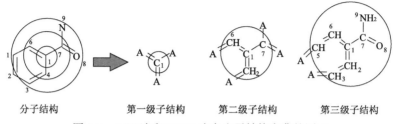

图 1-2　ACF 法和 ECFP 法产生子结构字典的原理

检索键和分子指纹方法的本质都是从分子图中直接截取子图的方法。前者基于化学家的经验枚举，保留了化学直觉，但也承袭了化学偏见；后者按规则从分子图上由计算机算法自动截取子结构，严谨客观，有可重现性，但也失去了化学意义。

如果用 MACCS-166 表征分子，对任意一个分子结构 S，可以用长度为 166 的二进制位组 B 来存储 "166 个键是否出现在 S 中" 的检测结果，如果某键出现，则对应位置 "1"，否则置零。这样，数据库中的每一个分子结构 S，都被表征为 B（图 1-3）。B 被称为子结构位图，是一种表征分子的特征向量。

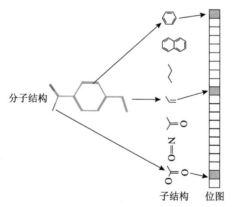

图 1-3　分子结构、子结构和位图（分子指纹）

如果要检索分子 Q 是否在化学数据库中存在，只要将 Q 转化为它的分子指纹 B_Q，然后比较 B_Q 与数据库中第 i 个分子的指纹 S_i，如果 $B_Q \cap S_i = 1$，则表示在数据库中找到了查询分子 Q。计算机对位图的逻辑 "与" 运算速度极快，因此，检索效率极高。

对一台 64 位计算机而言，存储一个分子的 MACCS-166 检索键只需要长度为 3 的整数数组，MACCS-960 需要长度为 15 的整数数组。Daylight 的分子指纹计算规则可以产生很多子结构，所以需要更长（如 256 或 512）的数组。用长数组表示一个分子时，信息稀疏，造成存储浪费，也增加了计算成本。Daylight 将位图对折缩短分子指纹数组的长度(如把长度为 2048 的位图对折为 1024 的位图)，称为哈希化的指纹(Hashed fingerprint)。这样做降低了计算成本，但位图所代表的子结构信息也丢失了。

当把一个分子结构 S 表征为 B 时，用 B 描述 S 的特征，向量 B 的每一个分量指向一个子结构，该分量称为描述符(descriptor)。向量 B 中分量的数目称为维数。用 MACCS-166 指纹表示一个分子时意味着将一个分子映射到 166 维广义空间中。用这种表示方法，可以计算分子的整体相似度，或它们在广义空间中的距离。

1.2.2　分子结构的线性编码

早期，为了将化学结构数据录入计算机存储设备，人们发明了将化学结构图编码成语句(字符串)的技术，即化学结构线性编码(chemical structure linear notation，CSLN)技术。CSLN 技术采用一组规则将化学结构图的邻接表转换为字符串。最早的线性编码是维氏线性编码(Wiswesser line notation，WLN)。1968年，美国科学信息研究所(Institute for Scientific Information，ISI)采用 WLN 检索化学数据库。20 世纪 60 年代中期，WLN 也被许多制药公司内部使用[21]。WLN 用字母表示化学结构片段，能有效地压缩数据，节省存储，适合化学结构数据库检索。然而，WLN 很难被人解读，最终未能普及。国际纯粹与应用化学联合会 (International Union of Pure and Applied Chemistry，IUPAC)制定的有机化学结构系统命名法(nomenclature of organic chemistry[22])也是一种 CSLN，但它不是数理逻辑意义上的图形编码法，不能直接用于化学数据库实践中。理想的 CSLN 应该满足下述条件：

(1)无二义性：一个线性编码的字符串只能产生唯一的分子拓扑图。

(2)唯一性：一个分子拓扑结构只能产生唯一的线性编码字符串。

David Weininger 结合 IUPAC 系统命名法的优点，提出了简化分子线性录入编码系统(simplified molecular input line entry system，SMILES)[23]，是一种比较规范的 CSLN。SMILES 能满足无二义性条件，这是计算机处理化学结构数据的必要条件。但是，绝对满足唯一性条件是困难的。为此，Weininger 创办 Daylight 公司专门开发算法，以尽量满足唯一性的要求，称为规范的 SMILES(canonicalized SMILES)，被化学信息学界广泛采用。很多化学信息学软件都将 SMILES 分子结构线性编码转换为二维分子结构图形和其他数据格式。

1.2.3　分子描述符

分子描述符(molecular descriptor)是从分子实体导出的一种度量，它可以是基本数据类型(整数、实数、字符、布尔型)，也可以是数组、向量或矩阵。分子描述符可以从分子结构图中计算出来，也可以是分子本身的物理、化学或生物学的性质。因此，分子指纹、分子的物理性质(如分子量、分子体积、折射率、熔点)、化学性质(如 pH、生成焓、$\log P$、$\log D$)、生物学性质(如针对某种细胞的半抑制浓度 IC_{50}、生物利用度)，或者通过理论计算导出的分子结构性质或者指数(如分子拓扑指数[24])都可以作为分子的描述符。分子描述符与分子的某些结构特征有关，而结构特征与分子的生物活性或性质相关。因此，QSAR 的本质是提取分子的特征向量(即选出合适的描述符)，建立特征向量与生物活性之间的函数关系。前文所述的 QSAR 的泛函式(1-1)可以被表述成式(1-2)：

$$y = f\left(f'\left(\cdots \left(\text{descriptor}\left(\text{molecular\_structure} \right) \cdots \right) \right) \right) \tag{1-2}$$

式中，"molecular_structure"是最底层的自变量(当然，分子结构最严谨的描述是 Schrödinger 方程，我们暂不在此讨论基于第一性原理的药物分子设计)。"molecular_structure"的数学本质是拓扑图，用矩阵、邻接表(如 MOL/SDF 格式的邻接表)或形式语言(如 SMILES)表示[25]。函数 $f(\text{descriptor}())$ 可以有许多层的嵌套。

按照数据来源，分子描述符分为实验和计算两类。

实验类的描述符可以是实验测得的化合物的物理、化学、生物学性质。

计算类的描述符是以分子结构为基础，根据数学、物理、化学原理计算出来的结果。

按照数据取值特点，分子描述符又分为连续取值和离散取值两类。连续取值的分子描述符在其定义域内取实数值(如分子量、折射率、熔点、溶解度、pH、$\log P$、生物利用度等)；离散取值的分子描述符在其定义域内取布尔值(0 或 1，如对应的子结构存在或不存在)或整数值(如氢键受体/供体的数目、可旋转键的数目、分子结构不饱和度、共轭双键数目)。

过去的几十年里，人们提出了上千种用于 QSAR 研究的分子描述符[26](有兴趣的读者可以参见：github.com/mordred-descriptor)。还有很多开源的和商用软件都提供计算分子描述符的功能，如 Dragon[27]、OpenBabel[28]、RDKit[29]、CDK2[30]、PyDescriptor[31]、Schrödinger、MOE、DiscoveryStudio 等。

由于分子描述符的计算功能触手可及，人们往往忽略其科学内涵，以至于分子描述符在 QSAR 和深度学习实践中被滥用时有发生。

1.2.4　分子结构数据的清洗

很多分子描述符是从分子结构数据计算出来的，计算结果的正确性取决于分子结构数据的正确性。QSAR 建模之前，需要整理分子结构数据(图 1-4)，读者也可阅读参考文献[32,33]以了解更多的细节。

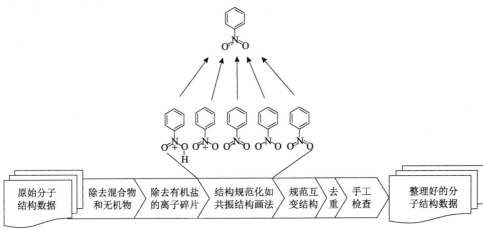

图 1-4　分子结构数据整理的主要步骤

　　除了图 1-4 所示的数据整理步骤以外，分子结构数据整理还包括检查化合物的命名及标识符等文字信息的一致性、分子结构数据的标准化[34]、原子化合价检查、元素或取代基缩写的规范化检查等。手工检查是必要的，化学结构数据转换过程有可能出错。图 1-5 列出了容易画错的分子结构的例子。网站 sites.google.com/site/dtclabdc/提供化学和生物数据清洗的免费服务。

不正确	正确

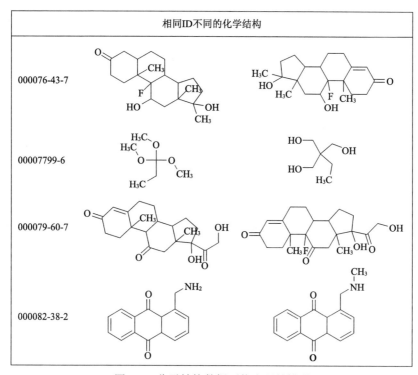

图 1-5　分子结构数据可能出现的错误

根据 cfpub.epa.gov/si/si_public_file_download.cfm?p_download_id=535257 数据重画

1.2.5　分子描述符的选择与规范化

为 QSAR 选择分子描述符的原则如下：

(1)分子描述符应该与要预测的分子性质有明确的相关关系。

(2)分子描述符应该与要预测的分子性质有足够宽的值域分布。

(3)如果有多个分子描述符都与要预测的分子性质有明确的相关关系，需要考察这些分子描述符是否彼此正交(即彼此之间没有相关关系)。例如，分子量和分子体积彼此高度相关，如果同时用于 QSAR 建模，结果可能由于分子尺寸对活性的贡献被过分强调而出现偏差。

(4)选择有明确物理、化学或生物学意义的分子描述符。

(5)各个分子描述符的值域分布和频数分布可能差别很大。例如，化合物的 $\log P$ 值范围在−1～10 之间，而类药小分子的分子质量在 100～1000Da。如果不做预处理，将两种分子描述符直接代入建模，则 $\log P$ 对模型的贡献可能由于它的值域太窄而被忽略，建模的结果被值域宽的分子描述符所主导。数据规范化(归一化和标准化)的目的就是解决这类问题。通过检查分子描述符的分布，剔除不合理的数据，决定描述符的取舍。另外，数据规范化方案很多，研究者应该在理解它们各自的原理和适应范围的基础上选用，以期得到好的 QSAR 或深度学习建模效果。

最小-最大值归一化(min-max normalization)和 Z 分数归一化(Z-score normalization)都对数据的异常值(离群数据点)敏感。正切函数归一化(tanh normalization)有很好的稳健性(robustness)。预先计算分子描述符的统计学参数(如最小值、最大值、平均值、众数、中位数、标准偏差)可以帮助选择最小-最大值这种简单归一化方法。如果某种分子描述符服从高斯分布(理想的随机分布，采样均匀)，则 Z 分数归一化是最佳的。对于有噪声的分子描述符(一般是实验得出的数据，尤其是生物学实验数据)，应该选择稳健的规范化技术(如正切函数归一化，即 tanh normalization)。如果读者有兴趣深入了解数据规范化技术，可以阅读参考文献[35]。

1.2.6 分子描述符的组合与变换

分子描述符有特定的值域范围和取值类型。布尔型描述符的每个字节位只能取值 0 或 1；正整数描述符(如氢键受体数目、氢键给体数目、可旋转键数目)在定义域内取离散值；正实数描述符(如体现生物活性的半抑制浓度 IC_{50})在定义域内连续取值。由于高活性化合物 IC_{50} 的绝对值很小，一般取负对数(即 pIC_{50})。这样在 IC_{50} 远远小于 1mol/L 时，pIC_{50} 为正实数，值越大，活性越高，符合正常思维习惯。

pIC_{50} 与药物-靶标结合的自由能变化(ΔG)为线性关系：

$$pIC_{50} = \frac{1}{RT}\Delta G + B \tag{1-3}$$

式中，R 和 B 是常数；T 是温度，一般在恒定的室温条件下做实验，所以也是常数。当温度不能保持恒定时，会引进噪声干扰。

配体与靶标结合的自由能变化(ΔG)可以通过第一性原理或者近似模型计算出来，从而预测小分子抑制蛋白质活性的 IC_{50} 值[36]。

鉴于生物活性与分子结构的函数关系是非线性复杂关系，QSAR 常采用多自变量线性拟合，即多组分子描述符的组合。多组分子描述符原则上不应随意组合，如布尔向量与整数或实数向量混合运算在多数情况下是不合理的。

除了描述符的数据类型以外，也要考虑它们的物理/化学/生物学意义是否冲突。例如，虽然可以把 MACCS 子结构指纹和 Daylight 子结构指纹组合起来作为自变量为 QSAR 建模，但是，由于 Daylight 代表的子结构可能与 MACCS 代表的子结构有交集，这就违反了分子描述符之间必须彼此正交的原则，不会产生合理的结果。

QSAR 的数学本质是找到某种变换，将一类变量变换为另一类变量，或者将研究对象从一类空间映射到另一类空间。例如，在经典的 QSAR 模型中，分子的电离常数 y 是苯环上的静电常数 σ 和立体效应参数 s 的函数：

$$y = f(\sigma, s) \tag{1-4}$$

式中，y 与 σ、s 都是实数，$f()$ 是把一组实数映射到另外一组实数的变换。

又如在药物的虚拟筛选模型中，自变量是用 SMILES 表示的分子结构，函数是对分子是否有活性（1 或 0）的判定，表示为

$$y = f(\boldsymbol{S}) \tag{1-5}$$

式中，y 是布尔向量；$\boldsymbol{S}$ 是字符向量；$f()$ 是把字符串映射到布尔向量的变换。

QSAR 研究最常见的变换就是多变量"连续变量→连续变量"的线性变换。在这类线性变换中，假定自变量可以取连续值，函数也可以取连续值。

机器学习的数学模型本质上是对 QSAR 的"连续变量→连续变量"的线性变换的拓展，即机器学习的数学模型本质上是多变量非线性变换，变量的取值可以是连续的，或者离散的。函数变换的类型有以下四种：

(1)连续变量→连续变量。

(2)离散变量→连续变量。

(3)连续变量→离散变量。

(4)离散变量→离散变量。

第(1)种变换的典型例子是用经典力学描述的宏观物体的运动规律。例如，作用在物体上的力(F)与物体的质量(m)和加速度(a)成正比，即

$$F = ma \tag{1-6}$$

式中，m、a 和 F 在实数域可以任意取连续值。

第(2)种变换的典型例子是用量子力学描述原子中电子的运动规律，如原子吸收或发射光谱的规律。当光照射在原子上时，如果原子核外的电子从低能量轨道跃迁至高能量轨道时的能量差 ΔE 与光子携带的能量(hn)相等，原子就会吸收该光子的能量，在吸收光谱上产生吸收线：

$$\Delta E = R\left(\frac{1}{n_1^2} - \frac{1}{n_2^2}\right) \tag{1-7}$$

式中，n 是光波的频率（与波长 l 成反比）；R 是与原子核电荷数相关的常数；n_1、n_2 是电子分别在低能和高能轨道上的量子数，它们在实数域不能任意取连续值，只能取正整数值。因此，式(1-7)是将整数型离散变量变换为实数型连续变量的函数。

第(3)种变换的典型例子是描述神经元(neuron)中发生的现象。神经元由细胞体(cell body)和从细胞体向外发散的像树根一样的分枝，即树突(dendrite)组成。树突的细长分枝称为轴突(axon)，在轴突的终端(terminal)与另一个神经元树突之间有个细小的缝隙称为突触(synapse)。可以把一个神经元看作一个信号处理单元：突触从上一个神经元接受神经递质(neurotransmitter)，是神经元细胞的输入端；它将信号传递到轴突，轴突释放动作电位（电信号，如高电平/低电平，其数值是离散的），是信号处理单元的输出端。由于神经递质不是电信号而是化学物质（如神经肽、内源性小分子生物碱），因此突触接收的信号是化合物浓度数据，其数值是连续的。这样，神经元的功能可以用式(1-8)描述：

$$V = f(C) \tag{1-8}$$

式中，V 是释放的动作电位信号（离散变量）；C 是从上个神经元接收的神经递质的浓度（连续变量）。式(1-8)是将实型连续变量变换为整型或者布尔型离散变量的函数。

为了实现式(1-8)的"连续变量→离散变量"的变换，可以采用 S 函数(sigmoid function)。S 函数有很多种，常见的如逻辑函数(logistic function)式(1-9)和正切函数(hyperbolic tangent)式(1-10)能够将连续变量变换为逻辑变量输出：

$$y = f\left(\frac{1}{1 + e^{-x}} \right) \tag{1-9}$$

$$y = f\left(\frac{e^x - e^{-x}}{e^x + e^{-x}} \right) \tag{1-10}$$

式(1-9)的函数值域是[0, 1]，而式(1-10)的函数值域是[−1, 1]，两者的线形相似。式(1-9)经常用来拟合生物化学实验数据，以求半抑制浓度(IC_{50})等活性数值(图 1-6)。这时，x 表示药物的摩尔浓度。活性高的化合物浓度很低，所以一般取浓度的对数，如令 $x = \log C$。y 表示蛋白质活性被抑制的百分数，所以 y 的值域只能在 0～1 之间，即从完全无抑制到完全抑制。

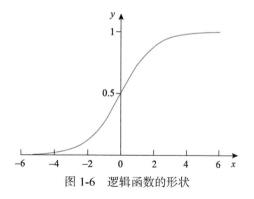

图 1-6　逻辑函数的形状

S 函数是单调的，在给定的药物浓度下不能有两个活性值。S 函数有钟形的一阶导数，因此它像任何连续非负的钟形函数一样，只有一个局部极值。

在细胞内，蛋白质(受体，R)对药物(配体，L)的识别通过 L 在 R 的活性位点的分子对接(molecular docking)实现，在给定的热力学条件下，建立分子对接的平衡：

$$R + L \rightleftharpoons R \cdot L$$

在受体浓度[R]固定条件下，蛋白质活性的被抑制率 y 随着配体浓度[L]增加而增大，当[L]大到每一个受体活性位点都被配体结合时，蛋白质活性被完全抑制($y=100\%$)，此时，继续增加[L]对蛋白质活性的抑制率已经没有影响。

将连续变量转化为离散变量的 S 函数变换有普遍意义。例如，生物界的条件反射现象、物理领域的原子吸收能量后的发光现象(基态电子吸收能量，能量积累到一定程度到达激发态后，发出的光量子频率只能取离散的值，即普朗克常数 h 的倍数)，都是量变最终导致质变的现象。其数学本质是连续量的量子化，量子化的数值代表事物的本来特征，简称本征值(eigenvalue)。

1.3　QSAR 方法的难题与悖论

1.3.1　取代基贡献的加和性

QSAR 的相似性和加和性公设是前后相关的整体，相似性公设(含相似骨架的分子有相似的性质)[37]，也是基于配体的药物虚拟筛选的基本原理[38,39]。加和性公设最初由 S. M. Free 和 J. W. Wilson 于 1964 年明确提出[40]。其本质是：相似的分子有共同的骨架，该骨架与特定性质相关，该组分子可以被表示为一个公共骨架加上若干组取代基。如果一个分子属于该组，则它的性质可以通过该性质的平均值与相关的取代基因子加和而预测出来(图 1-7)。

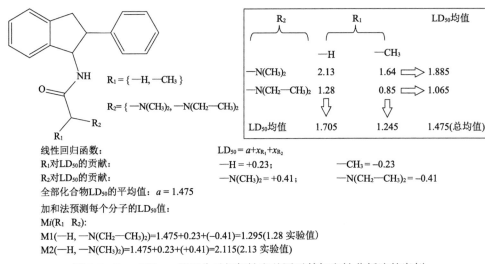

图 1-7　Free-Wilson 基于分子相似性和基团贡献加和性分析法的案例

分子骨架确定之后，分子的性质或活性是取代基的函数。如果骨架上的取代基 R 有多个可替换的基团($n > 1$)，加和性原则假设各个取代基对分子性质的贡献可以简单叠加，即分子的活性 y 可表示为取代基 R 的描述符 $\bar{x}$ 的线性组合。

$$y = \sum_{i=1}^{n} c_i x_i + a \qquad (1\text{-}11)$$

式中，c_i 是第 i 个描述符的回归常数；x_i 是第 i 个描述符；另一个回归常数 a 与整个数据集的化合物的平均生物活性值有关。

相似性原理在大多数情况下成立，与药物化学家建立的骨架上的取代基 SAR 图基本符合。所以，QSAR 模型有预测能力。图 1-8 给出了药物化学家构建的典型的 SAR 图。

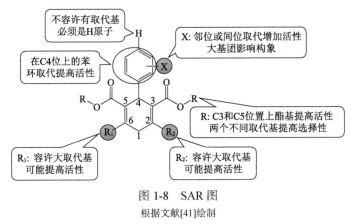

图 1-8　SAR 图

根据文献[41]绘制

但是，QSAR 模型的预测精度经常出现很大的偏差，下面讨论造成这种偏差的原因。

1. 取代基贡献的非加和性

如果取代基之间有协同效应，将产生取代基对分子性质贡献本质上的非加和性。例如，图 1-8 中的—X 基团与苯环有共轭效应，X 与 R_1、R_2 之间有协同效应(共轭效应使芳环骨架上的电子云密度重新分布)，导致 X 与 R_1、R_2 对活性的贡献不能用简单加和的方法预测。

导致非加和性效应的因素如下：

(1)受体-配体的水合效应[42,43]。

(2)受体-配体之间形成氢键或疏水作用[44,45]。

(3)分子内氢键的形成[46]。

(4)配体结合模式发生变化(如配体翻转或侧链竞争可导致非加和性变化大于 2 个对数单位)[47]。

(5)配体引发蛋白质侧链运动[48]。

其中，(4)和(5)会引起显著的非加和性效应。

2. 误差引起的非加和性

(1)实验误差：生物学实验有很多干扰因素，即使没有本质上的非加和性效应，实验数据也可能产生大的波动。如果实验过程复杂，会积累成显著的误差，引起非加和性效应。

(2)实验采样不平衡：理想情况下收集实验数据应该有连续性和代表性，如图 1-8 的 X 取代基的样本应该按物理性质[例如，从强吸电子逐渐过渡到强推电子：—F、—Cl、—H、—CH₃、—CH(CH₃)₂]连续采样。这样，—X 对分子的生物活性的贡献值才可能逐渐呈现单调上升或单调下降的趋势。但在实践中，由于种种原因(如没有合成可行性、化学不稳定性、毒性等)，药物化学的实验样本数据常不具备连续性和代表性，造成难以修正的模型的预测误差。

QSAR 数据中的非加和性效应可能是常见的。2008 年，英国谢菲尔德大学 Peter Willett 研究组的科学家用 Free-Wilson 方法研究了一批接近完备的 SAR 数据集，发现其中只有约一半数据有显著的取代基贡献的加和性[49]。

因此，QSAR 建模之前，必须分辨数据集的加和性与非加和性。非加和性数据虽然不能用于 QSAR 建模，但是它们对药物设计可能很重要，它可能提示受体-配体结合模式发生了重大改变，或发现了新的先导化合物优化的关键 SAR 特征，文献[50]有深入的探讨。

严谨的 QSAR 研究者和实验药物化学家应该充分交流，共同设计实验，尽量保证数据采样的系统性、连续性和代表性。药物化学家应该理解 QSAR 的本质，信息学家也应该理解药学的基本原理。

在尽量减少实验误差、争取采样平衡的前提下，好的 QSAR 模型应该只选择 R_i 和 R_j 之间没有协同作用（即两个基团对 y 的贡献有加和性）的数据用于构建类似于式(1-11)的回归模型，求出回归常数 $\bar{c}$ 和 a。

3. 非加和性数据的识别

对于一组数据，应该首先检查实验误差的分布特征，如果是正态分布，统计分析应该将有显著的取代基非加和性的化合物（含异常 SAR 值）找出来，以估计数据集中的实验不确定性的上限。

为了说明一个骨架上的两个取代基对活性贡献是否有加和性，我们以图 1-9 为例（数据来源于文献[50]）。

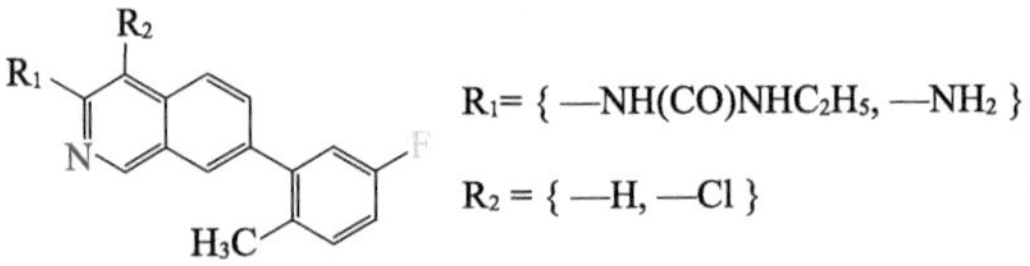

$R_1 = \{ —NH(CO)NHC_2H_5, —NH_2 \}$

$R_2 = \{ —H, —Cl \}$

图 1-9   酪氨酸激酶 ABL 抑制剂的骨架和两个位置上的取代基

为了判断图 1-9 骨架的取代基 R_1 和 R_2 之间是否有非加和性，可以做化学双突变循环(chemical double-mutant cycles，CDMC)分析(图 1-10)。CDMC 最初是谢菲尔德大学的 Diederich 和 Hunter 用来度量两个取代基相互作用能力而建立的[51,52]。

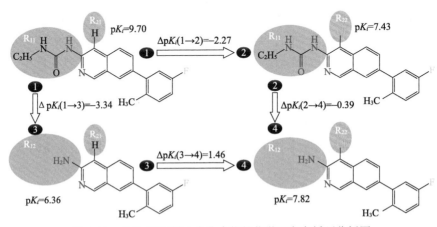

图 1-10   ABL 抑制剂 4 个化合物的化学双突变循环分析图

按照 Kramer 建议的非加和性(nonadditivity)指数计算方法[47]，该骨架上的

R_1 和 R_2 的非加和性指数可以通过 $\Delta\Delta pK_i$ 来表征，其计算公式如下：

$$\Delta\Delta pK_i\left(R_1, R_2\right) = \Delta pK_i\left(3 \to 4\right) - \Delta pK_i\left(1 \to 2\right) \tag{1-12}$$

因此，R_1 和 R_2 的非加和性指数的绝对值 $\Delta\Delta pK_i\left(R_1, R_2\right)$ 为

$$\Delta\Delta pK_i\left(R_1, R_2\right) = 1.46 - (-2.27) = 3.73 \quad \text{（参见图 2-10）}$$

先评估 pK_i 实验误差 ε 的范围。pK_i 的实测值 $pK_{i(\exp)}$ 与真值 $pK_{i(\text{true})}$ 的关系如下：

$$pK_{i(\exp)} = pK_{i(\text{true})} + \varepsilon \tag{1-13}$$

因此，$\Delta\Delta pK_{i(\exp)}$ 的实验误差值为

$$\Delta\Delta pK_{i(\exp)} = \Delta\Delta pK_{i(\text{true})} + \varepsilon_2 + \varepsilon_3 - \varepsilon_1 - \varepsilon_4 \tag{1-14}$$

如果 R_1 和 R_2 完全是加和性的，则 $\Delta\Delta pK_{i(\text{true})} = 0$。

$\Delta\Delta pK_{i(\exp)} = \varepsilon_2 + \varepsilon_3 - \varepsilon_1 - \varepsilon_4$，误差完全由实验的不确定性引起。

图 1-9 的化合物通式中，如果 R_1 和 R_2 有很多可选择的取代基成员，它可能代表含有成百上千种化合物的化合物库。针对库中的化合物，可以计算很多类似图 1-10 的由四种化合物组成的化学双突变循环（CDMC），求得一系列 $\Delta\Delta pK_{i(\exp)}$ 值（即骨架上分别引入 R_1 和 R_2 基团后，测定 ΔpK_i 时所引起的实验误差）。从式(1-14)可知，这种实验误差由真正的非加和性引起的误差 $\Delta pK_{i(\text{true})}$ 和由实验不确定性的随机误差两部分组成。

在 $\Delta\Delta pK_{i(\exp)} \neq 0$ 的情况下，为了判断这种误差是由非加和性引起还是由实验不确定性的随机误差引起的，Kramer 等提出用分位点图（quantile-quantile plot，QQPlot）的斜率作为判断标准。

首先，按图 1-10 的规程计算库中全部化合物的误差值 $\Delta\Delta pK_{i(\exp)}$，记为 $\vec{\varepsilon}$：

$$\varepsilon = \sum_{j=1}^{n} \Delta\Delta pK_{i(\exp)}^{j} \tag{1-15}$$

式中，n 是库中化合物总数。

将数组 ε 按升序排列（即 $\varepsilon_{j-1} < \varepsilon_j$），求 ε 的均值 μ 和标准差 σ：

$$\mu = \frac{\sum_{j=1}^{n} \varepsilon_j}{n}, \quad \sigma = \sqrt{\frac{\sum_{j=1}^{n} \left(\varepsilon_j - \mu\right)^2}{n-1}} \tag{1-16}$$

为求 $\bar{\varepsilon}$ 的分位数(quantile, Q),按下式计算:

$$Q_j = \frac{\varepsilon_j - \mu}{\sigma}, \quad t_j = \frac{j - 0.5}{n} \tag{1-17}$$

查正态分布表,求得 Q_j 和 t_j 所对应的正态分布的理论分位数 Q'_j。

Q_j 对 Q'_j 作图即得 QQPlot 图(图 1-11)。

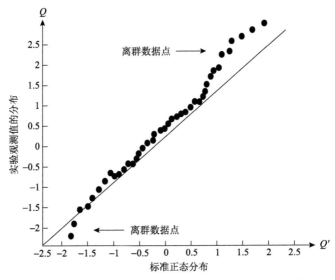

图 1-11 用于判断 QSAR 非加和性数据的 QQPlot 示意图

分位点又称分位数,是指用分割点将一个随机变量的概率分布范围分为几个具有相同概率的连续区间。在图 1-11 中,实验观测的分位点如果与标准正态分布的分位点一致(在 45°斜率线上),则表明该实验误差是由实验不确定性造成的随机误差,即该数据点属于加和性数据点。那些明显偏离正态分布的数据点(偏离直线关系的点,即离群数据点),都可能属于非加和性数据,至少是实验误差大得离谱的数据,需要重复测量。

因此,QQPlot 是一个甄别潜在非加和性数据点的有效工具。相关的具体应用实例可以阅读 Kramer 等的文章[47,50]。

弱的非加和性可能是由一系列实验误差积累形成的假象,因此,在分析非加和性时,应该考虑实验误差积累以避免解析不存在的非加和性效应。

非加和性分析的主要目的是从加和性数据中挑出非加和性数据,以提高 QSAR 模型的预测准确性。但是,非加和性数据不应该被抛弃,而应该对它们进行独立而深入的研究,以捕捉受体-配体相互作用的新机制。

1.3.2 活性断崖

对 QSAR 相似性公设的挑战在许多化学领域都有发生。最初被称为"性质断崖"（property cliff）——分子结构非常相似的一对分子有显著不同的性质，后来还有"气味断崖"（odor cliff）的提法。这类现象曾被认为是离群数据（outlier）[53]。"活性断崖"（activity cliff）的概念是由 Michael Lajiness 在 Silipo 和 Vittoria 主编的一本 QSAR 的专著中明确表述的[54]。在药物化学领域，经常会有分子结构类似的一对化合物，一个有效，另一个无效；一个是激动剂，另一个是拮抗剂；一个有靶标选择性，但另一个无选择性。

1. 活性断崖问题的识别

为了研究活性断崖问题，人们开发了很多 SAR 图示方法以便挑出这些"异类"。这些图示方法主要有：骨架树（scaffold tree）、SAR 图、簇分析/决策树（clustering/decision tree）、结构-活性相似度图（structure-activity similarity map，SAS 图）、自组织图（self-organization map，SOM）、降维图（dimension reduction map），以及各种网络图（如 Sali 图、二分图）等，这些图的表示方法被总结在文献中[55]。

图 1-12 是活性景观（activity landscape，AL）图示例，它又被称为 SAS 图。

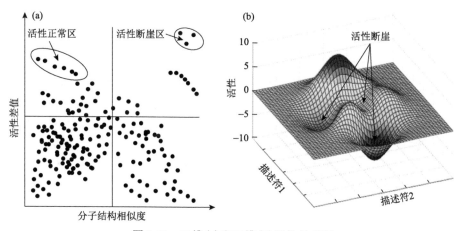

图 1-12　二维(a)和三维(b)活性景观图

SAS 图显示活性化合物在化学空间中的分布，图 1-12(a)的纵轴表示一对化合物的活性差值，横轴表示一对化合物的分子结构相似度，点代表一对化合物[56-58]。正常情况下，化合物对的分子结构相似度越高，其活性差值越小。如果一对化合物的分子结构相似度越高，其活性差值越大，那就是活性断崖了。图

1-12(b)三维活性景观图，x 轴和 y 轴表示不同的分子描述符，z 轴表示分子的生物活性[59]，活性断崖在这类图上比较直观。

在给定的靶标有很多配体数据的情况下，配体显示很大的结构多样性，此时，SAS 图是不连续的。Bajorath 团队提出活性断崖网络(activity cliff network)图示方法。网络的边表示活性断崖对，边两头的节点代表活性差异大的活性断崖对，活性强的用红点表示，弱的用绿点表示，活性断崖对的活性差值≥2；与活性断崖对相关但本身非强效和弱效的化合物用黄点表示[60]。在这类网络图上，研究人员可以看到孤立活性断崖(isolated cliff)和协同活性断崖(coordinated cliff)。这有助于发现药物设计中奇异的活性断崖，使先导化合物优化突然走入"柳暗花明"的境界，如芳环的杂原子效应[61]和甲基效应[62](图 1-13)。

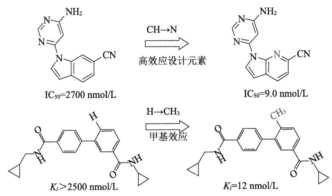

图 1-13　药物设计中奇异的活性断崖现象

由此可见，识别活性断崖是先导化合物优化过程中的重要策略。发展各种 SAR 的可视化方法有助于识别活性断崖，Bajorath 团队在这些方面做了很多工作[63]，并对活性断崖问题的演变做了系统研究[60,64]。他们从约 28.7 万个靶向约 1900 个靶标的化合物中，找出约 3500 个双原子替换的相似化合物对，其中有 852 对化合物的生物活性存在显著差别(他们一般将 pK_i 差别大于 2 的两个化合物视为活性断崖对[60])。

然而，有些研究者对用计算方法系统研究和预测活性断崖的努力仍然提出质疑：活性断崖真的存在吗[65,66]?

2. 活性断崖研究的难点

活性断崖研究的困难有以下几个方面：

(1) "分子相似度"和"活性相似度"这两个概念都没有明确、统一的界定。分子相似度计算方法很多[67]。传统的药物化学家的相似度概念是定性的，即两个分子有共同的骨架，它们的不同点仅仅是取代基的不同。为了将相似度概念定量化，提出了基于分子指纹的相似度计算方法；为了考虑立体效应，又提出以分子三维叠合为基础的相似度计算方法。因此，在相似度计算方面，化学家们没有共识。

如果分子 A 和分子 B 的特征用特征向量 a 和 b 来表征，则分子 A 和 B 的相似度 $S_T(A,B)$ 用谷本系数（Tanimoto coefficient）来计算[68]：

$$S_T(A,B) = \frac{c}{a+b-c} \tag{1-18}$$

式中，c 是分子 A 和分子 B 的共同特征向量。

令 $(a-c)$ 为分子 A 独具的特征，令 $(b-c)$ 为分子 B 独具的特征，如果赋予分子 A 和 B 独具的特征以不同的重要性权重 a 和 b（a 和 b 为大于 0 小于等于 1 的实数），则分子 A 和分子 B 的相似度 $S_{Tv}(A,B)$ 用 Tversky 系数（Tversky coefficient）来计算[69]：

$$S_{Tv}(A,B) = \frac{c}{\alpha(a-c) + \beta(b-c) + c} \tag{1-19}$$

如果 $a=b=0.5$，我们称之为 Sørensen-Dice 相似度系数（Sørensen-Dice coefficient）[70,71]：

$$S_D(A,B) = \frac{2c}{a+b} \tag{1-20}$$

在化学信息学领域，谷本系数得到了广泛的使用。Peter Willett 团队对结构相似度的计算及其应用有充分的总结[67]。

(2)活性断崖现象类型多样，情况复杂。例如，从骨架-取代基角度考察，有拓扑断崖、骨架断崖、手性断崖、R 基团断崖、骨架/拓扑断崖，甚至这些类型的组合；从分子的三维叠合计算结构相似度的角度考察活性断崖现象，则有氢键或离子相互作用、亲脂或芳香基团、水分子、立体异构、多重效应等类型的活性断崖。要把它们明确分类，找出规律并不容易。

(3)生物学实验中容易引入许多偶然误差(相同实验室产生的数据)和系统误差(不同实验室产生的数据)。为了判断活性断崖数据是否是由误差积累造成的"假断崖"，就必须重复许多实验，时间和成本代价都很昂贵。

(4)活性断崖的本质是分子骨架上的取代基对分子特定性质的贡献没有加和性。如果取代基对分子特定性质的贡献没有加和性，就会产生活性断崖。如果活性断崖不是很陡,就难以与实验误差积累区别开。如果分子骨架上有多个取代基,就要考察取代基之间是否有协同效应,如果有协同效应(如共轭效应、立体效应),就应该有活性断崖现象,但是不一定能被实验观察到,因为协同效应可以导致分子活性增加、减少或持平。

(5)活性断崖也可能是某一类现象没有充分采样而作为离群数据点,如果有足够多的采样数据,就不是活性断崖了。但是,由于化学合成困难,不可能补充采样数据。

(6)有些活性断崖问题不是配体本身的问题,而是受体被调控时经历了从量变到质变的飞跃。例如,受体的活性口袋足够大,配体上的某个取代基随着原子量增加而平滑地增加活性,但是一旦增加到某个限度,受体构象会发生突然跃迁。对于此类现象,需要分子动力学模拟实验来判断。

从最初的 SAR 现象的图示、相似度测度方面的改进,到研究活性断崖的协同性(concerted formation of activity cliff)、相关活性差值(relevant potency difference)、活性断崖的代际差异(different generations of activity cliff)、时间尺度上的活性断崖检测(monitoring activity cliff populations on a time scale),活性断崖研究和 QSAR 研究经历了多年的演进[60],人工智能(AI)浪潮的再次兴起为 QSAR 和活性断崖研究带来了新的机会[72]。

1.4 小　　结

药物设计方法学起源于药物化学家对药物分子结构与活性之间关系的定性研究(即 SAR),研究的目的在于指导药物合成化学家对药物分子结构的化学修饰。SAR 的本质是子结构与活性之间的关系。虽然早期的药物化学家没有明确地指出这一点,但是,早期的实践表明,他们实际上的确在寻找分子的子结构与活性之间的关系。由于无法定义何谓分子的子结构,SAR 也就无法成为严谨的研究,但是,SAR 的研究为化学家修饰药物分子提供了药物分子设计的早期范式,至今仍有实用价值。

随着计算机技术的飞速发展和反向药学(基于靶标的药物发现)成为主流,SAR 的方法被定量化了,即 QSAR。传统的子结构概念也被拓展为药效团。虽然药效团概念源于药物化学家的经验总结,但它仍然是子结构-活性关系研究的一次飞跃。首先,药效团的定义比传统的子结构定义更加严谨,药效团是分子中局部区域若干特定原子(或原子团)在三维空间上的特殊几何配置;其次,药效团的组成元素有一定的共识,如常见的药效团有氢键供体(HBD)、氢键受体(HBA)、芳香基团中心(ARO)、疏水中心(HYD)、阳离子中心(CAT)、阴离子中心(ANI)等。为了避免组合爆炸，药效团建模时一般选用三个药效团元素组装成一个药效团查询(pharmacophore query)，太多的药效团元素组合不容易筛选到命中分子，太少的药效团元素组合则会产生太多的假阳性结果。

人们发明了大量的分子结构描述符，因此在 QSAR 建模过程中，不得不从这些描述符中选择出描述符的子集作为分子的特征向量，这样，QSAR 建模的目标就是用拟合法求解隐藏在这些特征向量背后的分子结构特征与活性的之间函数关系。代表性的方法如 Richard Cremer 等提出的比较分子场分析法(comparative molecular field analysis，CoMFA)[73]。除此之外，各种分子相似度的计算方法也层出不穷[74]。然而，QSAR 的研究范式并没有本质的改变，研究者需要预先从分子结构划分出合理的子结构，或者选择出一组合理的描述符，然后求出与活性相关的特征子结构或特征描述符，最终通过调节各种参数，建立预测模型。半个多世纪以来，人们没有就统一、客观、严谨的化学子结构的划分方法达成共识。基于经验的方法没有普适性、不能规避经验偏见，也不能避免子结构之间的相互关联。而基于规则的方法有普适性，但是产生太多的平庸子结构(mediocre substructure)，子结构指纹位图信息密度低，所产生的子结构与化学常识差距较大。加上取代基加和性问题缺少可行的判别技术，导致活性断崖问题很难解决，这些都限制了 QSAR 的继续发展[75]。

尽管如此，60 多年的 QSAR 发展积累了大量的理论、方法、技术和宝贵的数据资源，为 QSAR 的复兴——人工智能辅助药物发现与设计(AIDD)奠定了坚实的基础。

参 考 文 献

[1] Gibaud S, Jaouen G. Arsenic-Based Drugs: From Fowler's Solution to Modern Anticancer Chemotherapy[M]//Jaouen G, Metzler-Nolte N. Medicinal Organometallic Chemistry. Berlin, Heidelberg: Springer Berlin Heidelberg, 2010: 1-20.

[2] Kubinyi H. From narcosis to hyperspace: the history of QSAR[J]. Quantitative Structure-Activity Relationships, 2002, 21(4): 348-356.

[3] Hansch C, Maloney P P, Fujita T, et al. Correlation of biological activity of phenoxyacetic acids with Hammett substituent constants and partition coefficients[J]. Nature, 1962, 194(4824): 178-180.

[4] Desimone R, Currie K, Mitchell S, et al. Privileged structures: applications in drug discovery[J]. Combinatorial Chemistry & High Throughput Screening, 2004, 7(5): 473-493.

[5] Hammett L P. The effect of structure upon the reactions of organic compounds. Benzene derivatives[J]. Journal of the American Chemical Society, 1937, 59(1): 96-103.

[6] Freedman D A. Statistical Models: Theory and Practice[M]. Cambridge: Cambridge University Press, 2009.

[7] Yousefinejad S, Hemmateenejad B. Chemometrics tools in QSAR/QSPR studies: a historical

perspective[J]. Chemometrics and Intelligent Laboratory Systems, 2015, 149: 177-204.

[8] Yan X, Li J, Gu Q, et al. gWEGA: GPU-accelerated WEGA for molecular superposition and shape comparison[J]. Journal of Computational Chemistry, 2014, 35 (15): 1122-1130.

[9] Rush T S, Grant J A, Mosyak L, et al. A shape-based 3-D scaffold hopping method and its application to a bacterial protein-protein interaction[J]. Journal of Medicinal Chemistry, 2005, 48 (5): 1489-1495.

[10] Rzepa H S, Murray-Rust P, Whitaker B J. The application of chemical multipurpose internet mail extensions (chemical MIME) internet standards to electronic mail and world wide web information exchange[J]. Journal of Chemical Information and Computer Sciences, 1998, 38 (6): 976-982.

[11] Schneider P, Schneider G. Privileged structures revisited[J]. Angewandte Chemie International Edition, 2017, 56 (27): 7971-7974.

[12] Xu J, Stevenson J. Drug-like index: a new approach to measure drug-like compounds and their diversity[J]. Journal of Chemical Information and Computer Sciences, 2000, 40 (5): 1177-1187.

[13] Garey M R, Johnson D S. Computers and Intractability[M]. San Francisco: Freeman, 1979: 174.

[14] Bemis G W, Murcko M A. The properties of known drugs. 1. Molecular frameworks[J]. Journal of Medicinal Chemistry, 1996, 39 (15): 2887-2893.

[15] Durant J L, Leland B A, Henry D R, et al. Reoptimization of MDL keys for use in drug discovery[J]. Journal of Chemical Information and Computer Sciences, 2002, 42 (6): 1273-1280.

[16] Xu J. ^{13}C NMR spectral prediction by means of generalized atom center fragment method[J]. Molecules, 1997, 2 (8): 114-128.

[17] Dubois J E, Carabedian M, Dagane I. Computer-aided elucidation of structures by carbon-13 nuclear magnetic resonance The DARC-EPIOS Method: Characterization of Ordered Substructures by Correlating the Chemical Shifts of Their Bonded Carbon Atoms[J]. Analytica Chimica Acta, 1984, 158: 217-233.

[18] Munk M E, Lind R J, Clay M E. Computer-mediated reduction of spectral properties to molecular structures: general design and structural building blocks[J]. Analytica Chimica Acta, 1986, 184: 1-19.

[19] Xu J. GMA: a generic match algorithm for structural homomorphism, isomorphism, and maximal common substructure match and its applications[J]. Journal of Chemical Information and Computer Sciences, 1996, 36 (1): 25-34.

[20] Rogers D, Hahn M. Extended-connectivity fingerprints[J]. Journal of Chemical Information and Modeling, 2010, 50 (5): 742-754.

[21] Xu J, Hagler A. Chemoinformatics and drug discovery[J]. Molecules, 2002, 7 (8): 566-600.

[22] Favre H A, Powell W H. Nomenclature of Organic Chemistry: IUPAC Recommendations and Preferred Names 2013[M]. London: Royal Society of Chemistry, 2013.

[23] Weininger D. SMILES, a chemical language and information system. 1. Introduction to methodology and encoding rules[J]. Journal of Chemical Information and Computer Sciences, 1988, 28 (1): 31-36.

[24] Stankevich M I, Stankevich I V, Zefirov N S. Topological indices in organic chemistry[J].

Russian Chemical Reviews, 1988, 57(3): 191.

[25] Balaban A T. Applications of graph theory in chemistry[J]. Journal of Chemical Information and Computer Sciences, 1985, 25(3): 334-343.

[26] Moriwaki H, Tian Y S, Kawashita N, et al. Mordred: a molecular descriptor calculator[J]. Journal of Cheminformatics, 2018, 10(1): 4.

[27] Mauri A, Consonni V, Pavan M, et al. Dragon software: an easy approach to molecular descriptor calculations[J]. Match, 2006, 56(2): 237-248.

[28] O'boyle N M, Banck M, James C A, et al. Open babel: an open chemical toolbox[J]. Journal of Cheminformatics, 2011, 3(1): 1-14.

[29] Landrum G. RDKit: A Software Suite for Cheminformatics, Computational Chemistry, and Predictive Modeling[M]. Cambridge: Academic Press Cambridge, 2013.

[30] Willighagen E L, Mayfield J W, Alvarsson J, et al. The chemistry development kit (CDK) v2. 0: atom typing, depiction, molecular formulas, and substructure searching[J]. Journal of Cheminformatics, 2017, 9(1): 1-19.

[31] Masand V H, Rastija V. PyDescriptor: a new PyMOL plugin for calculating thousands of easily understandable molecular descriptors[J]. Chemometrics and Intelligent Laboratory Systems, 2017, 169: 12-18.

[32] Fourches D, Muratov E, Tropsha A. Trust, but verify: on the importance of chemical structure curation in cheminformatics and QSAR modeling research[J]. Journal of Chemical Information and Modeling, 2010, 50(7): 1189-1204.

[33] Fourches D, Muratov E, Tropsha A. Trust, but verify II: a practical guide to chemogenomics data curation[J]. Journal of Chemical Information and Modeling, 2016, 56(7): 1243-1252.

[34] Gadaleta D, Lombardo A, Toma C, et al. A new semi-automated workflow for chemical data retrieval and quality checking for modeling applications[J]. Journal of Cheminformatics, 2018, 10(1): 60.

[35] Jain A, Nandakumar K, Ross A. Score normalization in multimodal biometric systems[J]. Pattern Recognition, 2005, 38(12): 2270-2285.

[36] Wan S, Bhati A P, Zasada S J, et al. Rapid, accurate, precise and reproducible ligand-protein binding free energy prediction[J]. Interface Focus, 2020, 10(6): 20200007.

[37] Johnson M A, Maggiora G M. Concepts and Applications of Molecular Similarity[M]. New York: Wiley, 1990.

[38] Cheeseright T J, Mackey M D, Melville J L, et al. FieldScreen: virtual screening using molecular fields. Application to the DUD data set[J]. Journal of Chemical Information and Modeling, 2008, 48(11): 2108-2117.

[39] Riniker S, Landrum G A. Open-source platform to benchmark fingerprints for ligand-based virtual screening[J]. Journal of Cheminformatics, 2013, 5(1): 1-17.

[40] Free S M, Wilson J W. A mathematical contribution to structure-activity studies[J]. Journal of Medicinal Chemistry, 1964, 7(4): 395-399.

[41] Frey K M. Structure activity relationship (SAR) maps: a student-friendly tool to teach medicinal chemistry in integrated pharmacotherapy courses[J]. Currents in Pharmacy Teaching

and Learning, 2020, 12(3): 339-346.

[42] Biela A, Betz M, Heine A, et al. Water makes the difference: rearrangement of water solvation layer triggers non-additivity of functional group contributions in protein-ligand binding[J]. ChemMedChem, 2012, 7(8): 1423-1434.

[43] Nasief N N, Tan H, Kong J, et al. Water mediated ligand functional group cooperativity: the contribution of a methyl group to binding affinity is enhanced by a COO— group through changes in the structure and thermodynamics of the hydration waters of ligand-thermolysin complexes[J]. Journal of Medicinal Chemistry, 2012, 55(19): 8283-8302.

[44] Baum B, Muley L, Smolinski M, et al. Non-additivity of functional group contributions in protein-ligand binding: a comprehensive study by crystallography and isothermal titration calorimetry[J]. Journal of Molecular Biology, 2010, 397(4): 1042-1054.

[45] Muley L, Baum B, Smolinski M, et al. Enhancement of hydrophobic interactions and hydrogen bond strength by cooperativity: synthesis, modeling, and molecular dynamics simulations of a congeneric series of thrombin inhibitors[J]. Journal of Medicinal Chemistry, 2010, 53(5): 2126-2135.

[46] Kuhn B, Mohr P, Stahl M. Intramolecular hydrogen bonding in medicinal chemistry[J]. Journal of Medicinal Chemistry, 2010, 53(6): 2601-2611.

[47] Kramer C, Fuchs J E, Liedl K R. Strong nonadditivity as a key structure-activity relationship feature: distinguishing structural changes from assay artifacts[J]. Journal of Chemical Information and Modeling, 2015, 55(3): 483-494.

[48] Gomez L, Xu R, Sinko W, et al. Mathematical and structural characterization of strong nonadditive structure-activity relationship caused by protein conformational changes[J]. Journal of Medicinal Chemistry, 2018, 61(17): 7754-7766.

[49] Patel Y, Gillet V J, Howe T, et al. Assessment of additive/nonadditive effects in structure-activity relationships: implications for iterative drug design[J]. Journal of Medicinal Chemistry, 2008, 51(23): 7552-7562.

[50] Kramer C. Nonadditivity analysis[J]. Journal of Chemical Information and Modeling, 2019, 59(9): 4034-4042.

[51] Cockroft S L, Hunter C A. Chemical double-mutant cycles: dissecting non-covalent interactions[J]. Chemical Society Reviews, 2007, 36(2): 172-188.

[52] Fischer F R, Schweizer W B, Diederich F. Molecular torsion balances: evidence for favorable orthogonal dipolar interactions between organic fluorine and amide groups[J]. Angewandte Chemie International Edition, 2007, 46(43): 8270-8273.

[53] Maggiora G M. On outliers and activity cliffs why QSAR often disappoints[J]. Journal of Chemical Information and Modeling, 2006, 46: 1535.

[54] Silipo C, Vittoria A. QSAR, rational approaches to the design of bioactive compounds[C]. European Symposium on Quantitative Structure-Activity Relationships 1990: Sorrento, Italy, 1991.

[55] Stumpfe D, Bajorath J. Methods for SAR visualization[J]. RSC Advances, 2012, 2(2): 369-378.

[56] Shanmugasundaram V, Maggiora G. Characterizing property and activity landscapes using an

information-theoretic approach[J]. Abstracts of Papers of the American Chemical Society, 2001: U271.

[57] Pérez-Villanueva J, Santos R, Hernández-Campos A, et al. Structure-activity relationships of benzimidazole derivatives as antiparasitic agents: dual activity-difference (DAD) maps[J]. MedChemComm, 2011, 2 (1): 44-49.

[58] Yongye A B, Byler K, Santos R, et al. Consensus models of activity landscapes with multiple chemical, conformer, and property representations[J]. Journal of Chemical Information and Modeling, 2011, 51 (6): 1259-1270.

[59] Peltason L, Iyer P, Bajorath J. Rationalizing three-dimensional activity landscapes and the influence of molecular representations on landscape topology and the formation of activity cliffs[J]. Journal of Chemical Information and Modeling, 2010, 50 (6): 1021-1033.

[60] Stumpfe D, Hu H, Bajorath J. Evolving concept of activity cliffs[J]. ACS Omega, 2019, 4 (11): 14360-14368.

[61] Pennington L D, Moustakas D T. The necessary nitrogen atom: a versatile high-impact design element for multiparameter optimization[J]. Journal of Medicinal Chemistry, 2017, 60 (9): 3552-3579.

[62] Leung C S, Leung S S F, Tirado-Rives J, et al. Methyl effects on protein-ligand binding[J]. Journal of Medicinal Chemistry, 2012, 55 (9): 4489-4500.

[63] Bajorath J. Modeling of activity landscapes for drug discovery[J]. Expert Opinion on Drug Discovery, 2012, 7 (6): 463-473.

[64] Hu H, Bajorath J. Systematic identification of activity cliffs with dual-atom replacements and their rationalization on the basis of single-atom replacement analogs and X-ray structures[J]. Chemical Biology & Drug Design, 2022, 99 (2): 308-319.

[65] Horvath D. Quantitative structure-activity relantionships: in silico chemistry or high tech alchemy[J]. Revue Roumaine De Chimie, 2010, 55: 783-801.

[66] Medina-Franco J L. Activity cliffs: facts or artifacts?[J]. Chemical Biology & Drug Design, 2013, 81 (5): 553-556.

[67] Willett P, Barnard J M, Downs G M. Chemical similarity searching[J]. Journal of Chemical Information and Computer Sciences, 1998, 38 (6): 983-996.

[68] Tanimoto T T. Tanimoto based similarity measure for intrusion detection system[R]. IBM Internal Report, 1957.

[69] Tversky A. Features of similarity[J]. Psychological Review, 1977, 84 (4): 327.

[70] Dice L R. Measures of the amount of ecologic association between species[J]. Ecology, 1945, 26 (3): 297-302.

[71] Sorensen T A. A method of establishing groups of equal amplitude in plant sociology based on similarity of species content and its application to analyses of the vegetation on Danish commons[J]. American Journal of Plant Sciences, 1948, 5: 1-34.

[72] Schneider N, Lewis R A, Fechner N, et al. Chiral cliffs: investigating the influence of chirality on binding affinity[J]. ChemMedChem, 2018, 13 (13): 1315-1324.

[73] Clark M, Cramer R D, Jones D M, et al. Comparative molecular field analysis (CoMFA). 2.

Toward its use with 3D-structural databases[J]. Tetrahedron Computer Methodology, 1990, 3(1): 47-59.

[74] Maggiora G, Vogt M, Stumpfe D, et al. Molecular similarity in medicinal chemistry[J]. Journal of Medicinal Chemistry, 2014, 57(8): 3186-3204.

[75] Devinyak O T, Lesyk R B. 5-Year trends in QSAR and its machine learning methods[J]. Current Computer-Aided Drug Design, 2016, 12(4): 265-271.

第 2 章　信息技术的演化

药物设计方法学随着计算机理论和技术的发展而不断演化。本章简述计算机、信息、大数据和人工智能理论与技术的发展历程，为本书后续各章的展开做知识储备。

2.1　从 CPU、GPU 到 TPU：硬件的演化

2.1.1　从真空管到大规模集成电路

计算机是用电子线路实现计算的机器，它的核心是用二进制表示数字，这样，可以用一个开关电路(二进制位，bit)表示 0 和 1 两种状态。最早用 8 个电子开关形成一组(字节，byte)表示数字，其数值范围为 $0 \sim 2^8$ (256)，以此为基础的计算机称为 8 位机，从此开始，有了 16 位机、32 位机、64 位机。当前流行的个人计算机多为 64 位机，即基于 x64 的处理器。

计算机硬件经历了以下四代演化。

第一代：热离子真空管，如 IBM 650(1940 年)。

第二代：晶体管，如 IBM 7090(1960 年)。

第三代：集成电路，如 IBM 360/91(1970 年)。

第四代：超大规模集成电路，如 IBM PC(1980 年)。

尺寸变得越来越小，从肉眼可以看见的真空管，演化到纳米(10^{-9}m，即千分之一毫米)尺寸的超大规模集成电路。据报道，IBM 公司于 2021 年宣布开发出的 2nm 芯片，是迄今尺寸最小的芯片。

2.1.2　冯·诺依曼体系结构

计算机是一个"完整"的系统，它包括硬件、操作系统(主要软件)和各种外围设备。计算机联成网络形成计算机集群。计算机与全球通信网络(无线或有线网络)连接形成的互联网，使人类通信实现天涯若比邻的梦想。

　　传统上，现代计算机包括至少一个处理元件[通常是微处理器形式的中央处理单元(CPU)]，以及某种类型的计算机存储器(通常是半导体存储器芯片)。处理元件执行算术和逻辑操作，排序和控制单元可以响应于存储的信息来改变操作的顺序。外围设备包括输入设备(键盘、鼠标、操纵杆等)、输出设备(监视器屏幕、打印机等)和执行这两种功能的输入/输出设备(如 21 世纪的触摸屏)。外围设备允许从外部源检索信息，并允许保存和检索操作结果。20 世纪，英国科学家艾伦·麦席森·图灵(Alan Mathison Turing)奠定了计算机理论基础。1946年，宾夕法尼亚大学的莫克利(John W. Mauchly)和艾克特(J. Presper Eckert)发明了第一台计算机——电子数字积分计算机(ENIAC)。约翰·冯·诺依曼(John von Neumann)根据他们的工作，总结出现代电子数字计算机的基本体系结构(图 2-1)。

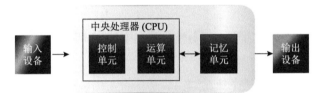

图 2-1　计算机的冯·诺依曼体系结构

　　冯·诺依曼计算机体系结构的特点是数据和程序都存储在计算机内存的同一地址空间中，CPU 运算单元执行算术或逻辑(arithmetic/logic)操作，控制单元包括指令寄存器和程序计数器，记忆单元(存储器)存储数据和指令，外接大容量存储设备和输入与输出设备。

　　虽然人类早已进入亿亿次超高速计算时代，现代任何一台计算机仍然基于冯·诺依曼的体系结构，量子计算也不例外[1]。由于共享一条公共总线，指令获取和数据操作不能同时发生，这被称为冯·诺依曼瓶颈(von Neumann Bottleneck)，限制了系统的性能。

　　计算机的冯·诺依曼体系结构与单个神经元的工作原理基本一致(图 2-2)。根据目前研究成果，人类大脑有 860 亿个神经元和同样多的非神经元细胞[2]，它们形成复杂的网络，执行并行计算，是计算机未来的奋斗目标。

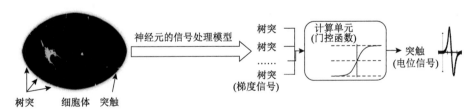

图 2-2　神经元及其信号处理过程

　　计算机出厂前至少要预装一个操作系统，负责接受人类指令，运行应用程序。主流操作系统分为四大类：Windows 系统、Unix 系统、Linux（从 Unix 演变而来的开源操作系统）以及 Apple 系列的操作系统。

2.2　从 LISP 到 Python：软件的演化

　　1833 年，英国工程师查尔斯·巴贝奇（Charles Babbage）发明了第一台机械计算机，同时代诗人拜伦的女儿爱达（Augusta Ada King，Countess of Lovelace）设计了世界上第一个解伯努利方程的程序、建立了递归和子程序的概念、翻译了巴贝奇的《分析机概论》。爱达被公认为世界上第一个程序员。为了纪念她，美国国防部将 1980 年开发的面向对象、并发、分布式、结构化程序设计语言命名为 Ada 语言，并以她的生年为标准版本号 MIL-STD-1815。计算机语言的演化经历了 5 次迭代。

2.2.1　从指令驱动到过程驱动

　　为了让计算机按照人类的"旨意"工作，需要用编程语言将人类要求计算机执行的指令序列写出来，这个指令序列称为应用程序。应用程序被一种编译程序翻译成机器"懂得"的指令序列（称为可执行程序）后，交给计算机执行；也可以被一种解释程序边翻译成机器指令，边执行。

　　计算机编程语言大致经历以下五代演变。

　　第一代：机器语言，是二进制代码，计算机能立即执行，可读性差。

　　第二代：低级编程语言，如汇编语言，比机器语言可读性好，但是仍然难以编程。

　　第三代：结构化高级编程语言，如 C、Ada、FORTRAN、Basic、Pascal、LISP、Prolog，可读性好，是专业程序设计人员的主流编程语言。编程理念认为，程序是分层次结构化的，上一层解决做什么事的问题，下一层解决如何做的问题。

　　第四代：面向对象的高级编程语言，如 C++、Java，可读性好，是专业程序设计人员的主流编程语言。编程理念认为，编程对象是数据和对该数据操作的集合体，不同的对象对应一组特定的数据操作。

　　第五代：数据流编程平台/脚本语言，如 Pipeline Pilot、KNIME、Python、R、Perl，是一类数据流重组平台，或元语言，它们与 C 语言的语法高度相似，拥有大量可调用的程序/函数库，使简单的程序能够完成复杂的工作，受到非专业的程序设计人员的广泛欢迎。

2.2.2 从面向结构的程序设计到可视化程序组装

程序设计语言的代际变化体现了程序设计理念的演变(图 2-3)。最初的思路是找到一种计算机能执行且人类也能看懂的语言以提高编程效率,并容易排除程序故障。这就是指令驱动型语言,其目标是准确地描述人类需要机器执行的动作序列。随着计算机程序变得复杂,人们希望程序设计过程有系统化和逻辑化的思路,即程序设计方法学。因此,程序设计语言应该体现程序设计方法学的逻辑结构,于是,结构化的程序设计(structured programming)语言应运而生。结构化(又称模块化)的程序设计方法体现在 Niklaus Wirth 于 1976 年出版的一部著作"*Algorithms + Data Structures = Programs*"中。结构化的程序设计语言帮助程序员将复杂的计算问题层次式地化为较简单的问题,成为那个时代的主流程序设计方法学。20 世纪下半叶,计算机外围设备高速发展,多样化的输入设备成为计算机的标配,于是计算机系统的运行模式从被动应答人类的指令,变为随时回应人类从任意外部设备输入的信号的模式,程序的多线程(multi-threading)运行成为常态,这种事件驱动模式导致面向对象程序设计(object-oriented programming,OOP)语言大行其道。

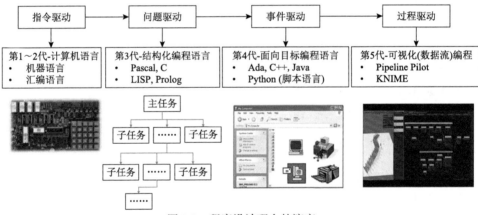

图 2-3 程序设计理念的演变

OOP 的核心理念是"object"(对象)。一个程序设计的对象由针对该对象的特定数据和代码组成,数据被称为对象的属性(由字段来承载),而代码是专属于该对象的一组操作(也称方法)。这样,世界上的事物被分为不同的类(即不同的对象),同类对象之间的数据可以互相访问、互相操作;而不同对象之间的数据和方法不能交叉访问和使用。现代的很多程序设计语言都接受 OOP 的理念,即使它们原来是基于指令驱动或基于模块化的程序设计语言,如 Ada、ActionScript、C++、Common Lisp、C#、Dart、Eiffel、Fortran 2003、Haxe、Java、JavaScript、Kotlin、logo、MATLAB、Objective-C、Object Pascal、Perl、

PHP、Python、R、Raku、Ruby、Scala、SIMSCRIPT、Simula、Smalltalk、Swift、Vala 和 Visual Basic.NET。

随着互联网和大数据时代的到来，全球的各种计算机系统被互联网连接起来，计算机是网络上的节点，节点之间有数据流动。网络上的各种数据像河流（data stream）一样向计算机节点汇集，又从网络节点流向其他计算机节点。于是，程序设计的理念又进一步地发展成对数据流的管理。程序设计人员分化成底层通用算法实现者和调用底层通用算法解决领域问题的知识工程师，因此，可视化数据流编程语言诞生了。可视化数据流编程语言萌芽于 UNIX 系统的批处理程序。批处理程序将各种机器可执行程序串联起来执行，一个程序可以接受前一个程序产生的数据作为输入，也将自己产生的数据输出给下一个程序。程序本身就像一个流淌着数据流的管道（pipe-line）。于是，药物分子设计软件专家 Matt Hahn 和 David Rogers 发明了 Pipeline Pilot，其可被视为最早的可视化数据流编程语言，不仅受到药物发现领域的科学家的欢迎，也受到其他领域的工程技术人员的欢迎。Pipeline Pilot 是商业软件。KNIME 的开发于 2004 年 1 月开始，由德国康斯坦茨大学的 Michael Berthold 团队进行，并作为其专有产品，在 2006 年正式发布了 KNIME 的第一个版本，相当于 Pipeline Pilot 的开源版本。它容许用户集成不同的数据加载、处理、转换、分析和可视化的数据处理软件模块。从那以后，除了药物发现领域外，其他生命科学领域也应用 KNIME。如今，KNIME 在银行、出版商、汽车制造、电信、咨询等许多其他行业获得广泛的应用，成为数据科学和机器学习平台的领导者。基于这种可视化数据流编程平台，通过任意组装程序模块，快速搭建能处理复杂数据的、鲁棒、透明、高效、灵活、可审计的大型软件系统。

2.2.3　CPU、GPU 与 TPU

CPU 是中央处理器的缩写，执行计算机程序指令的电子电路，指令包括基本算术、逻辑、控制和输入/输出（I/O）操作，如图 2-1 所示，CPU 主要由算术逻辑单元（ALU）、存储器、寄存器、控制器组成。现代 CPU 在集成电路（IC）微处理器上实现，单个 IC 芯片上可有多个 CPU，称为多核处理器。单个 CPU（处理器核）也可以是多线程的。含 CPU 的 IC 还可有存储器、外围接口和其他组件，这种集成设备称为微控制器或片上系统（SoC）。

CPU 的优点是功能多、精度高、内存大、应用广泛、成本较低。CPU 可以处理图形以外的各种任务、可以跨计算机执行多任务；强大的 CPU 可以为典型的计算机使用提供比 GPU 更高的速度，以更高的精度处理数学问题，大量的本地缓存可以处理更大的线性指令集，从而处理更复杂的系统和计算操作。

CPU 的缺点是不能像 GPU 那样执行并行处理，重复操作的大型任务将降低 CPU 处理数据的能力；摩尔定律限制 CPU 的进步，多核 CPU 的扩展在一定程度上缓解了这一问题；CPU 的兼容性差，并非每个系统或软件都与每个处理器兼容。例如，x86 英特尔处理器的应用程序将不会在 ARM 处理器上运行，苹果（Apple）会向英特尔处理器转移，但个人计算机（PC）和移动设备之间仍有问题。

GPU（graphics processing unit）是图形处理单元，特别适合于执行简单数据操作（如矩阵乘）。CUDA 和 OpenCL 软件平台支持开发计算机程序在 GPU 和 CPU 上运行，OpenCL 是美国和亚太地区开发者最广泛使用的 GPGPU 开发平台。

GPU 的优点是有数百个内核，对多数据项执行并行操作。GPU 可推送大量已处理的数据，CPU 无法这么做；CPU 长于复杂的计算，而 GPU 长于大量简单计算，如矩阵计算；GPU 特别适合于处理深度学习算法的大量训练数据，已经有 DL 专用 GPU。

GPU 的缺陷是不擅长多任务处理，GPU 不是为多任务处理而构建的，它不用在通用计算领域；GPU 的成本高，虽然近年来 GPU 的价格有所下降，但仍比 CPU 贵得多，定制 GPU 更贵；GPU 不适合处理复杂问题，虽然 GPU 可以吞吐大量数据，但当分支逻辑路径多、需要串行运算时，计算能力很快下降。

TPU（tensor processing unit）是张量处理单元，由谷歌（Google）开发的专门处理深度学习计算的硬件芯片，主要用于基于人工神经网络（ANN）的机器学习算法的各种应用。TPU 使用谷歌自己开发的张量流软件，2015 年开始在谷歌内部使用，2018 年作为其云基础设施的一部分，并通过提供更小版本的芯片出售，让第三方使用。2022 年最新版的 TPU 是 TPUv4，7nm 制程，在芯片上的存储容量为 144MB，时钟频率为 1050MHz，存储器容量 8GB，功耗 175W。

2.2.4 函数、神经元与冯·诺依曼计算机体系结构

神经元的信息处理模型是：树突输入信号给细胞体，信号被处理后经轴突终端的突触输出，其本质等同于数学函数（图 2-4）。

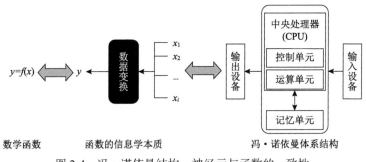

图 2-4 冯·诺依曼结构、神经元与函数的一致性

而数学函数和神经元在信号处理方式上与神经元和冯·诺依曼计算机体系结构是完全一致的。GPU 和 TPU 是 CPU 的优化版，它们仍采用冯·诺依曼计算机体系结构，只是被优化来专门加快数据吞吐和张量运算。

2.3　从 AI 到 DNN：人工智能理论与技术的演化

人工智能(artificial intelligence，AI)理论和技术的发展可以总结为以下四个时期。

第一代：创立期(LISP 语言)。1956 年 9 月，John McCarthy、Marvin Minsky、Nathaniel Rochester、Claude Shannon 在美国新罕布什尔州汉诺威镇的常春藤盟校达特茅斯(Dartmouth)学院首次提出 AI、自然语言处理(natural language process，NLP)、神经网络(neural network，NN)等概念，奠定了基于逻辑推演规则的 AI 研究基础，发明了 AI 专用的计算机表处理语言 LISP。

第二代：逻辑编程期(Prolog 语言)。1982 年，日本启动了以人工智能为目标的第五代计算机系统(FGCS)项目，发展并行逻辑编程，构建并行计算机，以逻辑编程为人工智能的核心，发明 AI 专用的逻辑推理语言 Prolog。英美政府再次资助 AI 技术。应该说，日本政府的决策方向是正确的，遗憾的是那时的计算机硬件技术尚无力支撑远远超前的软件理念。

第三代：超越期(IBM 深蓝)。1997 年，由于计算机硬件技术的高速发展，IBM 深蓝计算机终于以三胜一平的成绩击败俄罗斯国际象棋冠军 Garry Kasparov，被认为是 AI 史上的里程碑。

第四代：深度学习期。2020 年，谷歌的 DeepMind 团队用深度学习算法首次完胜传统的蛋白质三维结构预测程序，基本解决了困扰药物设计 50 多年的难题。

当代人工智能辅助药物发现与设计(artificial intelligence aided drug discovery and design，AIDD)主要基于以人工神经网络(artificial neural networks，ANN)为核心的机器学习(machine learning，ML)技术。

2.3.1　早期 AI 的重要概念和成就

ANN 可以追溯到 1943 年提出的神经网络的数学模型[3]，该学习机制又称为赫布学习(Hebbian learning)机制[4]，首个赫布学习机程序实现于 1954 年[5]。

自此之后，人工智能的先贤们做了大量开创性的理论与技术创新。在牛顿-莱布尼茨开创的数学框架下，人们坚信世界由自然规律支配，为了发现这些规律，从基本公理出发，以数学分析为工具，只要推理严谨就能发现事物之间的关系，预测事物的发展，而事物之间的关系应该用函数的解析形式表达。因此，自然规律有函数性、递归性和逻辑性。因此，人们对运用计算机的强大能力推导出新的定理抱有极大的热情和期望，为此发明了人工智能专用语言 LISP（LISt Processing）和 Prolog（源自法语 Programmation en Logique，即英文 Programming in Logic 的缩写），专门处理公式推导过程涉及的符号处理，以及用来做演绎推理的统一模式（即前提-结论对）。定理的证明是寻找从前提到结论过程中对推理规则运用的序列。当程序证明了定理后，输出的结果是各种被运用的公理/定理的序列，该序列是数据，也是程序，因为将这样的序列输入计算机程序之后，计算机可以自动地将定理的证明过程再按原样演算一次。这种做法就是目前被广泛使用的各种计算机脚本语言（scripting language）的雏形。于是，学者们总结出一条非常重要的递归概念："视数据为程序，视程序为数据。"

这个概念之所以重要，是因为它非常契合自然演化所呈现出的现象。例如，生命系统中的基因，它是记录生命遗传信息的数据，又是驱动生命诞生与演化的程序。后面，我们将会谈到这个概念对当代人类知识体系演化的颠覆性作用。

在定理自动证明与推理的热潮推动下，人工智能取得了前所未有的成就，里程碑式的案例如中国吴文俊的几何定理自动证明、美国的费根鲍姆质谱解析专家系统、美国 E. J. Corey 的有机合成路线设计专家系统。Corey（1928 年 7 月 12 日生，依然健在）是著名的有机化学家，因建立有机合成路线推理的逻辑体系——反向合成分析法（retrosynthetic analysis）获得 1990 年诺贝尔化学奖。

2.3.2　AI 新阶段与 ANN

20 世纪下半叶，随着计算机技术的高速发展，计算机和科学仪器迅速小型化、信息化，导致了大规模、高通量实验技术的大量发明。Robert Bruce Merrifield 由于发明高通量固相合成——组合化学（combinatorial chemistry）获得 1984 年诺贝尔化学奖；Donald J. Cram、Jean-Marie Lehn 和 Charles J. Pedersen 由于发明与蛋白质高选择性特异结合的分子而获得 1987 年诺贝尔化学奖；Kary Banks Mullis 和 Michael Smith 由于发明聚合酶链反应（polymerase chain reaction，PCR）获得了 1993 年诺贝尔化学奖。这三项发明宣告生命科学研究进入高通量时代，高通量合成和筛选（high-throughput synthesis and screening，HTS），使人类基因组计划（human genome project，HGP）在 21 世纪初顺利完成。高通量时代的直接结果是大数据时代的到来。

在高通量技术支持下，人们不仅能在相对短时间内合成和测试百万至百亿种类的小分子或生物大分子，也产生了史无前例的大数据。生命科学领域的大数据的主要来源如下：

(1)科学实验：高通量合成(如 PCR、小分子组合合成)、高通量筛选(如基因芯片数据、高内涵筛选影像数据)、高通量测序[基因序列数据量达 PB 级(10^{15}字节)]。

(2)办公自动化：电子病历、医疗保险等。

(3)科学论文、专利文献，如 ACS 文献数据库、PubMed 数据库、德温特专利数据库。

(4)模拟计算：如分子动力学模拟(模拟每纳秒蛋白质分子构象约产生 2GB数据，有时可能需要微秒级的模拟)。

大数据的特点不仅仅在于占据巨量存储空间[1GB ＝ 1024MB；1TB ＝ 1024GB；1PB ＝ 1024TB；1EB ＝ 100 亿 GB(约为目前全球数据总量)；1ZB＝ 100亿 TB]，还有如下特点：

(1)存储格式多样化：结构化(有明确通用格式)的数据、非结构化数据。

(2)快速增长：据统计，目前 90%的数据是过去两年产生的。

(3)需要及时快速地处理。

(4)信噪比低、信息稀疏、解释困难。

鉴于大数据的上述特点，需要新的数据挖掘技术，ANN 为代表的技术应运而生。2010 年以来，深度学习(deep learning，DL)技术在图像/物体识别[6]、医学诊断图像分析[7]、自然语言处理[8]、分子活性预测[9]、蛋白质结构预测等方面获得了巨大的成功[10]。2019 年，Geoffrey Hinton 和 Yann LeCun 在 DL 理论和技术领域获得重大突破并被授予图灵奖，人类迎来了 AI 的新时代[11]。

人工神经元本质上是数学函数 $y=f(x)$ 的软件模块，x 是该软件模块的输入端，y 是输出端。x 和 y 可以是单变量、数组、向量或者张量。很多数学函数都可以被封装成这样的软件"芯片"。这样，程序设计过程就像组装计算机硬件一样组装软件芯片，生产各种高级功能的学习机。组成学习机的软件芯片可以是传统的学习算法，或人工神经元，或经典的数学函数，函数之间可以并联、串联、递归循环连接、多线程连接，以拟合具有各种特性的曲线或者离散数学模式，完成复杂的计算任务，如分类、预测、数据变换等。早期的 ANN 只有输入层和输出层。深度神经网络(deep neural networks，DNN)在 ANN 中间插入了若干层(称为隐藏层)，以解决复杂的模式识别或者层次分类的问题[12]。

以 DNN 为核心的现代 AI 技术已经改变了人类认识世界的范式：在新的范式下，人们认为支配世界的自然规律是不断演化的，发现这些规律的方法仍然可以从基本公理出发，以数学分析为工具，发现事物之间的关系，预测事物的发展；而事物之间的关系可以用函数的解析形式表达，也可以用权重矩阵与函数网络相乘的形式表达，权重矩阵从大数据中学习而得到，权重矩阵随着大数据的演化而演化，因此，自然规律也可以是数据驱动(data-driven)的[或称统计驱动

(statistics-driven)]。

DNN 方法方兴未艾，里程碑式的案例不胜枚举，著名的如 AlphaGo（博弈）、AlphaFold2（蛋白质三维结构预测）。

2.4 深度学习的底层逻辑

数据是知识、信息的记录，是 AI 算法的操作对象。为了理解 AI 和 DNN 的底层逻辑，需要理解数据的结构和操作这些数据的算法。线性代数中的矩阵基本运算就是操作数据的底层逻辑。矩阵运算是简单重复性的操作，人工计算容易出错，但 CPU、GPU 和 TPU 擅长简单重复性的计算。GPU 功能简单，但是论及对大数据的吞吐和矩阵运算，它比 CPU 强大得多，TPU 甚至比 GPU 更强。这是当代 DNN 崛起的秘诀。

2.4.1 数据的结构

如果我们有一个小分子化合物库 L，它有 m 个分子，每个分子有 n 个性质。我们用一张表格存储 L 的数据。该表格由 m 行与 n 列组成。这样，表格就有了 m 个记录（record）和 n 个字段（field）。表格的第一行用来定义字段的数据类型（type），第一列用来存放每一条记录的唯一标志符（ID），又称主关键字（key），每一条记录应该至少有一个 ID。如果该表格可以被编辑（添加、删除、更改）和被检索，那么它就是一个简单的数据库。在表格同一列（同一字段）的数据有相同的数据类型。数据类型分为基本数据类型和复合数据类型两种。

1. 基本数据类型

客观世界中，基本的数据有：整数、实数、符号。但在计算机世界中，存储数据要计算存储资源的占用，可以用单字节存储一个整数，也可以用双字节存储一个整数。用单字节存储整数效率高，但表达能力有限（8 位机单字节能存储的最大整数小于 $2^8=256$）。如果要存储较大的整数，就要用长一些的字节。实数的计算机表示更加复杂，计算速度也会慢下来。为了计算机实现上的方便，采用浮点（floating-point）近似表示实数，又称科学计数法，即用有固定精度的整数（称为有效数），按固定基数的整数指数进行缩放。例如，123.4 的十进制浮点数表示为：$1.234×10^2$。计算机中，基本的数据类型如下（我们借用 C 语言定义数据类型的术语来说明）：

（1）整数类型：short、int、long（短整数、整数、长整数），它们都能表示整数，只是它们表示整数的能力依次增强，占有计算机的存储单元依次增多，对这些数据操作花的机时也更长。因此，如果表示值域小的整数(如小于 256 的正整数)，可以用 short。常规情况下，用 int 类型最好，既能满足需求，又不浪费计算资源。只有可能用到特别大的整数时，才用 long 类型。

(2)字符类型：char，表示单个字母或符号，操作快，占空间少。

(3)实数类型：float、double，称为单精度浮点实数和双精度浮点实数。在生物、化学实验中，一般精度保留的小数点为 2～3 位，float 已经够用。确需保留很长有效数字时(如精度高的量子力学计算)才用 double 类型。

(4)逻辑类型：boolean，称为布尔型，此类型数据只有 true 或 false 两个值，它占空间最小，只能做"与""或""非"三种计算，速度最快。

2. 复合数据类型

复合数据类型是用户自定义的数据类型，它可以把几种基本数据类型组合起来以表示复杂的数据对象，如分子。复合数据类型主要有三种：

(1)结构类型：struct。

(2)共用体类型：union。

(3)枚举类型：enum。

三种复合数据类型的详细说明，以及它们与基本数据类型的关系的例子列在图 2-5 中。

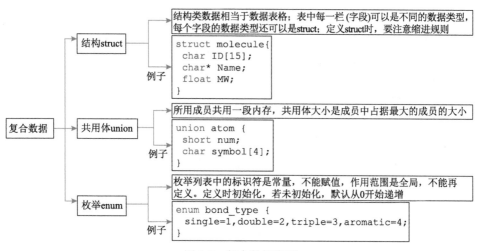

图 2-5 复合数据类型

复合数据类型可以含 1 个或 1 个以上的字段，字段的类型可以是基本类型，也可以是用户自定义的类型。当一个复合数据类型在被定义过程中引用了自己，这样的复合数据类型就是递归的(recursive)了。例如：

```
struct Markush_structure {
{
  char ID[15];
  int level;
  char* scaffold;
  Markush_structure* substituent
}
```

上述数据结构定义中，蓝色字为 C 语言的保留字(已经由程序设计语言预定义，程序员不可以给予新的定义)。斜体字 *Markush_structure* 是用户自定义的新数据类型，由于 *Markush_structure* 在该类型定义内部就引用了，因此被称为递归定义，有些程序设计语言是禁止这样做的。因此，即使程序设计语言容许递归定义，也要有特殊安排。以后我们会看到，递归是自然界的比较普遍的现象。不仅数据定义有递归现象，对数据操作过程的定义(即编程)也有递归现象。

复合数据结构实际上是表格套表格的结构，日常工作中经常遇到。

2.4.2 程序设计与计算机语言

程序设计需要计算机语言的支持。计算机语言分为编译型和解释型两种。前者需要一个编译器(一种软件)将程序员写的程序翻译成机器可执行的二进制代码(在 Windows 操作系统环境，二进制代码一般被存储在后缀名为.com 或.exe 的文件中)，其运行速度比较快，但是对不同机器的兼容性较差。大型、复杂、运算量大的程序一般采用编译型语言。用解释型语言编写的程序需要该语言的解释程序事先在计算机上实时运行时，将程序载入，边解释边执行，运行速度比二进制可执行代码慢，但交互性和兼容性较好。

目前比较流行的编译型高级语言主要是 C 语言。解释型的编程语言多为脚本语言，如 Python 和 R 语言。这类脚本语言很多是从 C 语言经过简化发展而来的。由于有大量调用各种经过优化的程序库，脚本语言往往简单明了，容易上手，很受非专业的程序设计人员的欢迎。不过，当新手入门之后，为了提高解决复杂问题的能力，还需要补充数据结构、程序设计方法学和高级语言(如 C 语言)的知识。

1. C 语言

C 语言是由贝尔实验室的 Dennis Ritchie 在 20 世纪 70 年代初通过扩充 Ken Thompson 发明的 B 语言发展起来的。贝尔实验室的 Brian Kernighan 撰写了第一本 C 语言教程，于 1978 年出了第 1 版。1989 年，C 语言有了国际标准，称为 ANSI C。最新的标准 C 语言为 2018 年 6 月的修订本，建议新手阅读 Flavio Copes 的 *The C Beginner's Handbook: Learn C Programming Language basics in just a few hours*，网址为 https://www.freecodecamp.org/news/the-c-beginners-handbook/#introduction-to-c（2022 年 11 月 26 日访问）。

C 语言是结构化的程序设计语言：认为一个程序是完成一个主任务，该主任务可以分解为若干子任务，子任务可以再分解为更简单的子任务。

C 程序由一个 main() 函数和被 main() 调用的其他函数组成；函数的标准格式应该有输入参数表和输出参数类型；其他函数可以是预先定制的（内部函数），也可以是用户自定义的函数；函数之间的信息交流靠参数结合来实现。

C 程序的函数运行时还需要存储单元来暂时存放数据，这些存储单元称为变量（应该定义它们的数据类型）；变量定义可以放在 main() 函数之前（称为全局变量），也可以放在自定义函数的内部（称为局部变量）。两者最好不要重名。定义变量时或使用前应该赋初始值，以免程序运行时出现错误甚至非正常崩溃。

C 语言有算术运算符、赋值运算符、关系运算符、逻辑运算符，运算符之间有优先级。

C 程序执行的语句次序有：顺序、选择（if, case）、循环（while, for, repeat）

这里列出最简单的 C 语言入门程序（双斜杠之后是程序注解）：

```
#include<stdio.h>  //装入系统头文件，其中包含预定义的函数和变量
int num=1;  //定义一个全局的整型变量
int  main() {   //主程序开始，每个可执行程序只有一个 main()
    printf(stdio,"Hello, World! \n");  //在标准显示设备上显
示一行字，\n 是换行符

    printf(stdio, "This is my %dst C program! \n", num);
//%d 是整数的格式说明
    return 0;  //给 main() 函数返回一个值，其值是 0
} // 主程序结束
```

2. Python 语言

Python 是从 C 语言演化而来的解释型、面向对象、动态数据类型的脚本语言，由 Guido van Rossum 于 1989 年底发明，Python 2.7 是最后一个 Python2.x 版本。

Python 简单易学，功能强大，因此，受到研究深度学习的程序员的欢迎。以下是最简单的 Python 程序：

```
#!/usr/bin/python
 print("Hello, World!")
```

在 Microsoft Windows 系统，可以在 CMD 终端上运行 Python 3.9.6。

Python 的基础教程可以参见：https://www.runoob.com/python/python-tutorial.html。

学习 Python 的捷径就是动手编程。

2.4.3 AIDD 相关的开源工具

1. TensorFlow 平台

TensorFlow 是由谷歌大脑(Google Brain)团队开发、供谷歌内部使用，同时也免费开源的机器学习软件程序库，专注于深度神经网络的应用[13]。2019 年 9 月发布了 TensorFlow 的更新版 TensorFlow 2.0，其简介可见参考文献[14]。TensorFlow 的程序库可被 Python、JavaScript、C++和 Java 等程序设计语言调用，官方网址为：https://www.tensorflow.org/。

2. Python 相关的机器学习开源框架

PyTorch 是用 Python 实现的程序库，帮助初学者将深度神经网络技术应用于解决各种问题，也是学习用 Python 语言的助手。

官网：https://pytorch.org/

中文社区：https://ptorch.com/

中文资料：https://pytorch-cn.readthedocs.io/zh/latest/

Keras 是 TensorFlow 程序库的开源接口，用 Python 实现，支持 TensorFlow、Microsoft 认知工具包(Microsoft Cognitive Toolkit)，2.4 版起，仅支持 TensorFlow。主要目的是帮助用户实现深度神经网络，注重界面友好、模块化和可扩展性。谷歌工程师 François Chollet 是主要作者。

官网：https://keras.io/

中文指南：https://keras-cn.readthedocs.io/en/latest/

程序资料：https://github.com/keras-team/keras

Scikit-learn 是用 Python 实现的开源机器学习程序库，有各种分类、回归和聚类算法，包括支持向量机、随机森林、梯度增强、k-means 等。

官网：https://scikit-learn.org/stable/

Theano：Python 库，允许用户定义、优化和求值数学表达式。

官网：https://github.com/Theano/Theano

中文社区：https://blog.csdn.net/wizardforcel/article/details/55001236/

3. Caffe 深度学习框架

伯克利人工智能研究人员开发，纯 C++/CUDA 架构，支持命令行，有 Python 和 MATLAB 的接口；可在 CPU 和 GPU 上运行。

官网：http://caffe.berkeleyvision.org/

中文社区：http://www.caffecn.cn/

站点：BVLC/caffe

4. 化学结构线性编码

分子的化学结构用拓扑图才能精确表征，其也是描述分子拓扑结构的严谨语言。流行的药物设计软件和化学信息学软件都能准确地将通用的化学结构线性编码，如 SMILES，将分子的化学结构转化为分子结构图形和计算机内部表示的邻接表(connection table，CT)。由于 DNN 在自然语言处理领域获得了巨大的成功，人们希望将 DNN 在自然语言处理领域用到的技术应用到 AIDD 领域。

SMILES 是美国化学信息学家 David Weininger(1952—2016)在 20 世纪 80 年代末提出的表示分子结构和化学反应的化学语言，被全球化学家接受。SMILES 用原子为节点、边为键的图概念表示分子，括号指示分支点，数字标签指定环形连接点。基本的 SMILES 语法可表示同位素、双键构型和手性构型。

Weininger 博士在美国新墨西哥州创建了化学信息学公司 Daylight，推广 SMILES 语言、开发化学信息学和药物设计软件，SMILES 的化学结构编码规则可以参见 Daylight 网址：https://www.daylight.com。

下面列出 SMILES 字符串的实例。

乙醇：CCO

乙酸：CC(=O)O

环己烷：C1CCCCC1

吡啶：c1cnccc1

反式 2-丁烯：C/C=C/C

L-丙氨酸：N[C@@H](C)C(=O)O

氯化钠：[Na+].[Cl−]

置换反应：C=CCBr>>C=CCl

5. AIDD 相关的数据资源

AIDD 需要大数据支持，已经有很多数据是开源的。主要数据来源如下：

(1)靶标数据：基因序列数据库(22 亿条以上)、蛋白质结构数据库(20 万条)。

（2）小分子数据库：商业可用化合物数据库、药物化学数据库、生物筛选、毒物、代谢、合成反应数据库等。

（3）科技文献数据库：世界主要科技文献出版公司、开放获取（Open Access，OA）出版物、预收录（arXiv）、Google scholar、Wikipedia、学位论文库。

（4）世界专利数据库：德温特专利数据库、世界各国专利数据库等。

2.5 DNN 的原理和基本框架

2.5.1 神经元、神经网络与深度神经网络的基本框架

历史上，机器学习有许多算法，如支持向量机（SVM）、自组织图（SOM）、随机森林（RF）、朴素贝叶斯分类模型（NBC）、多元线性回归（MLR）、线性判别分析（linear discriminant analysis，LDA）、概率神经网络（probabilistic neural network，PNN）、多层感知器（MLP）等。然而，DNN 的基本框架（fundamental framework）如下：

（1）多层感知器（MLP）。

（2）卷积神经网络（CNN）。

（3）循环神经网络（RNN）。

（4）变换器（Transformer）。

让我们首先讨论神经元、神经网络与深度神经网络之间的关系（图 2-6）。

图 2-6（a）是人工神经元（AN）的信号处理模型，输入信号矩阵 $x(x_{1\sim 4})$ 进入细胞体，与权重矩阵 $w(w_{1\sim 4})$ 做点乘求出 $g(x)$ 的信号强度，反馈给激活函数 $f(g)$（S 函数）决定神经元的输出状态。

图 2-6（b）是人工神经网络（ANN），其输入层有 4 个节点（4 个数），输出层有 3 个节点（3 个数），实际上执行一个（3×4）的矩阵与一个（4×1）的矩阵点乘运算，结果为（3×1）的矩阵 $c(c_{1\sim 3})$。其数学意义是将 4 个对象按照权重矩阵分为 3 组。一般地说，简单的 ANN 可以把 m 个对象分类为 n 组（$m>n$）。

图 2-6（c）是个简单的深度神经网络（DNN），只有一个隐藏层，将（b）的计算结果（h_1，h_2，h_3）输入给含有两个节点的输出层。本质上，（c）做了两次矩阵点乘，最终结果是将 4 个对象按照两个权重矩阵分为 2 组。图 2-6（b）和（c）中的偏置矩阵（b_1，b_2，b_3）与（b_1，b_2）和权重矩阵一样，都是待定参数，通过大量的输入数据进行训练后由统计学原理确定，作为机器学习的结果而记住，从而对新的输入数据有预测的能力。文献[15]报道了用 DNN 预测蛋白质三维结合位点的案例。

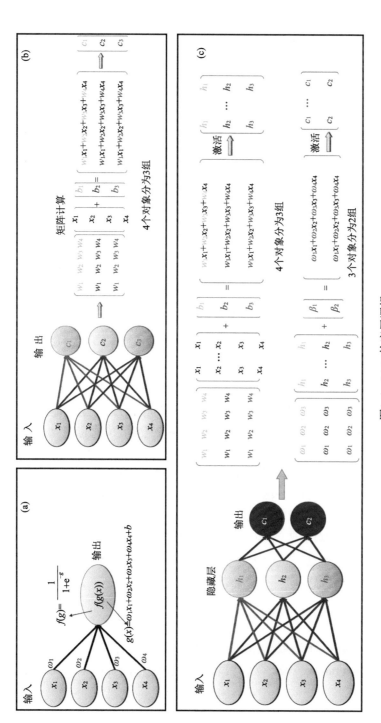

图2-6　DNN的底层逻辑
(a)AN;　(b)ANN;　(c)DNN

2.5.2　多层感知器

多层感知器(multi-layer perceptron，MLP)是全连接的前馈人工神经网络(fully connected feedforward ANN)，多层感知器由阈值激活和用于训练的反向传播机制(广义的最小二乘拟合)组成。当它只有一个隐藏层时，被称为 vanilla NN，即最基本的神经网络。隐藏层或输出层中的神经元用非线性函数(如 tanh)激活。每个训练样本数据输入后，计算输出结果与预期结果之间的误差，MLP 通过改变节点连接的权重，记录学习结果，即有监督的学习。MLP 可以区分不可线性分离的数据，在 AIDD 领域已经用于产生具有特定性质的分子[16]，或解析结构与活性之间的关系[17]。

2.5.3　RNN 与双向长短期记忆机制

重构 ANN 的框架(framework)就是选择不同神经元进行串联或并联矩阵运算以解决变量复杂性的不同的问题。ML 的 DNN 框架层出不穷。如图 2-7 所示，为分层分类构建了 DNN。为了允许前序输出数据影响相同节点的后续输入，构建了循环神经网络(recurrent neural network，RNN)[18]。这样，RNN 可以处理与时间次序相关的信息和可变长度的输入数据序列，以识别分子图的线性编码表示的分子结构或子结构[19]。

长短期记忆(long short-term memory，LSTM)机制允许 RNN 同时具有"长期记忆"和"短期记忆"的能力，以模拟一个官能团对另一个官能团属性的近程或远程原子的影响力。这种能力是通过在 RNN 中加装了遗忘门 f_t、记忆门 i_t、输出门 o_t 三个门控函数实现的。门控函数一般采用归一化指数函数或正切函数(图 2-8)。W_f、W_i、W_o 分别是这些门控函数的权重矩阵。

带 BiLSTM 机制的 RNN 适用于拟合分子结构中子结构与活性的相关关系。分子结构的线性编码被视为带有次序特征的数据序列，对分子结构编码数据的解析可以是双向的。其中某些原子与其他原子相互作用的传播距离可能或长或短，不能一刀切。采用 BiLSTM 机制与这类结构-活性关系的特点相匹配。

2.5.4　卷积神经网络与生成对抗网络

含有大量噪声的数据需要预处理以过滤干扰信息。卷积神经网络(convolutional neural network，CNN)就是为此而设计的机器学习框架，如图 2-9 所示。

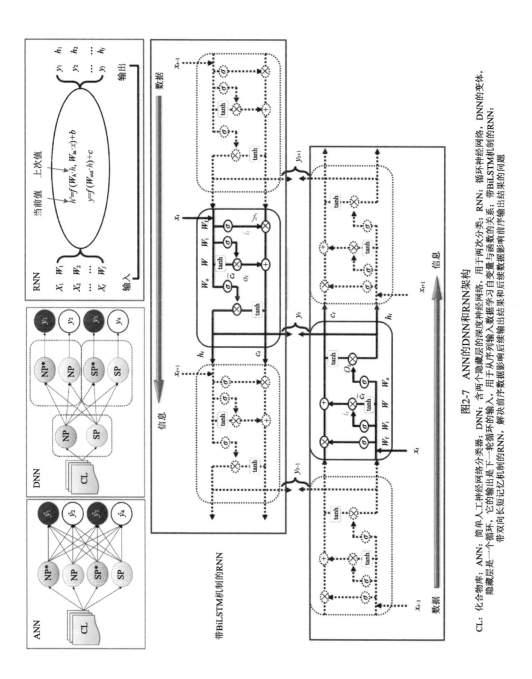

图2-7　ANN的DNN和RNN架构

CL: 化合物库; ANN: 简单人工神经网络分类器; DNN: 含两个隐藏层的深度神经网络, 用于两次分类; RNN: 循环神经网络, DNN的变体, 用于从序列输入数据学习自变量与因变量的关系; 带BiLSTM机制的RNN: 隐藏层是一个循环, 它的输出是下一轮循环的输入, 用于从序列输入数据学习自变量与因变量的关系; 带BiLSTM机制的RNN: 带双向长短记忆机制的RNN, 解决前向数据影响后续输出结果和后序输出数据影响前序输出结果的问题

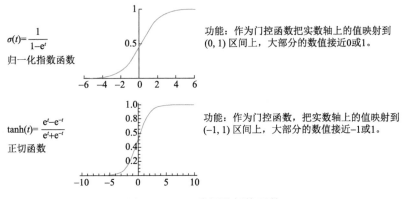

$$\sigma(t)=\frac{1}{1-e^t}$$
归一化指数函数

功能：作为门控函数把实数轴上的值映射到 (0, 1) 区间上，大部分的数值接近0或1。

$$\tanh(t)=\frac{e^t-e^{-t}}{e^t+e^{-t}}$$
正切函数

功能：作为门控函数，把实数轴上的值映射到 (−1, 1) 区间上，大部分的数值接近−1或1。

图 2-8　DNN 常用的门控函数

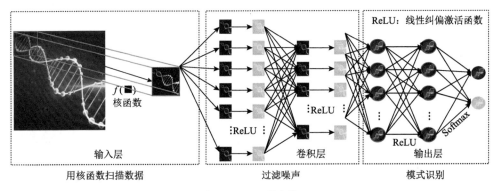

图 2-9　CNN 的框架

　　CNN 用卷积核（或称滤波器）从输入数据中提取与活动相关的子结构特征，核函数由领域专家预定义，过滤偏差改进学习效果。CNN 已经被用于从三维电子密度数据中提取特征以预测量子化学性质[20]和分类离子通道-配体对接姿态[21]。

　　为了减少偏差，也可以在卷积层之后添加关注层[22]，以捕获活性相关的子结构[23]特征[图 2-10 (a)]。

　　生成对抗网络（generative adversarial network，GAN）是另一种机器学习框架[图 2-10 (b)][24]，它模拟生物对环境的适应过程。两个人工神经网络分别将信息输送到判别神经网络，使判别神经网络区别有特定生物活性的分子结构和没有特定性质的随机生成的分子结构。判别器不断在试错过程中向正确的方向演化，直到达到我们期待的判别能力为止。GAN 已用于机器学习从头生成的分子结构[25-27]。

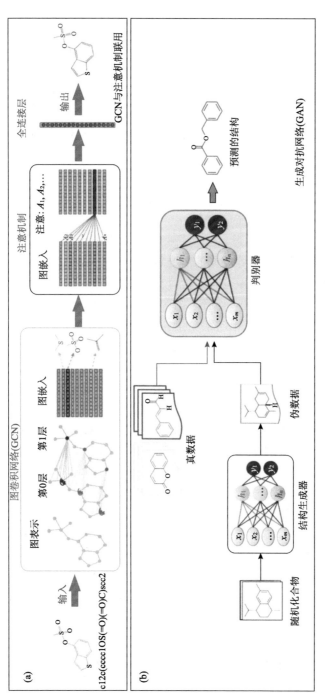

图2-10　图卷积网络(GCN) (a)与生成对抗网络(GAN) (b)

2.5.5 变换器与注意力机制

2017 年，Google Brain 团队提出了名为变换器(Transformer)的深度学习框架[22,28]，后来它成为自然语言处理和计算机视觉的主要模型，取代了 RNN 的长短期记忆(LSTM)机制，形成各种带有预训练的学习框架，如双向编码器变换器(bidirectional encoder representations from transformers，BERT)[29]、生成预训练变换器(generative pre-trained transformer，GPT)[30]。变换器采用自注意(self-attention)机制，对顺序输入的数据的每个子部分(或者子串)的重要性进行差异化加权。注意(attention)机制模仿认知注意，增强输入数据的某些部分，减少其他部分的权重，使网络更多地注意数据的局部特征，根据上下文关系，确定哪些部分比其他部分更重要，一般通过梯度下降法训练。注意机制的灵活性来自它的"软权重"特色，可以在运行时改变。

变换器框架由自监督学习(无监督预训练)和监督微调训练组成[31]，适合处理具有有限标记数据的大训练数据的情况(药物化学中的典型案例)。注意力的用途包括图灵机中的记忆、可微分神经计算机中的推理任务、变换器中的语言处理以及感知器的多感官数据处理(声音、图像、视频和文本)。变换器在 AIDD 领域用于生成具有某种特性[32]或靶向某个蛋白[33]结构的分子，以及化学反应产物分子结构的预测[34]。而 AlphaFold 2 是变换器的标志性应用[10]。据报道，AlphaFold 2 预测的蛋白质结构足以用于先导化合物的优化设计[35]。

在实践中，变换器与其他 DNN 算法组合形成许多新的这些基本框架来制成新的框架，以解决药物设计/发现中的各种问题[36,37]。

2022 年 11 月 30 日，美国人工智能研究实验室 OpenAI 宣布推出 ChatGPT 聊天机器人样机。ChatGPT 是建立在 OpenAI 的 GPT-3 大型语言模型家族上的对话系统，通过监督和强化学习技术进行了微调(一种转移学习的方法)。由于 ChatGPT 在多个知识领域对用户提问给予快速而清晰的回答而受到极大的关注，虽然仍在试用改进阶段，但 ChatGPT 受到普遍看好。有人用 ChatGPT 协助撰写文献综述，以"健康领域的数据孪生"(digital twin in healthcare)为主题。结果表明，人工智能的确可以加快人类的知识总结[38]。可以预期，ChatGPT 将引起一场新的技术革命(https://chat.openai.com/chat，2023 年 2 月 3 日访问)。

2.6 小   结

人类信息技术演化史可以分为如下六个历史阶段(大数据和人工智能复兴处于相同的阶段)。

前数字阶段(20 世纪 40 年代以前)：以机械计算机和用穿孔卡片作为信息存

储介质为标志。1623 年，Wilhelm Schickard 发明了第一台机械计算机。1801年，Joseph-Marie Jacquard 发明了提花织机，使用穿孔卡片来控制编织图案。1837 年，Charles Babbage 提出机械通用计算机的设想。

早期数字阶段（1940～1960 年）：以电子计算机和早期编程语言为标志。1941 年，Konrad Zuse 发明了世界上第一台可编程计算机 Z3。1946 年，第一台通用电子计算机 ENIAC 问世。1951 年，第一台商用计算机 UNIVAC Ⅰ问世。1958 年，Jack Kilby 发明了现代计算机的关键技术——集成电路。

大型机阶段（1960～1980 年）：以大型计算机和计算机网络的形成为标志。1964 年，IBM System/360 开启大型计算机时代。1964 年，Douglas Engelbart 发明了电脑鼠标。1969 年，互联网的前身 ARPANET 诞生。1971 年，IBM 发布了第一张信息存储软盘。1973 年，Xerox 发明图形用户界面（Graphic User Interface，GUI）和使用基于鼠标的计算机 Xerox Alto。

个人计算机阶段（20 世纪 80 年代～2000 年）：以个人计算机和互联网普及为标志。1981 年，IBM 推出了第一台个人计算机——IBM PC，宣告个人计算机时代到来。1984 年，苹果推出了带 GUI 的计算机 Macintosh。1989 年，欧洲核子研究组织（European Organization for Nuclear Research，CREN）的研究者 Tim Berners Lee 发明了万维网（World Wide Web，WWW）。1990 年，微软推出Windows 3.0，PC 进入窗口操作系统时代。1998 年，斯坦福大学的博士研究生Larry Page 和 Sergey Brin 在美国加州创建了谷歌（Google）。2000 年，网络泡沫破灭（一些网络公司和通信企业破产），导致技术投资放缓，结束了一个时代。

移动阶段（2000 年至今）：以移动设备广泛应用为标志。2007 年，苹果公司推出 iPhone，彻底改变了智能手机市场。2008 年，谷歌推出了用于移动设备的Android 操作系统。2010 年，苹果公司设计推出平板电脑 iPad。2014 年，物联网（IoT）成为流行词，表示万物互联时代到来。

大数据阶段（2010 年至今）：信息技术演化的另一个直接结果是大数据时代的到来，它与信息存储技术从软盘迅速演化到云存储息息相关。20 世纪 70 年代，计算机主要采用磁芯存储器，其存储容量有限且价格昂贵。内存容量以千字节（KB）为单位，最大的核心内存容量为几百 kB。到 20 世纪 90 年代，磁盘驱动器技术更新换代频繁，数据存储容量飙升，软盘尺寸从 8 英寸降到 3.5 英寸，而容量从 140KB 升到 1.44MB，价格也迅速降低，软盘曾是个人信息存储的主流介质。到了 21 世纪初，硬盘驱动器迭代加速，容量从 MB 增加到 GB，如今更是达到 TB 级。其间，光盘存储技术（CD 和 DVD）曾经大行其道，它的存储容量达GB 级，价格低、携带方便，但是很快就被有更快的读写速度、更低的功耗和更小的尺寸的固态驱动器（SSD，俗称 U 盘或闪存）所取代，使硬盘和光盘都退出主流市场。如今，SSD 的容量已达 TB 级。至此，全球的数据产量已经达到了大数据的规模(百 EB 级),然而,大数据时代的到来还需要一个条件——数据互联与共享。这个时间节点大约在 2010 年前后。虽然"大数据"一词在 21 世纪第一个 10 年就被提出,直到 2006 年才有了 Apache Hadoop 作为大数据处理的开源框架,多台计算机之间并行地分发处理数据,使数据分享成为可能。此后,云存储技术允许用户将数据存储在服务商(如 Amazon Web Services、Google Cloud 和 Microsoft Azure)的远程服务器上,并通过互联网连接从任何地方访问数据。2009 年,用于处理大量非结构化数据的 NoSQL 数据库开始流行,拆除传统的结构化数据与非结构化数据之间存在的壁垒。2015 年前后,云计算的兴起降低了信息获取、存储、共享和分析的成本,终于使大数据时代的到来成为现实。从此以后,物联网收集大数据,人工智能的应用也以大数据为基础。

人工智能阶段(2010 年至今):以机器学习技术应用于医疗保健、金融和零售业为标志。信息技术随着程序设计语言的五代更迭,从机器语言、低级语言、结构化高级语言、面向对象的高级语言抵达面向过程的脚本语言,即元语言时代。在元语言时代,信息处理不再仅仅面向任务或对象,而是面向事物演化的过程,处理过程演化所产生的信息流。此信息流具有层次性、递归性、演化性、时序性、方向性。因此,数据的数学模型从标量、向量发展到张量,而演算也从算术演算、矩阵演算发展到张量演算,硬件技术也从 CPU、GPU 到 TPU 技术与之匹配。计算平台也从简单地用脚本语言支持程序库发展到张量流(tensor flow)空间。离散数学和连续数学两大分支因变换器技术可以自由映射、相互穿越。人工智能也从以逻辑演算为核心的时代演化到数据或统计学驱动的深度神经网络支持下的深度学习时代。

当前,DNN 演化出四组基础深度学习框架:多层感知器(MLP)、卷积神经网络(CNN)、循环神经网络(RNN)和带注意机制的变换器(Transformer)。虽然注意机制在一定程度上取代了 CNN、RNN 的功能(有人认为:"Attention is all you need"),基础深度学习的各个框架将继续融合与演化,并不断产生更先进的框架。

2011 年,IBM 的机器人 Watson 在智力竞赛节目中击败了人类获得冠军。2014 年,人工智能公司 DeepMind 推出了 AlphaGo,在围棋赛中击败了人类获得冠军。2016 年,微软和其他国际 IT 技术巨头(如亚马孙公司、Elon Musk、Sam Altman、Peter Thiel)共同成立 OpenAI。2022 年 11 月 30 日,OpenAI 发布百科全书式的人机实时对话软件 ChatGPT,成为 AI 时代新的里程碑。

2019 年新冠疫情暴发以来,人工智能和大数据挖掘技术被用于疫情管控、新治疗方法和疫苗的开发,如以下几方面。

追踪接触者:通过分析各种来源的数据以追踪密集接触者、识别潜在的新冠病毒携带者并跟踪他们的行动。

建立预测模型：估计大流行的蔓延、预测干预措施的效果、决定防疫资源的分配。

实时监测：实时监测疾病的传播以快速应对疫情变化。

医疗资源管理：优化有限医疗资源（如病床、呼吸机和个人防护设备）的分配。

药物发现和开发：分析病毒的基因组和蛋白质组数据、确定潜在药物靶点、分析药物作用机制、支持疫苗开发、进行虚拟药物筛选、重定位现有药物预测对新冠病毒的潜在疗效。例如，抗埃博拉病毒药物 Remdesivir[39]、抗流感病毒药物 Favipiravir[40]与 Umifenovir[41]、抗丙肝病毒药物 Galidesivir[42]、抗类风湿性关节炎药物 Baricitinib[43]被重定位用来治疗新冠病毒感染。

参 考 文 献

[1] Mariantoni M, Wang H, Yamamoto T, et al. Implementing the quantum von Neumann architecture with superconducting circuits[J]. Science, 2011, 334(6052): 61-65.

[2] Herculano-Houzel S. The remarkable, yet not extraordinary, human brain as a scaled-up primate brain and its associated cost[J]. Proceedings of the National Academy of Sciences of the United States of America, 2012, 109(supplement_1): 10661-10668.

[3] Mcculloch W S, Pitts W. A logical calculus of the ideas immanent in nervous activity[J]. Bulletin of Mathematical Biophysics, 1943, 5(4): 115-133.

[4] Hebb D O. The Organization of Behavior: A Neuropsychological Theory[M]. New York: Psychology Press, 2005.

[5] Farley B, Clark W. Simulation of self-organizing systems by digital computer[J]. Transactions of the IRE Professional Group on Information Theory, 1954, 4(4): 76-84.

[6] Ciresan D C, Meier U, Masci J, et al. Flexible, high performance convolutional neural networks for image classification[C]. Twenty-second international joint conference on artificial intelligence, 2011.

[7] Cireşan D C, Giusti A, Gambardella L M, et al. Mitosis detection in breast cancer histology images with deep neural networks[C]. International conference on medical image computing and computer-assisted intervention, 2013: 411-418.

[8] Goldberg Y. A primer on neural network models for natural language processing[J]. Journal of Artificial Intelligence Research, 2016, 57: 345-420.

[9] Dahl G E, Jaitly N, Salakhutdinov R. Multi-task neural networks for QSAR predictions[J]. ArXiv Preprint ArXiv:1406.1231, 2014.

[10] Jumper J, Evans R, Pritzel A, et al. Highly accurate protein structure prediction with AlphaFold[J]. Nature, 2021, 596(7873): 583-589.

[11] Lecun Y, Bengio Y, Hinton G. Deep learning[J]. Nature, 2015, 521(7553): 436-444.

[12] Bengio Y. Learning deep architectures for AI[J]. Foundations and Trends in Machine Learning,

2009, 2 (1): 1-127.

[13] Abadi M, Barham P, Chen J, et al. {TensorFlow}: a system for {Large-Scale} machine learning[C]. 12th USENIX symposium on operating systems design and implementation (OSDI 16), 2016: 265-283.

[14] Singh P, Manure A. Introduction to Tensorflow 2.0, Learn TensorFlow 2.0[M]. New York: Springer, 2020: 1-24.

[15] Laveglia V, Giachetti A, Sala D, et al. Learning to Identify physiological and adventitious metal-binding sites in the three-dimensional structures of proteins by following the hints of a deep neural network[J]. Journal of Chemical Information and Modeling, 2022, 62 (12): 2951-2960.

[16] Gómez-Bombarelli R, Wei J N, Duvenaud D, et al. Automatic chemical design using a data-driven continuous representation of molecules[J]. ACS Central Science, 2018, 4 (2): 268-276.

[17] Harren T, Matter H, Hessler G, et al. Interpretation of structure-activity relationships in real-world drug design data sets using explainable artificial intelligence[J]. Journal of Chemical Information and Modeling, 2022, 62 (3): 447-462.

[18] Otović E, Njirjak M, Kalafatovic D, et al. Sequential properties representation scheme for recurrent neural network-based prediction of therapeutic peptides[J]. Journal of Chemical Information and Modeling, 2022, 62 (12): 2961-2972.

[19] Weininger D. SMILES. A chemical language and information system. 1. Introduction to methodology and encoding rules[J]. Journal of Chemical Information and Computer Sciences, 1988, 28 (1): 31-36.

[20] Li W, Wang D, Yang Z, et al. DeepNCI: DFT noncovalent interaction correction with transferable multimodal three-dimensional convolutional neural networks[J]. Journal of Chemical Information and Modeling, 2022, 62 (21): 5090-5099.

[21] Shim H, Kim H, Allen J E, et al. Pose classification using three-dimensional atomic structure-based neural networks applied to ion channel-ligand docking[J]. Journal of Chemical Information and Modeling, 2022, 62 (10): 2301-2315.

[22] Vaswani A, Shazeer N, Parmar N, et al. Advances in Neural Information Processing Systems[M]. Red Hook: Curran Associates, Inc, 2017: 5998-6008.

[23] Li X, Yan X, Gu Q, et al. DeepChemStable: chemical stability prediction with an attention-based graph convolution network[J]. Journal of Chemical Information and Modeling, 2019, 59 (3): 1044-1049.

[24] Goodfellow I, Pouget-Abadie J, Mirza M, et al. Generative adversarial networks[J]. Communications of the ACM, 2020, 63 (11): 139-144.

[25] Zhavoronkov A, Ivanenkov Y A, Aliper A, et al. Deep learning enables rapid identification of potent DDR1 kinase inhibitors[J]. Nature Biotechnology, 2019, 37 (9): 1038-1040.

[26] Akhmetshin T, Lin A, Mazitov D, et al. HyFactor: a novel open-source, graph-based architecture for chemical structure generation[J]. Journal of Chemical Information and Modeling, 2022, 62 (15): 3524-3534.

[27] Lee M, Min K. MGCVAE: multi-objective inverse design via molecular graph conditional variational autoencoder[J]. Journal of Chemical Information and Modeling, 2022, 62 (12):

2943-2950.

[28] Vaswani A, Shazeer N, Parmar N, et al. Attention is all you need[J]. Advances in Neural Information Processing Systems, 2017, 30: 5998-6008.

[29] Devlin J, Chang M-W, Lee K, et al. Bert: Pre-training of deep bidirectional transformers for language understanding[J]. ArXiv Preprint ArXiv:1810.04805, 2018.

[30] Zhu Q, Luo J. Generative pre-trained transformer for design concept generation: an exploration[J]. Proceedings of the Design Society, 2022, 2: 1825-1834.

[31] Wu Z, Cai X, Zhang C, et al. Self-supervised molecular pretraining strategy for low-resource reaction prediction scenarios[J]. Journal of Chemical Information and Modeling, 2022, 62(19): 4579-4590.

[32] Bagal V, Aggarwal R, Vinod P K, et al. MolGPT: molecular generation using a transformer-decoder model[J]. Journal of Chemical Information and Modeling, 2022, 62(9): 2064-2076.

[33] Grechishnikova D. Transformer neural network for protein-specific de novo drug generation as a machine translation problem[J]. Scientific Reports, 2021, 11(1): 321.

[34] Lu J, Zhang Y. Unified deep learning model for multitask reaction predictions with explanation[J]. Journal of Chemical Information and Modeling, 2022, 62(6): 1376-1387.

[35] Beuming T, Martín H, Díaz-Rovira A M, et al. Are deep learning structural models sufficiently accurate for free-energy calculations? Application of FEP+ to alphaFold2-predicted structures[J]. Journal of Chemical Information and Modeling, 2022, 62(18): 4351-4360.

[36] Yang L, Yang G, Bing Z, et al. Transformer-based generative model accelerating the development of novel BRAF inhibitors[J]. ACS Omega, 2021, 6(49): 33864-33873.

[37] Kalakoti Y, Yadav S, Sundar D. TransDTI: transformer-based language models for estimating dtis and building a drug recommendation workflow[J]. ACS Omega, 2022, 7(3): 2706-2717.

[38] Aydın Ö, Karaarslan E. OpenAI ChatGPT generated literature review: digital twin in healthcare[R]. Available at SSRN 4308687, 2022.

[39] Eastman R T, Roth J S, Brimacombe K R, et al. Remdesivir: a review of its discovery and development leading to emergency use authorization for treatment of COVID-19[J]. ACS Central Science, 2020, 6(5): 672-683.

[40] Agrawal U, Raju R, Udwadia Z F. Favipiravir: a new and emerging antiviral option in COVID-19[J]. Medical Journal Armed Forces India, 2020, 76(4): 370-376.

[41] Leneva I, Kartashova N, Poromov A, et al. Antiviral activity of umifenovir *in vitro* against a broad spectrum of coronaviruses, including the novel SARS-CoV-2 virus[J]. Viruses, 2021, 13(8): 1665.

[42] Julander J G, Demarest J F, Taylor R, et al. An update on the progress of galidesivir (BCX4430), a broad-spectrum antiviral[J]. Antiviral Research, 2021, 195: 105180.

[43] Hoang T N, Pino M, Boddapati A K, et al. Baricitinib treatment resolves lower-airway macrophage inflammation and neutrophil recruitment in SARS-CoV-2-infected rhesus macaques[J]. Cell, 2021, 184(2): 460-475.e21.

第 3 章 药物发现方法的演化

3.1 药物发现技术简史

药物发现的历史几乎与人类的文明史一样漫长。尼尼微(Nineveh)Ashurbanipal 图书馆藏的阿卡迪亚黏土药片可以上溯到公元前 1900~前 1600 年。公元前 1500 年古希腊用藏红花做药，公元前 8 世纪的《荷马史诗》记录军医为围困特洛伊的希腊军队提供治疗药物[1]。

虽然缺少考古证据，但是伏羲、神农、黄帝是传说中的中国人文始祖，也是医药圣贤。殷商时代的甲骨文记录了大量与医药有关的卜辞，可以视为先民们医药探索的文字记录。神农氏(炎帝)是中国上古时代的传说中的部落首领。据《淮南子·修务训》记载，炎帝"尝百草之滋味、水泉之甘苦，令民知所辟就。当此之时，一日而遇七十毒"。相传炎帝与黄帝联手在涿鹿之战中打败了蚩尤的部落。然后，炎黄之间又发生战争，炎帝失败后让位于黄帝。传说黄帝的生存年代为公元前 2717~前 2599 年[2]。

公元前 350 年左右，中国医生扁鹊(公元前 407—前 310 年)能用针灸、脉搏诊断、使用药丸。《黄帝内经》[3]在公元前 400 年~前 1 年成书，奠定了中医药学基础。公元 3 世纪初，张仲景著《伤寒杂病论》初步形成中药理论体系。

公元前 420 年，古希腊医生希波克拉底(Ἱπποκράτης，公元前 460—前 370 年)奠定了理性医药学基础，开启西方医药学之门。

公元 77 年左右，古罗马医生迪奥斯科里德斯(Pedanius Dioscorides)编著的欧洲药学史上第一部《药物学》(De Materia Medica)专著记载了约 600 种生药，此书直至 17 世纪在药物学及植物学上仍占重要地位。1030 年出版的《医学经典》(阿维森纳著)在 18 世纪之前一直是穆斯林和欧洲大学的标准教科书。

李时珍于明代万历六年(1598 年)完成了博物志《本草纲目》[4]。18 世纪，普里斯特利(Joseph Priestley)发现了一氧化二氮、一氧化氮、氨、氯化氢和氧。1785 年，威瑟林(William Withering)出版了《毛地黄记述》，首次系统描述了毛地黄治疗水肿的药效。1796 年，詹纳(Edward Jenner)发明了天花疫苗。1799

年，戴维(Humphry Davy)发现了氧化亚氮的麻醉作用。1803~1841 年，塞尔蒂纳(Friedrich Sertürner)首次从植物中分离出强效止痛剂吗啡。1842 年，克劳福德·朗(Crawford Long)用乙醚麻醉做了第一次外科手术。1906 年，霍普金斯(Frederick Hopkins)提出缺乏维生素会导致坏血病和佝偻病(1921 年，Elmer McCollum 证明佝偻病是因维生素 D 缺乏所致)。

1907 年，埃利希(Paul Ehrlich)首先用化疗医治昏睡病[5]。1921 年，班廷(Frederick Banting)和贝斯特(Charles Best)发现了胰岛素。20 年代到 30 年代中期，白喉疫苗、结核病疫苗、破伤风疫苗、黄热病疫苗相继问世。1929 年，弗莱明(Alexander Fleming)发现青霉素。1948 年，阿克塞尔罗德(Julius Axelrod)和布罗迪(Bernard Brodie)发明了扑热息痛(acetaminophen)。

20 世纪 50 年代，哈钦斯(George Hitchings)和艾丽昂(Gertrude Elion)首次提出合理药物设计(rational drug design)[6]，他们以细胞内 DNA 的合成为靶标，寻找正常人类细胞与癌细胞、细菌和病毒之间 DNA 代谢的差异，根据这些差异设计合成选择性阻断癌细胞和病原微生物生长的药物。他们发现细菌细胞需要某些嘌呤才能制造 DNA，因此推断，如果抑制 DNA 合成的嘌呤代谢途径，就可以阻止 DNA 的产生，从而阻止细胞生长。于是选定与嘌呤结合的代谢酶来设计化合物，终于发现嘌呤醇类化合物和其他几种药物联合治疗儿童白血病。

1962 年，布莱克(James Whyte Black)发现治疗心脏病的 β 受体阻滞剂普萘洛尔[7]。1963 年，斯特恩巴赫(Leo H. Sternbach)发明的安定(diazepam)上市，成为 1969~1982 年美国处方最多的药物。

1952 年，Smithkline-Beecham 首次推出允许以预定速率控制药物释放的制剂技术，包括缓释制剂、定时释放制剂等。1968 年，扎法罗尼(Alejandro Zaffaron)发明控制药物释放胶囊，1971 年发明透皮贴剂[8]。

1980 年，佩斯卡(Sidney Pestka)用干扰素 IFN-α 治疗癌症、慢性乙型肝炎和丙型肝炎，IFN-β 用于治疗多发性硬化症。

1985 年，赫德(Leroy Hood)和史密斯(Lloyd Smith)发明 DNA 测序仪，穆利斯(Kary Mullis)发明了聚合酶链反应(PCR)。1989 年，福多尔(Stephen Fodor)发明 DNA 微阵列(microarray)。这些工作为人类基因组计划(HGP)的成功奠定了技术基础，也促使基于靶标的药物发现成为主流范式。

19 世纪末，博韦里(Theodor Heinrich Boveri)和海克尔(Valentin Haecker)提出干细胞的概念。20 世纪初，帕彭海姆(Artur Pappenheim)、马克西莫(Alexander Maximow)、恩斯特(Franz Ernst)和纽曼(Christian Neumann)开创了血液干细胞研究工作。1963 年，麦卡洛克(Ernest McCulloch)和蒂尔(James Till)首次定义干细胞的关键特性，证实了身体的每个肿块实际上都来自一个细胞。1958 年法国肿瘤学家马瑟(Georges Mathe)首次使用干细胞骨髓移植治好了南斯拉夫的五名受核事故影响的工人。1981 年，英国生物学家埃文斯(Martin Evans)和考夫曼(Matthew Kaufman)首次用小鼠囊胚成功培养胚胎干细胞。1998 年，美国生物学家汤姆森(James Thomson)首次分离出胚胎干细胞。2006 年，日本的山中伸弥将成纤维细胞转化为多能干细胞，开创了诱导多能干细胞(iPSC)重编程时代。2000 年，人类基因组计划草案完成。2020 年，AlphaFold 2 解决蛋白质从头预测问题。

纵观人类药物发现的历史，大致分为如下历史时期。

1900 年以前：基于表型的随机筛选(phenotypic random discovery)，《黄帝内经》、《伤寒杂病论》[9]、《希波克拉底经典》[10]、古罗马医生迪奥斯科里德斯《药物学》(De Materia Medica)的出版。

1900~1950 年：基于机理的药物发现(mechanism-based drug discovery)，埃利希始创化疗、哈钦斯和艾丽昂首倡合理药物设计、阿克塞尔罗德和布罗迪发明扑热息痛、弗莱明发现青霉素。

1950~1970 年：合理药物设计(rational drug design)，DNA 双螺旋结构确定、遗传密码破译、缓控释制剂发明、生物药发明。

1970~1980 年：基于靶标的药物发现(target-based drug discovery)，蛋白质结构数据库启动、克隆人类基因、单克隆抗体发现与生产、基于靶标的药物设计。

1980~1990 年：生物药物发现(biologics discovery)，固相合成/组合化学、聚合酶链反应(PCR)发明、微阵列技术、大规模随机筛选、重组胰岛素药获批、转基因技术、重组 DNA 药物获批、单克隆抗体药获批、高通量实体/虚拟筛选、干细胞治疗、细胞重编程。

1990~2000 年：高通量药物发现(high-throughput drug discovery)，基因治疗技术启动、HGP 启动、反义寡核酸抗病毒药物获批、干细胞治疗、细胞重编程。

2000~2010 年：个性化和精准药物(precision medicine)发现，人类基因组计划完成、点击化学、高内涵筛选、基因组、蛋白质组、代谢组、大数据。

2010 年至今：人工智能/深度学习辅助药物发现与设计(AI aided drug discovery and design)，蛋白质 3D 结构从头预测、小分子药物从头生成和合成路线设计。

3.2　中医药发现方法学的演化

中药学一直是中医学的分支。到东汉时期，中华民族的先人们已经积累了很多天然来源的中药资料，需要进行分类整理，总结规律。中医药发现方法学应该肇始于这个时期。

3.2.1 中药的四大经典

《黄帝内经》实际上是后人托黄帝之名集体创作的医药典籍，但是，它不是纯医学著作，糅合了古代人对天文、地理、历法、气象、社会等方面的哲学认知。明代李时珍的《本草纲目》实际上是一本博物志，收载中药 1879 种。

《难经》成书于东汉或更早一些，所述内容与约公元前 4 世纪的名医秦越人（扁鹊）有关。"难"字，有"问难"或"疑难"的意思。全书共 81 难，以问题解答方式探讨中医药问题，如脉诊、经络、脏腑、阴阳、病因、病机、营卫、腧穴、针刺、病证等。

《神农本草经》成书于东汉时期，是中国最早的本草学专著，也是集体创作而成的，记载了 365 种药物，252 种药用植物，67 种动物来源的药。书中将药物按照安全程度分为上、中、下三品；记录了生长地域、采收、辨识、加工和储藏方法；描述了每种药的功能主治、用药原则和服用方法，并首次提出以下君臣佐使的划分方法。

君药：上药 120 种，主养命以应天，无毒，多服、久服不伤人，…，轻身益气、不老延年。

臣药：中药 120 种，主养性以应人，无毒有毒，斟酌其宜，…，遏病补羸。

佐、使药：下药 125 种，主治病以应地，多毒，不可久服，…，除寒热邪气，破积聚，愈疾。

这种将药物的品位与君臣佐使关联的分类方法一直沿用到后世，如《名医别录》等古代药学著作[11]。

《伤寒杂病论》是东汉名医张仲景（公元 150—219 年）所作的第一部阐述中药理论的著作。可惜因为战乱散失。经后人王叔和抢救整理，以《伤寒论》（载方 113 首）和《金匮要略》（载方 262 首）两本书的形式得以保存。《伤寒论》代表了我国东汉时期方剂学的成就。张仲景在这部著作的主要贡献是：创立辨证论治的原则，提出未病先防的概念，提出三因致病的病因学说（经络受邪、四肢九窍壅塞、房室金刃虫兽所伤），建立药物组方的"君臣佐使"与加减变化规程，总结中药剂型（汤剂、丸剂、散剂、酒剂、洗剂、浴剂、薰剂、软膏剂、肛门剂、阴道栓剂），制定急症救治方略。

东汉是我国战乱和瘟疫较多的时期，也是我国医药学四大经典（《黄帝内经》《难经》《神农本草经》《伤寒杂病论》）成书的时代。前两者成书年代较早，偏于医药哲学性和原则性探讨。《神农本草经》偏于药用动植物的总结，而《伤寒杂病论》则属于有理论且有实践的中药学说的集大成之作，对我国传统的医药学产生重大影响，并在中国周边的文化圈广泛传播[2]。

3.2.2 中药理论的演化

汉语属于表意文字，适合系统地归纳总结和记录事件及其发展，不适合用作基于符号的逻辑推理。中国的许多国学，包括中国的医药学几乎总是与文、史、哲等传统的社会学科融汇在一起。因此，除了传统的四大经典之外，传统医药学知识也被嵌入文史哲的文献中，对于普及医药学知识也有积极意义。例如，曹雪芹的《红楼梦》一书也记录了医药学知识，该书第七回就有关于"冷香丸"治疗哮喘的配方，描述如下[12]：

> 春天开的白牡丹花蕊十二两，夏天开的白荷花蕊十二两，秋天的白芙蓉花蕊十二两，冬天的白梅花蕊十二两。将这四样花蕊，于次年春分这日晒干，和在药末子一处，一齐研好。又要雨水这日的雨水十二钱，白露这日的露水十二钱，霜降这日的霜十二钱，小雪这日的雪十二钱。把这四样水调匀，和了药，再加十二钱蜂蜜，十二钱的白糖，丸了龙眼大的丸子，盛在旧瓷坛里，埋在花根底下。若发了病时，拿出来吃一丸，用十二分黄柏煎汤送下。

这段文字其实是用文学语言描述中药学的内容：中药有成分和配方（例如，春天开的白牡丹花蕊十二两，夏天开的白荷花蕊十二两等）、有炮制和制剂过程（例如，四样花蕊，于次年春分这日晒干……一齐研好……再加十二钱蜂蜜……丸了龙眼大的丸子）、有发酵过程（盛在旧瓷坛，埋在花根底下），还有服用方法与规定的剂量（例如，若发了病时，拿出来吃一丸，用十二分黄柏煎汤送下）。

汉代（公元前 206～公元 220 年）以前是中医药理论积累时期。东汉末年，战乱纷起，瘟疫肆虐，中医药的开拓者们集成前人的经验，写作了中医药经典著作《黄帝内经》《难经》《神农本草经》《伤寒杂病论》，提出了阴阳、五行、经络学说，试图阐释医药学和针灸的原理。

隋唐时期（公元 581～907 年）最著名的医学家孙思邈被后世尊为药王，著《备急千金要方》和《千金翼方》，集唐以前医方之大成，对张仲景的伤寒论学说加以发展，系统地总结了中医药诊断学、治疗学、药物学。

宋金元时期（公元 960～1368 年），中国医药学进一步发展，出现了四大医学流派。刘完素认为疾病多因火热而起，在治疗上多运用寒凉药物，被称为寒凉派。张从正认为治病应着重驱邪，认为"邪去而正安"，被称为攻邪派。李杲认为"人以胃气为本"，在治疗上长于温补脾胃，被称为补土派。朱震亨认为"阳常有余、阴常不足"，善用"滋阴降火"的治则，被称为养阴派。

明清时期（公元 1368～1911 年），出现了 30 多位医家。最著名的要数明代的李时珍和清代的叶天士。李时珍的《本草纲目》是当时中草药的百科全书。清代医学家叶天士是温病四大家之一，擅长治疗时疫和痧痘等症，是中国最早发现猩红热的人。他首创温病"卫、气、营、血"辨证大纲，为温病的辨证论治开辟了新途径，被尊为温病学派的代表，主要著作有《温热论》《临证指南医案》《未刻本叶氏医案》。

民国时期历史较短，并且战乱不断，中医药学仍然顽强生存。例如，20 世纪 20 年代闻名遐迩的北京四大名医：施今墨、萧龙友、孔伯华和汪逢春。他们医术高超，对中医理论传承和发展产生了重要影响。战国时期燕国名将乐毅的后裔曾是长盛不衰的中药家族，他们的后人开办的同仁堂曾是清朝御用药房，其制药技术也没有因日本的入侵而消亡。北京的同仁堂和天津的达仁堂至今依然运营，是我国古典制药技术一脉相承的缩影。

民国至现代，中国的传统中医药学的理论进入传承发展阶段。中华人民共和国成立以来，中医得到保护，中医理论与现代科学技术相结合[13]，为中医理论的持续发展奠定了基础。标志性的事件是屠呦呦教授获得 2015 年诺贝尔生理学或医学奖。屠教授在她的获奖演说辞中指出[14]：中国人很早（公元前 1401～前 1122 年间）就认识疟疾这种疾病，并载入《周礼》、《黄帝内经》和《金匮要略》等古代文献。传统西医和中医对于疟疾的认识是一致的。中国先民认为，疟疾是"外邪"（病原）入侵人体所致。这个认知在中医学中已经存在了两千多年，并记录了用青蒿治疗疟疾的处方。屠呦呦和她的团队通过将中国医学经典与现代科学研究方法结合（图 3-1），发现了治疗疟疾的新药青蒿素，取得了具有全球影响力的医学成就。

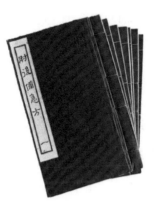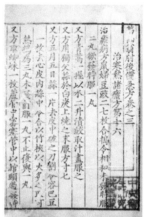

图 3-1　晋代医学家兼化学家葛洪所著《肘后备急方》（*A Handbook of Prescriptions for Emergencies*）以及关于治疗疟疾草药的记录[13]

在 COVID-19 疫情暴发期间，中西医结合对新冠病毒感染的预防、治疗和康复发挥了重要作用。浙江中医药大学的学者参考《世界卫生组织指南制定手册》

制定了《重型新型冠状病毒肺炎中西医结合指南》[15]。中西医药学的交融是世界医药科技发展的大趋势。

1. 早期中药分类的尝试

人类的知识体系起源于对客观事物的分类。中药的发现方法也起源于对天然药物的分类。分类应该有依据，但是，中国古代没有原子论和分子论，不能依据药物本身的分子结构特性进行分类，只能依据对药物的感性认识进行分类。由于感性认识不统一，也不严谨，中药的分类就出现了多家争鸣的局面。

(1)按照中药品性(上、中、下)分类，如《神农本草经》。

(2)按照中药来源(水、火、土、金石、草、谷、菜、果、木、服器、虫、鳞、介、禽、兽、人共 16 个纲，每纲分为若干目，共 60 目)分类，如《本草纲目》。

(3)按照中药性能(温、热、寒、凉；或宣、通、补、泄、轻、重、涩、滑、燥、湿)分类，如李杲的《雷公药性赋》、北齐人徐之才的《雷公药对》。

(4)按照主治功效(解表、清热、泻下、祛风湿、芳香化湿、利水渗湿、温里、理气、消导、补益、外用等)分类。

(5)按照疗效(寒、热、温、凉)分类。

(6)按照滋味(酸、苦、甘、辛、咸)分类；古代医家称之为"四性五味"，并试图建立滋味与疗效，或滋味与靶器官之间的关系。例如，《黄帝内经》说："气味辛甘发散为阳，酸苦涌泄为阴，咸味涌泄为阴，淡味渗泄为阳"；"五味所入，酸入肝，辛入肺，苦入心，咸入肾，甘入脾"。

(7)按照中药对脏腑经络的调控作用，即归经分类，它应该是"四性五味"分类法的进一步拓展；认为每一种药与脏腑经络都有归属关系(应该是现代药学的受体-配体作用理论的雏形)。由于一种药物在不同条件下治疗很多种疾病或症状，一种药有多种归经。例如，桂枝可解表发汗归肺、膀胱经；而桂枝也可温心阳、通血脉而归心经。

(8)按照中药在体内运行的趋势或作用部位(升、降、浮、沉)分类，这种分类思想成熟于金代医家张元素所著的《医学启源》，明代的李时珍对这种分类法有进一步的发展。

2. 中药学关于药物相互作用的理论

中药在临床上主要以方剂的形式出现。古代药学家早已发现药物之间有相互作用。例如，《神农本草经》将药物的相互作用总结为药物的"七情"。单行：不需与其他药物配伍使用；相须：合用增效；相使：主从关系；相畏：药效受损的关系；相杀：抑制关系，如绿豆解巴豆中毒；相恶：减低或破坏作用，如人参的补气作用会被莱菔子破坏；相反：增强毒副作用，如乌头反半夏、瓜蒌、贝母、白蔹、白及，甘草反海藻、大戟、甘遂、芫花等。

3. 中药关于毒副作用的理论

与现代的药物毒副作用理论相比，古代关于药物毒性的理论有其独到的见解。

毒药攻邪说：古人认为，药物是用来"辟邪安正"的，没有身体状况的失调，就不需要用药。因此，药物被统称为"毒药"（《黄帝内经》藏法时论篇第二十二）。对没有疾病的正常人而言，服用不针对具体症状的药物，都可能造成毒性，因为可能引起阴阳失调造成副作用。所以，"人参可以杀人"。

有故无殒说：有大毒（如甘遂、大戟、芫花）或虽无大毒但药性偏烈（寒如石膏，热如附子，攻如大黄，辛如麻黄）或药性平和用量特重（超过常量许多倍）的都被称为峻药，一般用于特殊情况下的重症。《黄帝内经·素问》中说："有故无殒，亦无殒也"，就是说：如果人体有病，对症下药，就是毒药也不会伤害身体，且能治病救人。例如，砒霜对常人就是毒药，对早幼粒细胞白血病患者就可能治疗疾病。当然，只有艺高胆大的医家才敢用峻药，用峻药时也有很多保障措施，如严格控制剂量、通过炮制加工和配伍以及合理剂型服法减毒。

从药物毒副作用的理论还发展出基于药物相互作用的药物禁忌规则，如配伍禁忌、妊娠用药禁忌、服药期间的饮食禁忌。

现代科学研究方法与中药学毒副作用理论相结合，使中药有故无殒学说有了传承与发展。例如，2019 年，我国中药研究的科学家团队发现了介导免疫异常识别的基因突变与何首乌特异质肝损伤的相关性[16]，并进一步阐明了免疫应激是何首乌特异质肝损伤易感性的重要因素[17-20]。

4. 中药药剂学与方剂理论

传统中药的剂型主要是丸散膏丹，它们的制备和使用与药性、药效、患者的年龄及体质、方剂配伍禁忌是密不可分的。

古人经验认为峻药的药量要少，气味淡药性缓的中药用量可以多。例如，芫花是峻药，用量为 1.5～3g；黄连用量为 2～10g；蒲公英的用量可以到 10～30g。年幼、老人、体弱者、妊娠或经期/哺乳期妇女用药应轻。另外，古代度量衡是演化的，如东汉到晋代的 1 两相当于现代 13.92g，而唐代以后的 1 两相当于现代 37.3g。因此，阅读古代文献时，应该考虑时代背景和度量衡制度的演变，不能生搬硬套。

中药炮制加工有极为丰富的遗产，如何与现代制剂工艺接轨是非常复杂的问题。未经加工炮制的天然药材称为生药，经过炮制的中药才被称为熟药。炮制方法主要有：水制（漂洗、浸泡、水飞、喷洒）、火制（炒、蜜灸、酒灸、醋灸、盐灸、姜汁灸、酥油灸、水灸、鳖血灸、炮、煨、焙、煅）、水火共制（蒸、煮、潭、淬）、发酵、压霜、升华、蒸馏。还有很多特殊的炮制方法涉及私家秘藏的工艺，成语"如法炮制"即源于此。

中药的特征是辨证论治，方剂是辨证论治的重要组成。如果用现代化学作比喻，中药是"元素"，中药方剂是以"元素"为基础形成的"化合物"。中药是有限的，人类疾病和症状变化是无限的，中药方剂就是用有限的"元素"应对疾病和症状的无穷变化而产生的。所以，方剂学是中医药学的基础学科。

引起疾病的外在因素如机械外伤、生物或化学因素（外邪）的入侵、情志（心理）方面的失调，作用于不同体质的人会产生不同的症状，医生用药则根据症状与经方（单味草药或者单味药的组合）之间的关系（药证），进行辨证施治。张仲景的《伤寒杂病论》的核心内容是药证。注意：药证不能误写成药症，它是根据症状用药的意思。"以药名证"和"以方名证"体现了传统医药学的智慧，举例如下。

桂枝证：脉浮而缓，恶寒，恶风，发热，自汗，鼻出涕。

麻黄证：脉浮紧而涩，恶风，发热，头痛、身疼、腰痛、骨节疼，无汗而喘。

黄连证：烦躁不安，心悸失眠、神志不清，自觉发热，心下痞、胃痛、腹痛、下利、恶心呕吐、舌暗红，舌干坚老，舌苔黄腻，舌面较干。

《伤寒杂病论》的信息学本质是草药-症状之间的关系（图 3-2）。人生病必有症状，症状与经方（药）关联，根据体质和症状确定药物治则。用现代观点进一步

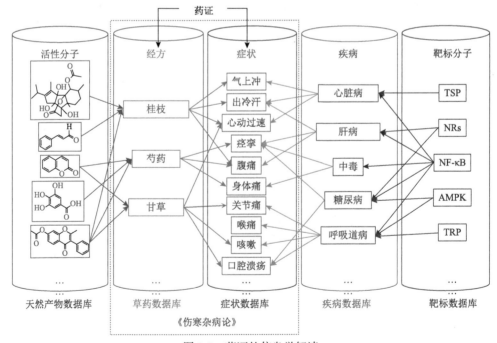

图 3-2　药证的信息学解读

解析：经方由"药"(主要是天然产物)组成，它有活性成分，每一味药可有多种活性成分，而单个活性成分也存在于多味天然药(植物或动物)中；同理，一种症状可以出现在多种疾病中，而一种疾病也可以有多种症状；每一种疾病可以被一组生物大分子靶标(主要是蛋白质与核酸)调控，而单个靶标分子也可以调控多种疾病。为了深入探究中药的机理，进行中药创新，应该建立天然产物数据库、草药数据库、症状数据库、疾病数据库、靶标数据库，并且实现它们之间的网络关联。

中药方剂学的本质是为组方治病建立方法学体系，最初中药分类的"君臣佐使"说被用作方剂的基本"组织法度"[11]。

为了适应疾病和症状的变化，需要对经方进行加减，衍生出方剂簇以应对临床上的各种治疗需求。此类"加减法"分为三类：方剂组成药物的增减、方剂组成药物相对用量比例的增减、方剂剂型的改变。

方剂剂型主要有：煎剂、散剂、丸剂、锭剂、丹剂、膏剂、酒剂、露剂、冲剂、浸膏(现代)、糖浆(现代)、片剂(现代)、针剂(现代)。

中药对方剂的选用和准备也有许多讲究，如煎剂所用的容器、溶剂(水)、煎煮采用的火候都有分门别类的要求和禁忌，对方药中的每一种成分煎煮次序(先煎、后下、烊化、包煎、另煎)都有说明。

古代虽然没有明确的药物代谢动力学研究，但是服药时间也有规定，如补益药宜于饭前服以利吸收，泻下药饭前服以利药效。

5. 传统中药研究面临的挑战

传统中药的发现属于基于表型的药物发现范式。从神农尝百草的传说，到历代帝王追求长生不老药，有很多"以身试药"的案例。因试药致死的帝王有黄帝、东晋哀帝司马丕(年 25 岁)、唐太宗李世民(年 51 岁)、唐穆宗李恒、唐武宗李炎、唐宣宗李忱、南唐烈祖李昪、明仁宗朱高炽、明世宗朱厚熜、明光宗朱常洛、明熹宗朱由校(年 23 岁)、清雍正皇帝等。汉朝佚名作者流传的《古诗十九首》[21]里有诗记载了这种现象。

> 驱车上东门，遥望郭北墓。白杨何萧萧，松柏夹广路。下有陈死人，杳杳即长暮。
> 潜寐黄泉下，千载永不寤。浩浩阴阳移，年命如朝露。人生忽如寄，寿无金石固。
> 万岁更相送，贤圣莫能度。服食求神仙，多为药所误。不如饮美酒，被服纨与素。

基于临床经验的随机筛选是不可持续的。中药、西药的研究逻辑和路径可以不同，但是作为让人服用的药物，有些规则还是要共同遵守的。例如，有效物质明确：如果不明确，就没有办法做到质量稳定可控；作用机理清楚：如果作用机理不清楚，就没有办法做到临床安全有效。

中药主要来自天然产物，成分非常复杂。

单味中药来源的复杂性：同名不同种属、同种不同生长地域、同地不同栽培和不同收获季节、同季同栽培不同部位、同部位不同炮制/制备方法、同制备方法不同陈化时间、同陈化时间不同陈化环境、同批不同配伍。

单味中药的活性成分复杂性：不是所有的成分都起作用、起作用的不一定是高丰度成分、药典规定的成分不一定是活性成分、可能是多种成分有协同效应、成分之间可能有化学反应、不同的溶剂或炮制方法可能造成不同的成分和比例。

中药方剂往往是多个单味药的组合，再加上不同剂量的组合，给中药有效物质和机理研究带来极大的挑战。

如果不弄清中药的活性成分和作用机制，其药效稳定性无法保证，也无法保障中药天然资源的可持续利用。据 1992 年出版的《中国植物红皮书》[22]，388 种植物被列为受威胁物种，其中 121 种为濒危植物（即国家一级保护），110 种为稀有植物（国家二级保护），157 种为易危植物（国家三级保护）。受威胁物种中 77 种是典型中药，占受威胁物种总数的 19.85%。《国家重点保护野生动物名录》中还出现了 257 种动物药。只有知道活性成分，才能制定中药资源合理利用的方案。

免疫分析结果表明，从人血浆中检测到 435 种蛋白质[23]，它们在血浆中的浓度分布范围为从人血清白蛋白的 40mg/mL 到白介素 5 的 4pg/mL（1pg 等于 10^{-12}g）。有明确生物功能的蛋白质分为 19 组：凝血（blood coagulation）、补体途径（complement pathway）、急性期（acute phase）、趋化因子（chemokine）、白细胞介素（interleukin）、干扰素（interferon）、细胞因子（cytokine）、载脂蛋白（apolipoprotein）、激素（hormone）、神经肽（neuropeptide）、生长因子（growth factor）、受体（receptor）、转运体（transporter）、发育蛋白（developmental protein）、防卫（defense）、酶（enzyme）、酶抑制剂（enzyme inhibitor）、免疫（immunity）、细胞黏附（cell adhesion）。

中药汤剂也含有几百至上千种小分子，浓度范围分布也很不均衡，如果进入血液，形成超复杂的分子之间相互作用网络。不仅它们之间的作用机制难以解析，药效终点结果也难预测。

3.2.3 现代中药研究的模式

传统的中药主要是在经方的理论框架内的重组和剂量增减，辨证施治的本质是个性化的治疗。中成药的新产品被要求有经方文献的支持，如果没有经方的支持，也应该有多年的临床运用的验方（临床经验方）数据和文献的支持，符合君臣佐使的道理，具有功能主治及适应范围。传统的中药研究主要是对传统理论的阐释，没有在各种层面的模型(分子、细胞、动物)上模拟的规程。如果有创新的话，仍然是在经方验方基础上重组处方后，直接在临床上试验药效。

最近 70 多年来，中药学研究与时俱进，与现代科学技术深度交叉融合，采用循证医学、植物化学、药理学、药剂学、信息学甚至人工智能技术，取得很多成果[24,25]。

无论中药与西药在理论和技术上有多么大的差别，它们都是有物质基础的，都要作用于人体，目标也是相同的，即疾病的治愈。

因此，现代中药研究必然开始于物质基础，屠呦呦教授的工作就是从寻找中药青蒿治疗疟疾的活性成分开始的[14]。

由于中药成分极为复杂，信息学研究可以指导实验工作，图 3-3 给出了一个中药复方的信息学研究流程的典型案例[26]。

重症肌无力的症状是肌肉无力和异常的疲劳感，常会随着反复的体力活动而加剧，休息后有缓解。病因复杂，一般认为是突触后神经肌肉连接处乙酰胆碱受体受阻引起的。西医治疗采用乙酰胆碱酯酶(AChE)抑制剂减缓乙酰胆碱的水解，达到缓解症状的效果，是重症肌无力推荐的一线疗法。国医大师邓铁涛用补中益气方治疗重症肌无力有独特的效果。该方由四味药组成。君药：黄芪、五指毛桃；臣药：丹参、当归、白术；佐药：柴胡、升麻；使药：甘草、陈皮。根据患者体质和病情进展情况，对上述方剂进行加减。

为了厘清补中益气方中蕴涵的科学规律，我们假定 AChE 是补中益气方活性成分的主要靶点，并提出主要问题：

(1)方剂中，哪些草药的活性成分作用于 AChE 靶标？

(2)与 AChE 作用的活性成分有没有共同规律，如共同的分子骨架？

为了回答上述问题，根据图 3-4 的流程，从中药数据库 TCMSP[27]和文献中收集了补中益气方所含的 1198 种化合物，按照方解建议，建立了君臣佐使 4 个中药化学成分结构数据库。

黄芪有 87 种化合物、五指毛桃有 47 种化合物、丹参有 134 种化合物、当归有 125 种化合物、白术有 55 种化合物、柴胡有 288 种化合物、升麻有 119 种化合物、甘草有 280 种化合物、陈皮有 63 种化合物。从 BindingDB(www.bindingdb.org)数据库提取了 8805 个 AChE 抑制剂。去除无 IC_{50} 数据、重复结构，以及 IC_{50} 值大于 10mmol/L 的记录后，得到 57 种高活性的 AChE 抑制剂。以这些 AChE 抑制剂为模板，用基于二维[28]、三维[29]的相似度算法从补中益气方的四个数据库中检索与 AChE 抑制剂相似的分子。与此同时，采用分子对接程序，将四个数据库中的分子与 AChE 分子结构对接(技术细节参见文献[26])。汇集三种方法，选择了 26 种化合物，如图 3-5 所示。

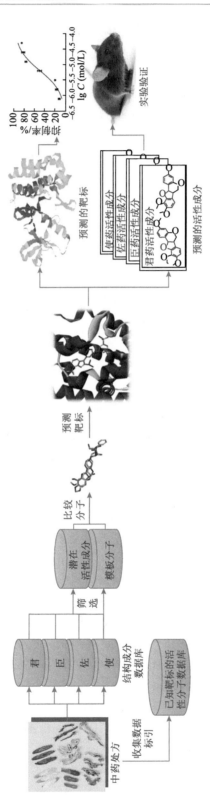

图3-3　中药复方信息学研究流程

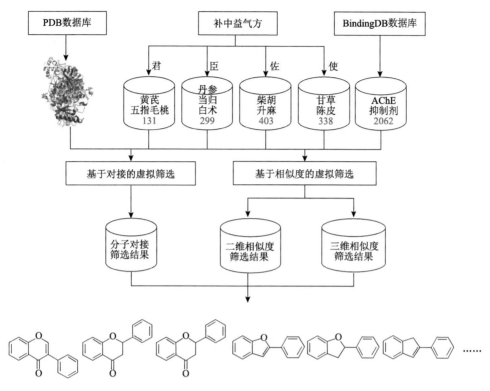

图 3-4　补中益气方活性成分的虚拟筛选

佐

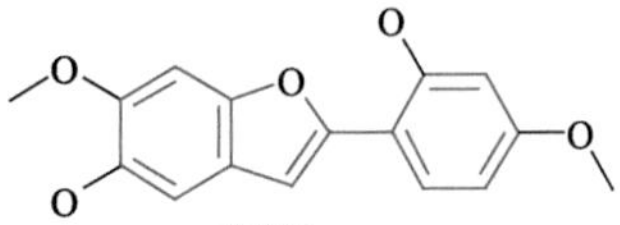

Z-185

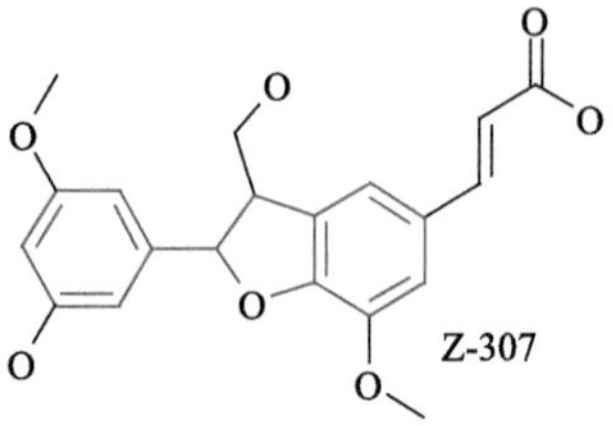

Z-307

使

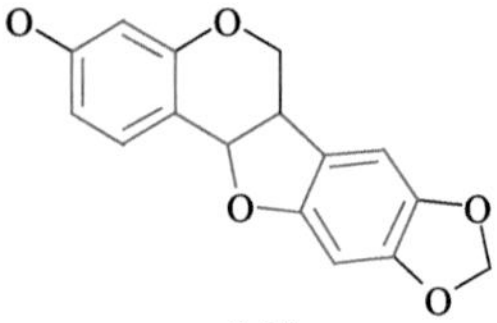

S-31

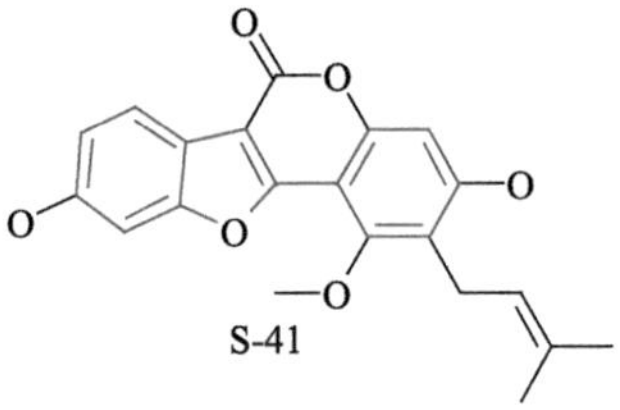

S-41

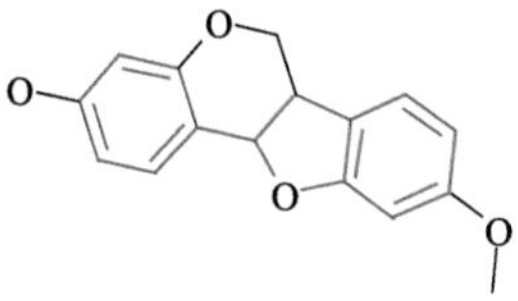

S-43

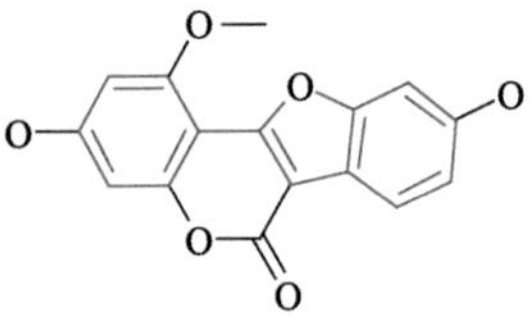

S-70

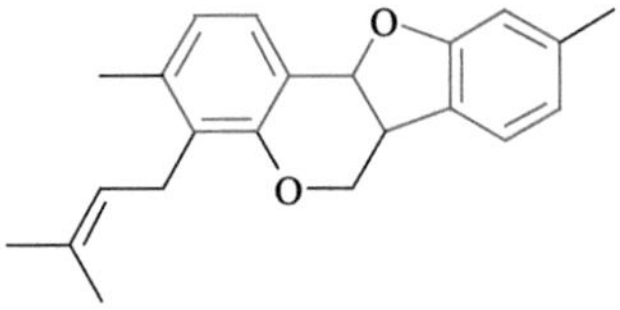

S-79

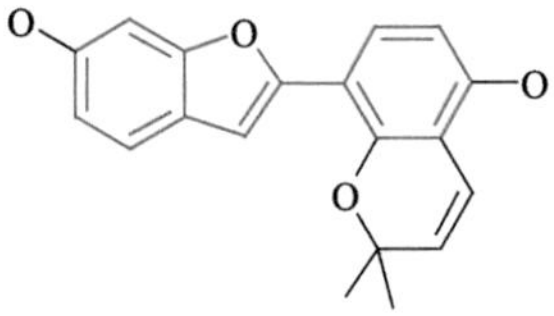

S-93

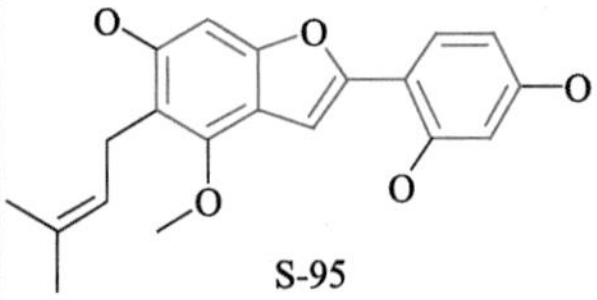

S-95

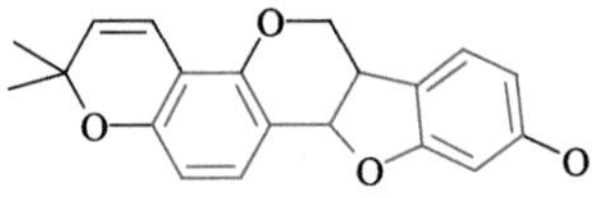

S-133

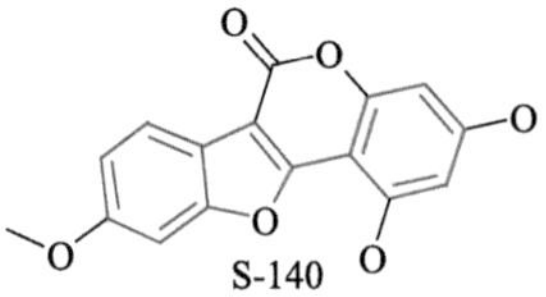

S-140

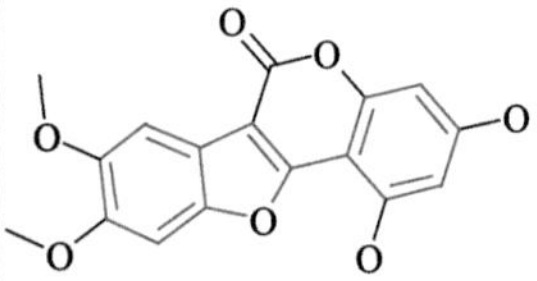

S-156

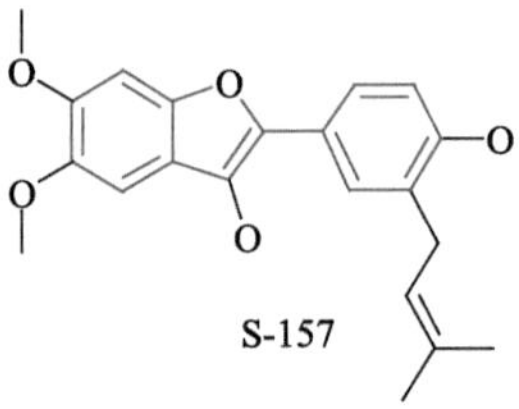

S-157

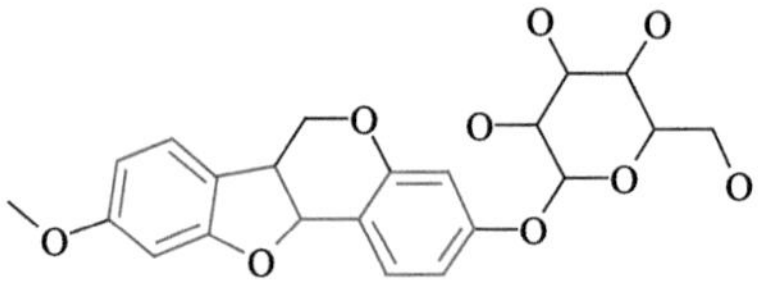

S-165

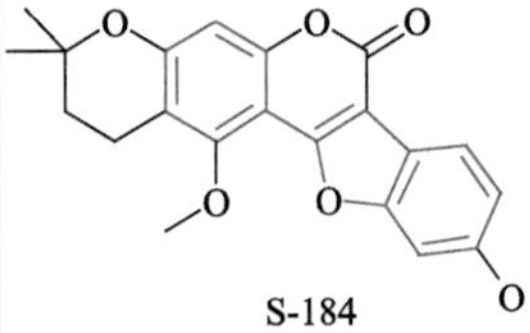

S-184

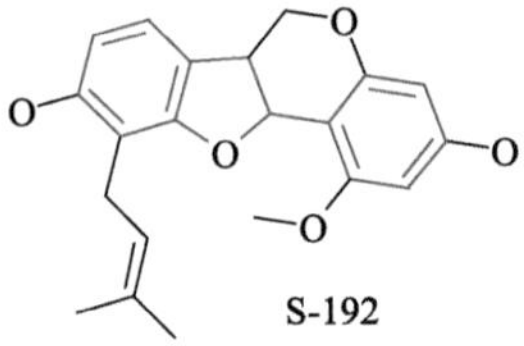

S-192

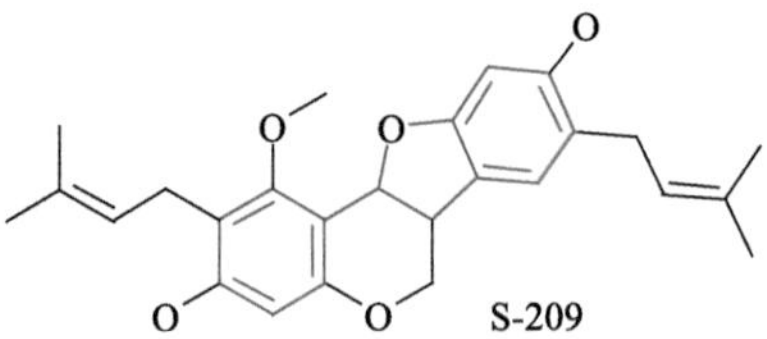

S-209

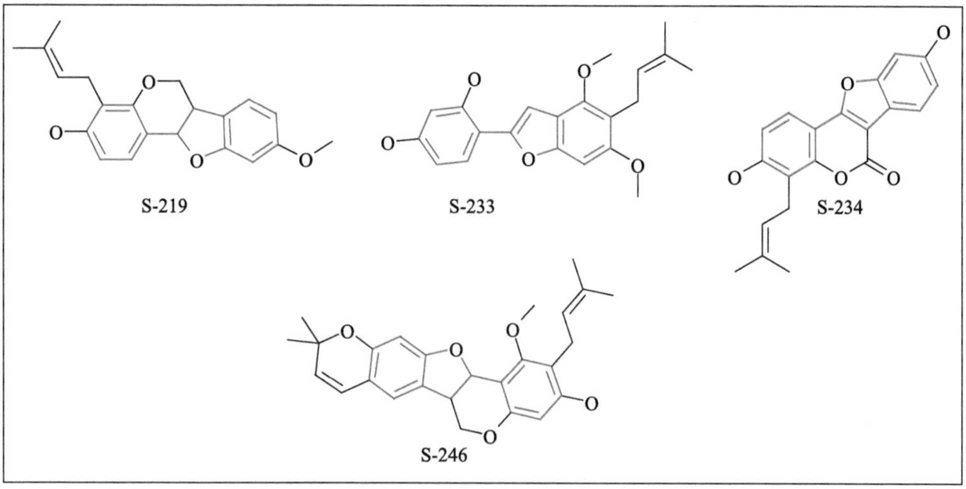

图 3-5　虚拟筛选推荐的来自补中益气方化合物库的 26 种潜在的 AChE 抑制剂

　　这些化合物以苯并呋喃为骨架(图 3-6，用蓝色标出)，主要来自补中益气方中的君、佐、使药三组。有趣的是臣药组(丹参、当归、白术)没有 AChE 的抑制剂，可见，补中益气方中的臣药的功效应该与 AChE 的抑制作用无关，需要深入研究。

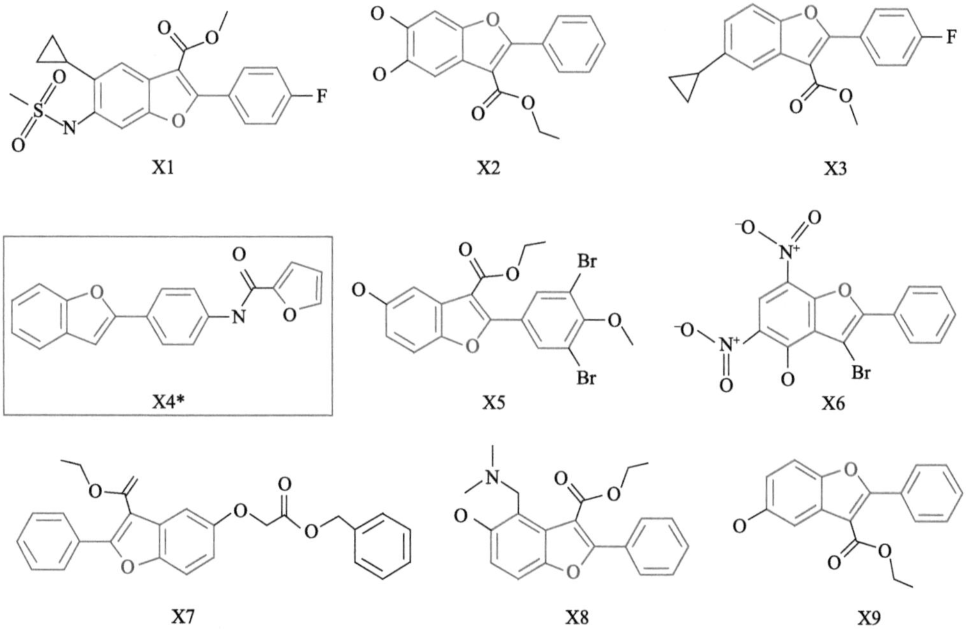

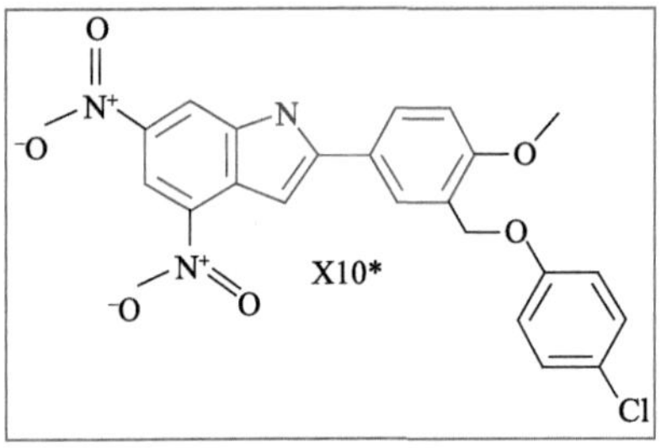
X10*

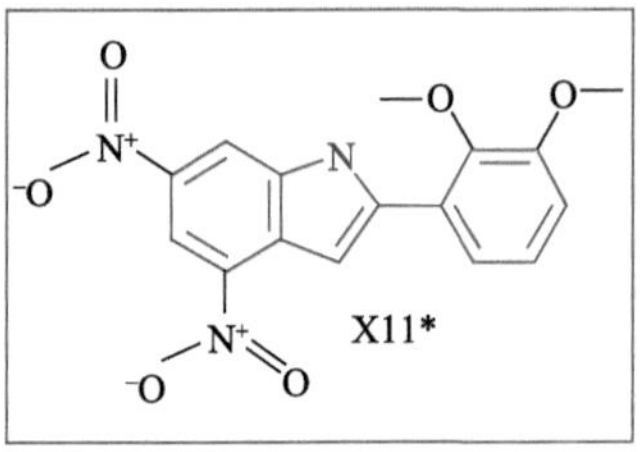
X11*

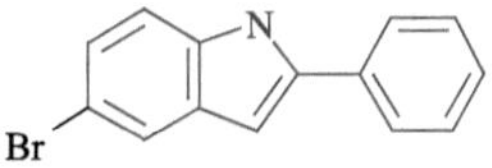
X12

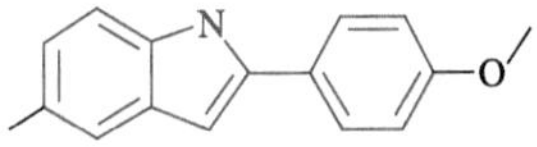
X13

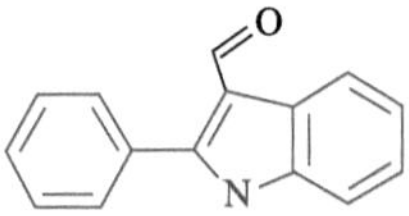
X14

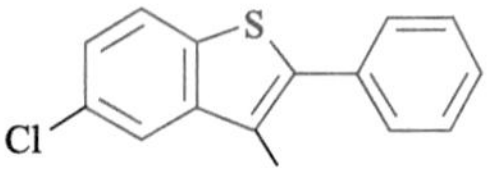
X15

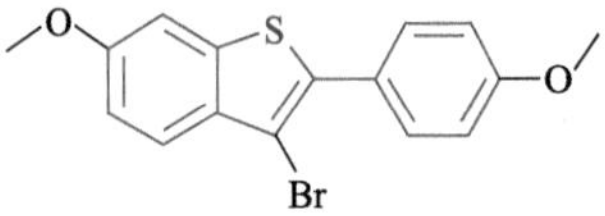
X16

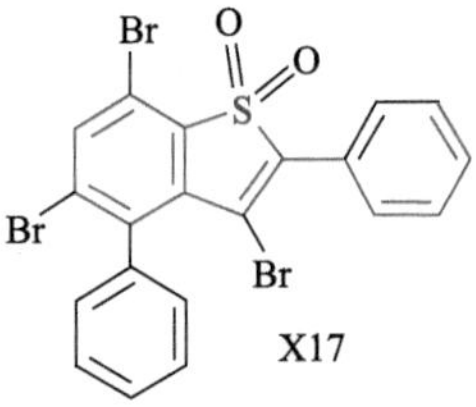
X17

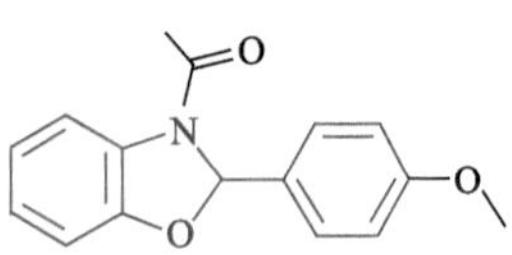
X18

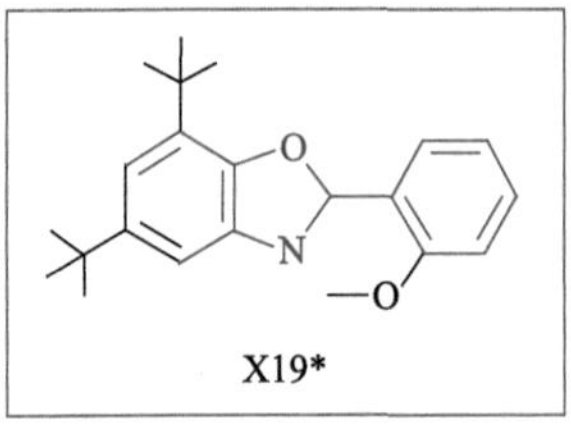
X19*

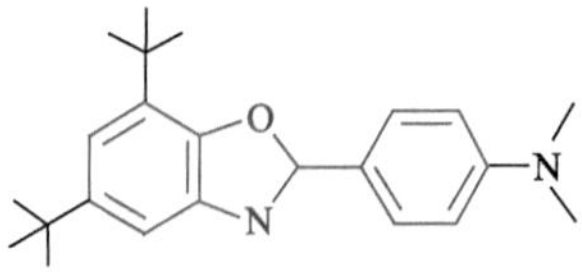
X20

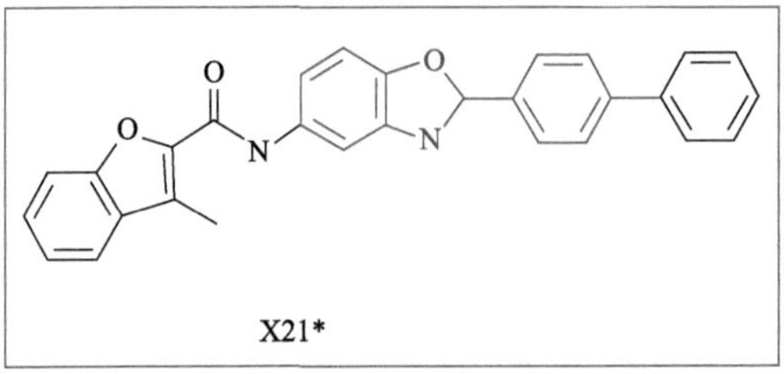
X21*

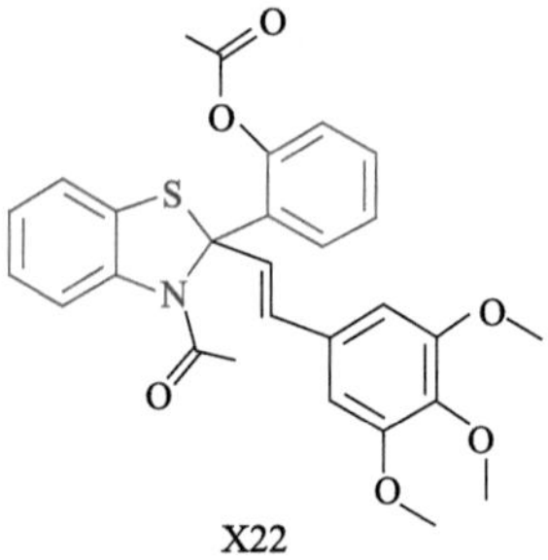
X22

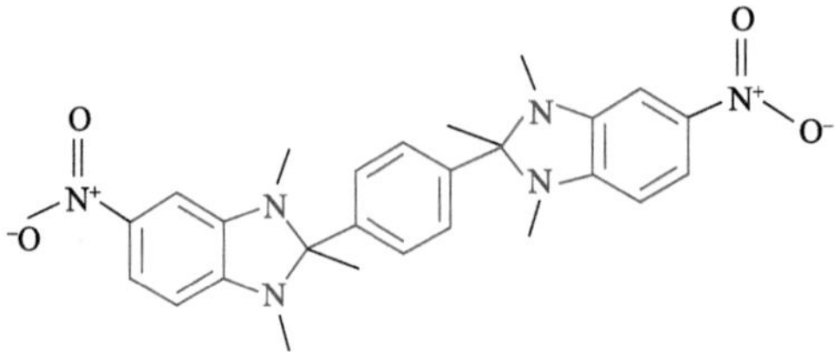
X23

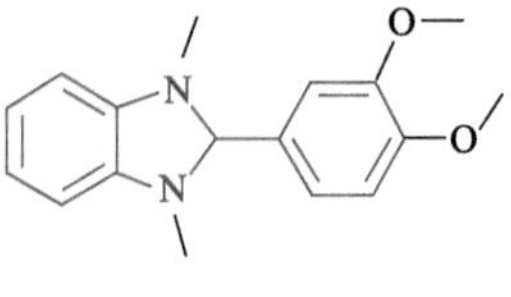
X24

图 3-6　24 种用于测试 AChE 抑制活性的化合物

为了验证上述结果，研究人员以这些化合物为查询结构，搜索实体化合物 SPECS 数据库（www.specs.net），购得了 24 种苯并呋喃类似物（图 3-6），然后用 Ellman 模型测试这些化合物的 AChE 抑制活性。10μmol/L 的 AChE 抑制率和活性化合物的 IC_{50} 值如图 3-7 所示。多奈哌齐（donepezil）的 IC_{50} 值为 30nmol/L，X21 的活性最强[IC_{50}=(2.3±0.15μmol/L)]。

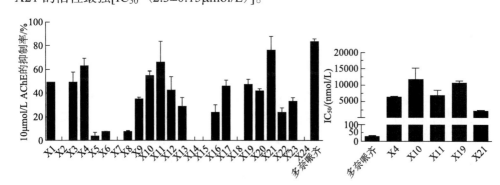

图 3-7　24 种化合物的 AChE 抑制活性与 IC_{50} 值

多奈哌齐是阳性对照药物

图 3-6 红框标出的 5 种活性化合物，除了有一种是苯并呋喃类化合物之外，其他是苯并呋喃的生物等排体。由此可见，对中药的深入研究不仅对中药的机制有进一步的理解，也能启发药物设计中的骨架跃迁（scaffold hopping）[30]。

3.3　药物发现范式的演化

人类早期的药物发现活动是随机的。随着药物作用机理概念的确立和对药物作用机理研究的深入，出现了基于机理（或称合理）的药物发现（mechanism-based or rational drug discovery）。它可以被进一步分为基于表型的药物发现（phenotypic drug discovery，PBDD）[31,32]和基于靶标的药物发现（target-based drug discovery，TBDD）[33]两种范式。这两种范式各有利弊，一般根据研究者所掌握的关于疾病治疗的病理学和相关的生物学知识层次与类型选择合适的研究范式。2012 年，有人对基于这两种范式发现的获批首创小分子药物（first-in-class drugs）进行统计分析，发现 PBDD 范式比 TBDD 范式更加成功[34]。在 TBDD 为主流的时代，这个结论出乎意料。细细思考，也是可以理解的。诚然，药物靶标和作用机制的研究对新药发现至关重要，但它毕竟只是药物发现链条中的环节之一。PBDD 没有给予这个环节最高优先，而是重点关注生命系统对苗头化合物或先导化合物的表型应答，这离研究终点（即药效）更近，反而有助于药物发现过程的全局优化。

3.3.1 表型药物发现过程的演化

表型药物发现过程从随机筛选开始。随着信息时代的到来，仪器小型化，分子合成技术和生物活性分析检测技术通量化，高通量随机筛选发展很快。后来发现，简单增加高通量合成和筛选(high-throughput synthesis and screening，HTS)的能力，并不能提高药物发现的效率。因此，PBDD 循着理性药物设计的路线演进。

1. 基于表型的药物发现过程

表型药物发现从观察所需的治疗效果开始，然后在事先不了解靶点或作用机制的情况下，寻找产生这种效果的化合物。世界各民族的传统医药学最初都不自觉地采用 PBDD 研究模式，都直接在临床上随机地筛选潜在的药物(主要是天然产物)。例如，张仲景《伤寒杂病论》记载的一百多种经方中，被用得最多的草药(如甘草、姜、枣、桂枝/桂皮)除了甘草之外都是食物或者烹饪用的佐料。当然，在民智未开的年代，随机直接尝试食物/烹饪佐料之外的天然产物是很危险的。后来就改为基于动物模型的随机筛选，当然，这些做法代价昂贵，效率低。20 世纪 50 年代，基于机理的药物发现概念提出之前的各种药物发现方法都可归为 PBDD[22]。20 世纪以后，随着显微镜、成像技术和细胞技术的发明，PBDD 成为药物发现的主要手段[32,35,36]。

PBDD 用疾病的细胞或动物模型筛选能引起预期表型变化的化合物(苗头化合物)。然后，用化学生物学、蛋白质组学方法确定苗头化合物靶标。PBDD 的方法与生药学(pharmacognosy)有相似之处。生药学也属于传统的正向药理学，根据传统医药学(如中药)的临床经验或经典文献所确认的疗效，深入研究相关的药用植物的成分及其作用机理，最终确定药物作用的靶标。

PBDD 以细胞和动物模型，以及临床观察结果为主要工具发现药物。技术进步也使 PBDD 可以采用高通量的细胞模型提高表型筛选的效率。主要阶段如下：

(1)表型筛选：表型筛选用于鉴定那些能改变细胞或生物表型的物质(如小分子、肽或 siRNA)，通常采用细胞或转基因(如 CRISPR-Cas9)模型，筛选得到的苗头化合物(Hits)需要反复甄别和验证；表型筛选可以在体外或体内进行。最简单的体外表型筛选用细胞系作为模型，检测单个表型参数(如细胞死亡率或特定蛋白质的表达量)。高内涵筛选可以同时检测几种蛋白质的表达变化。染料标记细胞成分的高含量成像也用来筛选化合物导致细胞表型的变化。体内表型筛选利用模型生物来评估被测化合物对动物(如果蝇、斑马鱼、小鼠)的影响。一般认为，体内筛选与体外筛选相比，更能接近患者体内发生的过程。因为疾病过程跨越许多不同器官系统、涉及各种细胞类型，这种复杂性只能在模型生物体中体现。

(2) Hits 甄别：通过基于途径的检测(pathway-based assays)和针对特定药理的反向筛选(counter screens for specific pharmacology)以排除不希望的副作用。

(3) 机制研究：用高内涵检测、蛋白质标志物、基因组、转录组、蛋白质组等技术进行表型评价、确定苗头化合物或先导化合物的靶标。

(4) 疗效评估：用基于人类细胞的疾病模型、诱导多能干细胞(iPSC)检测、类器官、器官芯片等技术确定 Hits 的疗效。

(5) 安评：通过毒理学检测实验(如线粒体功能和其他细胞毒)和特定组织学检测(如心肌、肝细胞毒性检测)，确定 Hits 的安全性。

(6) 临床试验。

上述各个阶段没有标准化的流程。在表型筛选之后，产生的初始 Hits 需要用实验甄别，三个甄别实验如下：

(1) 在炎症条件下人原代内皮细胞的细胞毒性筛选(过滤蛋白质或 RNA 合成抑制剂、各种主要离子通道 ATP 酶抑制剂)。

(2) 人原代血管内皮细胞的增殖筛选(过滤 DNA 复制抑制剂和微管功能抑制剂)。

(3) 超抗原刺激的外周血单核细胞的增殖或 T 细胞增殖筛选(过滤 mTOR 抑制剂、Hsp90 抑制剂、JAK 抑制剂、钙调磷酸酶抑制剂和 NFAT 抑制剂)[37]。

经过上述甄别实验之后的 Hits 才能够进入下一轮鉴定试验，以确认 Hits 与疾病的相关性，并进行安全性风险评估。

在解析 Hits 的作用机制并确定作用靶标阶段，剩余的 Hits 数目应该不多，可以用更昂贵或耗时的试验，如转录谱、高内涵检测和基于蛋白质生物标志物的方法。基于蛋白质终点的表型分析，包括基于人原代细胞簇的分析。

在安评阶段，表型分析实验有器官特异性，如用心肌细胞检测心脏毒性、用肝细胞检测肝毒性。遗传疾病、肺病、肝病、肿瘤和传染性疾病都有特定的表型分析规程。将分子水平信息(如分子起始事件)与通路、细胞、组织和器官相关联，直至评判最终结果。用计算模型，根据体外 ADME(吸收、分布、代谢、排泄)参数和化学结构信息预测药代动力学参数。

PBDD 可以将药物、机制、靶标、临床结果、不良反应之间的信息联系起来，以开发更加安全、有效、改善患者预后的新药。

2. 基于表型的药物发现的演化

PBDD 的药物发现流程仍然没有固定的模式。由于没有靶标的指导，发现过程可能需要更长的时间，药理机制的解析是 PBDD 新药临床试验成功的关键[38]。基于片段的药物筛选方法融入 PBDD 范式发现抗利什曼原虫的工作已有报道[39]。

从 20 世纪 80 年代的分子生物学革命到 21 世纪初的人类基因组计划完成，药物发现的主流范式似乎转移到基于靶标的药物发现(target-based drug discovery, TBDD)。然而，2011 年以后，PBDD 开始复兴，重新成为主流首创(first-in-class)药物发现范式。据统计，1999～2008 年 10 年间，美国食品药品监督管理局(FDA)批准的 259 种药物中，有 75 种是首创药物，其中 50 种(67%)是小分子药物，25 种(33%)是生物药。28 种通过 PBDD 范式发现，17 种通过 TBDD 范式发现[40]。

PBDD 已经演化成现代版本：它专注于疾病表型或生物标志物的调控，而非以预先指定的靶标为核心[35]。过去十年来，PBDD 取得了显著的成功，包括依伐卡托(ivacaftor)和鲁玛卡托(lumacaftor)治疗囊性纤维化，瑞斯迪普兰(risdiplam)和布拉纳普兰(branaplam)治疗脊髓性肌萎缩(SMA)，SEP-363856 治疗精神分裂症，KAF156 治疗疟疾，crisabole 治疗特应性皮炎。

PBDD 不再是简单基于细胞模型的筛选或是偶然发现，而是重新重视高度复杂的疾病系统(体内模型甚至临床观察)研究。药物再利用的案例(如西地那非、米诺地尔、沙利度胺和金刚烷胺)启发人们更好地利用表型筛选发现新药。

TBDD 循着"靶标-配体-药效"这种既定的因果关系追寻新药，一旦遇到挫折，或者意外的失败(脱靶效应、活性断崖等)，人们往往质疑靶标或配体的可药性。

PBDD 采用分子探针探询与疾病相关的复杂生物系统(与化学生物学的方法相同)，它假定疾病与治疗疾病的因果关系是未知的，采用生物学优先的策略，用化学探针作为工具分子将治疗生物学与事先未知的信号通路、分子机制和药物靶点联系起来。这样，PBDD 实际上开始于新靶标、新机制的发现。PBDD 的成功，不仅导致首创药的发现，还能开拓新的药物靶标空间，发现靶标之间的复杂关系。

3. PBDD 与新靶标的发现

表型药物发现由于涉及更多的体外或体内筛选而比较昂贵，但它是发现导致细胞或生物体的表型应答的新化合物的主要来源，此类化合物不囿于旧的骨架，常常与新机制和新靶标相关，这增加了发现药物的新的复杂机制或新靶标的可能性。当 TBDD 未能发现新苗头化合物或新靶标时，PBDD 是很好的选项。

通过 PBDD 发现的新靶标有很多案例，例如丙型肝炎病毒(HCV)的复制蛋白 NS5A[41]、囊性纤维化跨膜传导调节因子(CFTR)[42]。来那度胺与 E3 泛素连接酶 Cereblon 结合，促进泛素化和随后的靶蛋白降解(包括转录因子 IKZF1 和 IKZF3)，最终导致 PROTAC 概念的提出[43]也是通过 PBDD 范式发现的。

因此，PBDD 可以与 TBDD 互补，帮助 TBDD 发现更多的新靶标，包括新的细胞过程(如 mRNA 剪接，靶蛋白折叠、运输、翻译和降解过程)、新的作用机制(如伪激酶结构域抑制、变构激酶激活和掩蔽的共价弹头)，揭示新的药物靶标类型[如溴域(bromodomains)]。

4. PBDD 与多重药理学

在 TBDD 的"药-靶-疾病"的简单模式下，药物的靶标空间由化合物库和疾病模型所定义。但是，PBDD 没有这种限制，它不假设化学探针在复杂生物系统中只与单个靶标起作用。因此，表型筛选可能发现药物/化学探针与多个靶标起作用，即多重药理学(polypharmacology)[44]。这样，化学探针可能与多个靶标发生有药效的作用，也可能与多个靶标发生无药效的作用甚至有副作用，又称脱靶(off-target)作用。化合物与多种靶标相互作用说明靶标选择性差，易产生毒副作用。很多获批药物在治疗浓度下可能与多个靶标相互作用，有些作用也能提高临床疗效[45-47]。

通过调控靶标协同作用而产生疗效也可以是药物发现的策略[48]。例如，用于治疗慢性髓细胞性白血病的伊马替尼(imatinib 或 gleevec)是 BCR-ABL 融合蛋白(激酶)的抑制剂。由于它对 c-KIT 和 PDGFR 受体酪氨酸蛋白激酶以及其他靶标也有调控作用，因此，伊马替尼作为 I 型糖尿病候选药也进入了临床研究[49]。三环类抗抑郁药丙咪嗪(trimipramine)能够调节中枢神经系统单胺转运蛋白和受体[50,51]；治疗癫痫和偏头痛的神经稳定剂托吡酯(topiramate)可以调节神经元受体、离子通道[52]；治疗间皮瘤和非小细胞肺癌的抗叶酸代谢药培美曲塞(pemetrexed)可以抑制核苷酸的合成[53]。

"鸡尾酒疗法"本质上也是多重药理(多靶标)疗法，是抗癌或抗病毒的策略[54,55]，也是多基因疾病(如免疫或神经系统疾病)治疗药物的发现策略。

随着高通量自动化技术、诱导多能干细胞、分子工程、智能数据挖掘等技术与多重药理学的结合，PBDD 正在全面复兴。除了传统的领域之外，3D 细胞培养、芯片上器官、组织内的靶向细胞命运转换、诱导组织修复、对抗组织损伤、逆转衰老和退行性疾病等技术使 PBDD 有了新的用武之地[56]，它将重新成为药物发现领域的首选范式。

3.3.2　基于靶标的药物发现

20 世纪中叶，病理学和药理学快速发展，结构生物学揭示了蛋白质结构与生物功能的关系，制药工业从随机药物发现转向基于机理乃至基于结构的药物发现，TBDD 时代到来了，用"药物-靶标-疾病"的对应关系解释药物的活性、选择性和副作用成为业界的共识。21 世纪初，人类基因组计划完成，TBDD 基本形成了这样的药物发现模式：用基因组技术揭示疾病与遗传密码的因果关系、高通量合成与筛选发现苗头化合物、蛋白质组学和相关技术确定药物靶标、结构生物学确定靶标的 3D 结构、分子对接和分子动力学(molecular dynamics，MD)模拟确定受体-配体的结合模式。基于结构的药物设计(structure-based drug design，SBDD)是 TBDD 的核心理念。

1. 受体、靶标、亲和力与功效概念的提出

药物靶标的概念起源于人类对药物在人体内的作用机制的追问。17 世纪，英国医生 John Locke 提出研究大黄(rhubarb)、铁杉(hemlock)和鸦片(opium)的作用机制。20 世纪初，J. N. Langley 提出药物作用于某种受体(即靶标)的概念，他的学生 A. V. Hill 建立了受体-配体相互作用的数学关系。Henry Dale 在研究肾上腺素、乙酰胆碱、毒蕈碱和烟碱的作用机制时也提出了相似的概念。

1926 年，A. J. Clark 研究了乙酰胆碱和阿托品作用于青蛙心脏的机制；J. H. Gaddum 报道了肾上腺素和麦角胺作用于兔子子宫的作用机制。他们在研究中首次引入对数浓度-效应曲线(药效百分比对药物摩尔浓度的对数作图)，Clark 将乙酰胆碱的剂量-反应曲线与受体-配体结合平衡的方程联系起来，并与 Langmuir 吸附过程做了类比。这些工作促使药物-受体作用概念的形成。

1937 年，J. H. Gaddum 首先提出两种药物与同一受体竞争结合的方程式。1947 年，H. O. Schild 进一步拓展了这项工作，提出了"剂量比"的使用和 Schild 图[57]。对简单的竞争性结合，剂量比随拮抗剂浓度线性增加，Schild 图直线的斜率就是药物(拮抗剂)与受体亲和力的测度，通常表示为平衡解离常数 K_D。K_D 在受体分类和药物发现过程起着关键作用。

20 世纪 50 年代，R. P. Stephenson 等发现了部分激动剂，他们提出药物功效 (efficacy)的概念，用来表征药物激活受体的能力。药物与受体亲和力 K_D 并不一定都能转化为功效，但它是功效的函数。最佳功效也不一定对应于药物对受体 100%的占据。高效的激动剂即便仅占有部分受体，也有可能达到最大功效。Stephenson 认为药物与受体结合和活化受体是两个彼此独立的过程，为了研究药理机制，K_D 和功效都应被检测[58]。

Stephenson 对功效的定义严谨且可测。产生功效的机制可以是梯度激活 (graded activation)，即激动剂诱导受体产生不同程度的构象变化导致不同水平的应答；也可以是双态切换(two-state，受体静息态 R 和激活态 R*)。后来发现，某些情况下，即使在没有任何配体的情况下，$R \rightleftharpoons R^*$ 之间的平衡依然存在。激动剂提高[R*]对[R]的比例，配体对 R* 构象的选择性越大，其功效就越高。与两种构象同样良好结合的配体将占据受体而不改变构象平衡，因此充当了竞争性的拮抗剂。在非配体受体的构象平衡强烈倾向于 R 的条件下，受体几乎没有被激活。

受体被药物激活的机制可以有很多种，除了上面所说的梯度激活、双态切换机制之外，还可以有可逆双态(reversible 2-state)或三元复合物(ternary complex)激活机制[59]。

双态切换机制的案例有配体门控离子通道、胆碱能激活分子马达、GABA 激活肌肉、血红蛋白与氧的结合。在低响应水平下，膜电导与活性关系不会呈线

性变化，而是约与激动剂浓度的平方成正比，激动剂效应类似于许多酶与底物的相互作用。这类现象被认为是寡聚蛋白亚基在两种不同构象状态之间的协同转换。多数激动剂和拮抗剂的作用机制可以用双态模型解释。

简单的双态切换机制不能解释所有的受体与功效的关系。例如，配体门控离子通道中常见的受体脱敏状态(desensitized state)。有人认为，受体脱敏除静息和激活两种状态外，还有多种"脱敏"状态。例如，尼古丁受体拮抗剂选择性地与处于静息态 R 的受体结合。配体门控离子通道和 G 蛋白偶联受体(G protein-coupled receptor，GPCR)的脱敏可能通过在不同时间尺度上运行多种不同的机制实现，GPCR 是典型的三元复合物双态静息-激活受体[60]。

对阿片受体(opioid receptor)功能的研究发现[61]，如果 $R \rightleftharpoons R^*$ 的平衡不是严重偏向于静息态 R，则很多 GPCR 激活机制可以用双态模型解释。若激动剂使平衡严重偏向于静息态 R，它就是反向激动剂(inverse agonist)。

20 世纪 60 年代，上述模型的成功使人们希望了解"受体"的结构，一般认为受体必须是蛋白质或蛋白质的脂质复合物。生物化学家们多次尝试从组织中分离出乙酰胆碱受体，C-14 放射自显影技术可以直接测量药物与受体的结合力[62]。

与此同时，液体闪烁计数、化合物催化交换法氚标记技术可以定量测定受体与药物的结合力。这些实验技术使人们能直接观察到阿托品与受体的可饱和结合现象、烟碱型乙酰胆碱受体首次被 α-银环蛇毒素(α-bungarotoxin)[63]所标记、β-肾上腺素受体被阿普洛尔(alprenolol)[64]所标记。这样，受体可以被纯化、测序和克隆。20 世纪 80 年代之后，基于受体/靶标的药物发现模式逐渐形成，很多以 GPCR 为靶标的药物被开发出来，β-受体阻断剂的发现就是著名的案例[65]。

2. 药物靶标的发现与确认

药物靶标的发现与确认(target identification and validation)是 SBDD 的基本条件。一般采用基因组学、蛋白质组学、靶点垂钓(target fishing)和生物信息学技术，以初步筛选甚至后续的验证筛选获得的苗头化合物或者先导化合物为探针，寻找对疾病过程有关键作用的蛋白质作为潜在的药物靶标，条件是该探针对潜在的药物靶标有特异的调控作用。这种潜在的药物靶标需要进一步被验证。药物靶标验证过程的目的是：确定探针与靶点分子的作用机制，评估这种机制转化为疗效的能力(efficacy)和安全性，以及与疾病的相关性(用临床前模型)。通常采用体外和体内实验、生物/化学信息学方法。

为了研究探针与靶标的作用机制，需要确认：①靶标所属的蛋白质类型；②一级结构至四级结构；③结合位点/口袋及结构特征；④上下游信号转导途径；⑤靶标的生物学功能与分子机制。

可以作为药物靶标的蛋白质类型主要有：酶(如蛋白酶、酯酶、激酶、组蛋白去乙酰化酶等)、GPCR、离子通道(ion channel)、生长因子受体(growth factor receptor)、核受体(nuclear receptor)、生物胺转运蛋白(biogenic amine transporter)、结构蛋白(structural protein)、转录因子(transcription factor)等。不同类型的蛋白质与配体的作用机理差别很大,应该采用不同的药物设计策略。

为了确定一种新的蛋白质所属的类型,往往采用"折叠识别"(fold recognition)或"序列结构同源识别"(sequence-structure homology recognition)方法[66]。通过多序列比对发现保守的关键残基,识别结合位点和生物学功能。多序列比对有横向比较(profile)法和纵向比较(threading)法。前者将结构信息引入序列比对算法,通过搜索数据库中的模板发现共同折叠区。后者将探针序列装配到已知结构的骨架上,根据一组蛋白质结构数据评估蛋白质结构之间的相容性[67]。两种方法可以被组合起来使用[68]。

传统的蛋白质的同源建模一般采用片段组装法,如 Composer[69]、SWISS-MODEL[70]。也有基于约束条件的方法,如 Modeller[71]。经验显示,序列相似度大于 30%预测折叠的精度较好,但是也有很多例外情况。人类基因组中已鉴定出的 500 多种激酶,只有约 10%的激酶的结构被实验确定,因此 SBDD 很依赖同源建模方法[72]。同源建模正在被 AlphaFold-2[73,74]为代表的蛋白质从头建模的方法所取代。

TBDD 基本上遵循"一药一靶治一病"的模式,这个模式要求找出每一个药物或活性化合物的生物靶标。虽然监管部门没有强制要求药物申请时必须附上靶标数据,只要求药物安全有效,然而药物靶标数据会使新药申请更有说服力,先导化合物的设计与优化才有理论依据。

近年来,人们发现很多药物(如小分子激酶抑制剂)是多靶点的[75],因此,"一药一靶治一病"的模式面临的挑战日益增长。

研究表明,很多药物临床试验失败的原因可以归咎为没有选好药物的靶标。而药物作用机制的实验研究既费时又昂贵,用计算方法发现和确认靶标的研究受到重视[76]。

药物靶标的发现与确认过程与所研究的药物类型有关,不同类型的药物对靶标的调控方式也不同。药物分为小分子药、生物药、核酸药三大类,它们调控靶标的方式如下:

(1)小分子药的调控方式。受体:激动/拮抗/反向激动/调节/变构调节/敏化;酶:抑制/激动;转录因子:抑制/激动;离子通道:阻滞/开放;转运蛋白:抑制;蛋白质-蛋白质复合物:抑制;核酸(DNA):结合/烷基化/络合/插层。

(2)生物药的调控方式。细胞蛋白:抗体;跨膜受体:重组蛋白;细胞表面受体:抗体药物偶联物(ADC);底物和代谢物:酶解;其他蛋白质:抑制/激活。

(3)核酸药的调控方式。RNA:干扰(RNAi/siRNA/miRNA/shRNA)。

好的药物靶标应该满足下述要求：

（1）有确切的实验证据（如敲入/敲除的表型数据）表明调控该靶标对治愈有益。

（2）对靶标的调控不会带来安全性问题，有良好安全性或不良反应评估（profiling）。

（3）靶标最好在特定细胞/组织/器官或在病原体中特异表达。

（4）靶标最好有实验测得的三维结构，其结构变化应该与治愈有确定关系。

（5）靶标有"可测性"，最好适合用高通量筛选技术检测其活性，有特异性生物标志物用于精准治疗。

（6）靶标有动物模型或可预测的表型数据（如基因突变数据）。

（7）没有知识产权障碍。

靶标发现的主要方法有：基于化学蛋白质组学（chemical proteomics）方法（如亲和层析、表达克隆、蛋白质微阵列、反向转染细胞微阵列和生物化学抑制）、功能基因组（functional genomics）方法（如基因敲除、随机化学诱导基因突变、DNA+锌指蛋白结合、反义 RNA 与 mRNA 结合、用 siRNA/shRNA/RNAi/miRNA 沉默基因、CRISPR-Cas9 基因编辑、通过互补（cDNA）或质粒或病毒载体转染细胞过度表达或上调基因）和基于计算的预测方法。

基于计算的靶标发现方法如下：

（1）数据库搜索。

未知靶标的化合物称为寡化合物（orphan compound，OC）。为了给 OC 找靶标，可以用基于拓扑[77]或三维结构相似度的方法[78]搜索经靶标标引过的药物化合物结构数据库（如 ChEMBL[79]、PubChem[80]、BindingDB[81]、cBinderDB[82]）。SEA[83]、SwissTarget（www.swisstargetprediction.ch）[84]和 SPiDER（modlabcadd.ethz.ch/software/spider）数据库采用基于模糊药效团的搜索[85]；SuperPred 采用基于 ECFP 分子指纹的相似度搜索[86]；PPB（gdbtools.unibe.ch:8080/PPB）采用基于多种描述符的相似度搜索靶标[87]。也有采用随机森林的方法从数据库中钓靶[88]。常用来钓靶的数据库如表 3-1 所示。

表 3-1　常用的药物化学相关的数据库与网址[89]

数据库	URL
BindingDB	http://www.bindingdb.org/bind/
ChEMBL	http://www.ebi.ac.uk/chembl
DrugBank	http://www.drugbank.ca/
DrugPort	http://www.ebi.ac.uk/thornton-srv/databases/drugport/
HumanCyc	http://humancyc.orgl

续表

数据库	URL
Human Metabolome Database	http://www.hmdb.ca/
KEGG	http://www.genome.jp/kegg/
PubChem	http://pubchem.ncbi.nlm.nih.gov/
SuperTarget	http://bioinf-apache.charite.de/supertarget _v2/
WOMBAT	http://www.sunsetmolecular.com/
ZINC	https://zinc.docking.org

(2) 生物活性谱。

用化合物生物活性数据做成纵坐标为化合物、横坐标为生物靶标的生物活性谱 (bioactivity spectra)，从而建立小分子与潜在靶标的相关关系[90]。OC 用作查询结构搜索生物活性谱，查出与 OC 相似的化合物，它们所对应的靶标就是 OC 可能的靶标[91]。

(3) 基于关联数据的靶标鉴定 (association-based target identification)。

将组学数据、动物模型的实验结果、基因表达变化的数据和来自科技文献的文本数据整合起来，根据基因与疾病的关系[92]和蛋白质相互作用网络[93]，可以预测潜在的靶标。由于基于单一来源的数据更容易受到系统误差的影响，一般认为基于多种来源数据的模型有更好的表现。

(4) 反向药效团搜索和反向分子对接。

将配体结构 (三维结构或药效团) 对接到受体活性口袋预测配体的靶标。这方面的工作很多，如 INVDock[94]、IdTarget[95]、DRAR-CPI[96]。分子对接的方法用模拟小分子与蛋白质相互作用来预测小分子的靶标 (如 TarFisDock[97])，它需要蛋白质结构数据已知，这限制了此类方法的应用范围。

用小分子三维结构垂钓蛋白质靶标的前提是：小分子的结构应该接近其最低能量的构象，该构象应该与其晶体的构象接近。当小分子与特定蛋白质靶标的活性位点结合时，其活性构象应该是从其最低能量构象变化而来的，从最低能量构象到活性构象之间的能量差 (活化能) 应该在平动能涨落的范围，否则即使受体活性口袋有足够的匹配，结合也难。由此可见，反向分子对接垂钓靶标的方法需要基于实验晶体结构数据的从头生成的小分子三维构象的算法。

(5) 受体结合位点相似度。

相似的配体应该与相似的受体结合位点匹配，因此，相似的受体结合位点应该有相似的配体[98]。基于此原理的靶标发现工作有 CavBase (relibase.ccdc.cam.ac.uk)[99]、SuMo (sumo-pbil.ibcp.fr)[100]、PocketMatch (proline.physics.iisc.ernet.in/pocketmatch)[101]、PARIS (cbio.ensmp.fr/paris)[102]、IsoMIF (bcb.med.usherbrooke.

ca/imf)[103]。该方法需要结合位点特征数据和受体-配体结合力评分函数。完整的综述可以参见文献[104]。

(6) 机器学习。

小分子与药物靶点关系的数据可能隐藏在用描述符表示的高维数据集中。从高维数据集中挖掘出小分子与药物靶点的关系超出人类思维或传统 QSAR 的能力。为了提高预测质量，有人采用贝叶斯机器学习技术预测药物的作用靶点，该方法通过分析整合六种不同来源的数据(药物疗效、治疗后转录反应、药物分子结构、不良反应、生物测定结果、已知靶点)预测药物的作用靶点[105]。

该方法证明了整合多种来源的数据可以显著提高靶标预测的准确性。Mamoshina 用 Tensorflow 后端的 Keras Python 库，综合五种机器学习技术(ElasticNet、支持向量机、k 近邻、随机森林和前馈神经网络)建立监督学习模型，从人类肌肉转录组数据预测衰老对人类骨骼肌影响的生物标志物和组织特异性靶标[106]。

深度学习算法(参见 2015 年 Yann Lecun、Yoshua Bengio 和 Geoffrey Hinton 的综述[107])可以比传统的降维方法，如主成分分析降维法做得更好[108]。deepDTnet 是基于深度学习的靶标预测程序，它以异源药物-基因-疾病网络(嵌入表型特征、细胞特征、基因组和化合物数据)为基础，使用 732 种 FDA 批准的小分子药物作为训练数据。实验验证了其所预测的拓扑替康(已批准的拓扑异构酶抑制剂)是人维甲酸受体相关孤儿受体 gt(ROR-gt)的抑制剂(IC_{50}=0.43mmol/L)，治疗多发性硬化症[109]。

卢红梅团队用约束玻尔兹曼机器(restricted Boltzmann machine，RBM)串接构造深度信念网络(deep-belief network，DBN)机器学习架构，预测小分子药物靶标[110]。训练数据来自 DrugBank 数据库，涵盖 1412 种药物、1520 个靶标、146240 对药物-靶标对。

靶标预测算法可以分为基于网络和基于机器学习两类。基于网络的算法用多种替代网络方法识别靶标，从不同角度研究网络数据、解释药物作用机理[111]。基于机器学习的算法整合异源数据(如来源于生物、化学、物理的实验数据和理论计算数据)，挖掘隐藏的特征和各种生物实体(如蛋白质、核酸、小分子、代谢物)之间的关系[112]以识别靶标[113]。

3. 确定配体-靶标的结构与结合位点

结构生物学在药物发现中的应用可追溯到 20 世纪 70 年代英国的惠康(Wellcome)基金会设立的血红蛋白的三维结构确定项目[114]。基于结构的先导化合物优化始于 20 世纪 80 年代[115,116]。Richard R. Ernst(1933—2021)和 Kurt Wüthrich(1938—)由于用核磁共振(NMR)解析蛋白质结构方面的杰出贡献分别于 1991 年和 2002 年获得诺贝尔化学奖。但是，由于用 NMR 解析蛋白质结构成本高、周期长、难以确定复杂结构且有不可抗拒的技术限制，很快因不敌晶体 X 射线衍射技术而式微。X 射线晶体学技术曾经是研究生物大分子结构的主要手段，其局限性主要是形成理想结晶的蛋白质有限，测定膜蛋白或具有复杂结构的蛋白质分子机器极为困难。冷冻电子显微镜 (cryo-electron microscopy，cryo-EM) 是在图像处理技术高度发达的条件下诞生的，虽然价格昂贵、分辨率难以达到 2Å 以下，但是因为能够观察复杂蛋白质分子复合物的结构而受到业界青睐。

结构生物学技术确定药物靶标的结构之后，SBDD 根据靶标（一般是蛋白质）的类型和其他信息确定配体与靶标的结合位点 (binding pocket)，然后采用分子对接 (molecular docking) 探索配体与靶标的结合模式 (binding mode)。如果结构生物学提供的蛋白质结构数据中有天然配体[称为共晶复合物 (co-crystal complex)]，则其中的配体的结构可以作为配体-靶标结合模式研究的重要参照物。没有天然配体的蛋白质结构是空蛋白 (apoprotein)，确定结合位点将是复杂的过程。

如下实验方法可以确认配体与受体的结合：

(1) 等温滴定量热 (isothermal titration calorimetry，ITC) 方法：它测量受体-配体结合后的热焓变化。受体-配体结合期间产生的热量可用于测定两者的亲和力、求受体-配体结合焓 (ΔH)。ITC 方法灵敏，可用于测度亲和力较弱的受体-配体相互作用。

(2) 表面等离子体共振 (surface plasmon resonance，SPR) 实验：SPR 测量受体-配体结合导致的蛋白质涂层表面折射率的变化。SPR 信号与结合到蛋白质上的配体浓度成比例，允许实时监测结合动力学、亲和力和特异性。SPR 方法灵敏，可用于实时研究分子之间的相互作用，无需清洗或对样品进行其他操作。

(3) 饱和转移差谱 NMR (saturation transfer difference-nuclear magnetic resonance，STD-NMR)：NMR 可以通过监测受体-配体结合时蛋白质的化学位移、弛豫时间和其他磁性质变化来研究蛋白质与配体的相互作用。NMR 提供了蛋白质和配体之间的结合位点和相互作用性质的信息。

(4) 氢/氘交换质谱 (hydrogen/deuterium exchange mass spectrometry，HDX-MS)：在水溶液中，蛋白质主链和侧链中的活泼氢原子可以与溶剂中的氘原子交换。交换速率受溶剂可及性、氢键和静电相互作用、活性位点中的配体的影响，因而可以用来鉴定蛋白质与配体作用的残基。

(5) 荧光光谱法 (fluorescence spectroscopy)：荧光光谱法用荧光（化学）探针测量受体与配体结合导致的荧光信号变化。化学探针与蛋白质或配体共价相连。荧光光谱可以提供关于相互作用的结合亲和力和特异性的信息，以及配体结合时蛋白质构象的变化。

(6) 圆二色谱 (circular dichroism，CD)：CD 测量受体-配体复合物对左旋和右旋圆偏振光的差分吸收。CD 提供了蛋白质的二级和三级结构以及配体结合时这些结构的变化的信息。CD 也可用于测定配体的手性，以及配体与受体结合时的手性变化。

(7)电子顺磁共振(electron paramagnetic resonance，EPR)：EPR 用附着在蛋白质上的自旋标记物来监测它与配体结合时发生的构象变化。

(8)微尺度热泳(microscale thermophoresis，MST)：MST 测量荧光标记蛋白在温度梯度中的运动以监测蛋白质与配体的结合。

(9)差示扫描荧光(differential scanning fluorimetry，DSF)：DSF 监测蛋白质受热时的荧光变化以提供它与配体结合的信息。

(10)生物层干涉法(bio-layer interferometry，BLI)：BLI 是无标记技术，使用光学干涉测量受体-配体的相互作用。

(11)交联质谱法(cross-linking mass spectrometry，XL-MS)：XL-MS 用交联试剂稳定蛋白质与配体的相互作用，然后用质谱法鉴定交联肽以确定受体-配体结合位点。

(12)光亲和标记(photoaffinity labeling，PL)：PL 用光反应性化合物共价连接到蛋白质上以检测蛋白质与配体结合的信息。

(13)其他生化测定方法：如酶活性测定方法、配体竞争实验都可以确认配体与靶标的相互作用。

上述的大部分实验方法虽然不能提供配体-靶标结合的确切位点信息，但是确证了受体-配体的相互作用，并且提供这种结合亲和力数值甚至动力学的信息。值得注意的是，虽然受体-配体结合得到了实验的确证，但是这种结合能否转化为药效还需要其他生物学实验的进一步的确认，我们的最终目标是找到有疗效且安全的配体。

随着实验测得的蛋白质结构数据的积累，用计算方法(如分子对接和 MD 模拟)预测配体在靶标上的结合位点成为可能。基序(motif)序列数据库如PROSITE[117]可能标识了参与功能的特定残基，如果该位点有三维信息则会更好。位点(口袋)的残基组成一般在一维序列上是不连续的[118]，高能构象改变通常发生在活性位点处[119]。几乎所有的蛋白质功能位点都是通过突变和达尔文选择产生的，它们处于蛋白质中最高度保守的区域[120]。基于序列进化守恒的最广泛使用的方法是进化追踪(evolutionary trace)[121]，导致序列保守的限制可能来自蛋白质的功能和结构[122]。为了确定这些残基处于活性位点，通常采用定点诱变(site-directed mutagenesis)实验、化学修饰/蛋白质足迹法(chemical modification/protein footprinting)或氢/氘交换质谱予以验证。

除了 X 射线结晶学和冷冻电子显微镜方法之外，分子对接和分子动力学模拟是研究受体-配体在分子水平上结合模式(binding mode)的主要手段。

高性能计算(high performance computing,HPC)技术使长时程(微秒级以上)的分子动力学模拟逐渐普及,它是揭示受体-配体结合模式的有力工具。

在结构生物学的支持下,SBDD 在 TBDD 过程中主要遂行下述任务:

(1)虚拟筛选(分子对接、评价函数、相似度比较);

(2)高通量筛选数据分析;

(3)基于受体结构的配体分子从头设计;

(4)基于生物等排体的小分子药物设计;

(5)基于片段的药物设计;

(6)受体-配体复合物动力学性质分析;

(7)阐明配体结合引起受体的构象变化;

(8)受体亚型选择性机制研究;

(9)化合物库设计;

(10)小分子合成路线设计;

(11)小分子骨架跃迁(scaffold hopping);

(12)ADMET 参数预测等。

基于 SBDD 的 TBDD 范式在药物工业界取得了较大的成就,抗艾滋病药物 Agenase 和 Viracept、抗流感药物 Relenza 等都是基于靶标的晶体结构而设计合成的[123]。2001 年获批治疗慢性髓性白血病的 Gleevec 也是 TBDD 的著名案例,它与 BCR-ABL 蛋白激酶的复合物晶体结构帮助人们理解 ABL 中的结构突变如何规避化合物的抗癌活性[124]。2004 年获批的治疗局部晚期或转移性非小细胞肺癌的激酶抑制剂 Tarceva、在欧洲获批的口服抗凝剂 Exanta 都是 TBDD 成功的例子。

4. 药物靶标与基因组学

随着蛋白质结构确定实验过程(表达、表征、结晶和结构测定)自动化水平的提高,结构基因组学(用高通量方法测定生物体中所有基因产物)诞生了[125]。机器人技术使结构生物学实验以高通量方式进行、数据的收集实现了 24 小时无人值守[126]、结晶需要的蛋白质样品量被降低到 25~100nmol[127]。同步加速器技术提高了结构基因组学的实验精度[128],很多难解的蛋白质结构被解析。例如,药物在体内的主要代谢靠 P450 酶家族,重要的人类 P450 蛋白 P450 3A4 蛋白参与了约一半的上市药物的代谢。借助结构生物学技术,第一个哺乳动物的 P450 酶的结构于 2000 年被解析[129],其配体复合物的晶体结构于 2004 年被测定[130]。用结构基因组学研究已知药物的作用机制,可以找到提高药效和减少药物副作用的方法。例如,结构基因组学方法用于研究肝素(heparin)的抗凝血机制,发现肝素通过结合抗凝血酶Ⅲ(antithrombin Ⅲ)而抑制凝血的机制。当代新靶标的发现和鉴定主要采用结构基因组学的方法。例如,通过确定导致新冠的病毒 SARS-CoV-2 的尖峰蛋白的三维结构，SBDD 可以进行抗新冠病毒药物的设计和虚拟筛选。

药物分子在体内将与许多蛋白质相互作用，药物的疗效和副作用是这些相互作用的结果。药物基因组学(pharmacogenomics)是研究人类基因组应答药物的领域，是基因组学与药理学结合产生的交叉学科，它分析个人的基因和药物之间的相互作用以确定个性化的治疗方案，将不良反应的风险降至最低，为精准医疗奠定基础。

药物基因组学建立基因变异与药物应答之间的关系，在基因、基因产物和基因变异的层面上回答药物代谢、药物疗效和药物毒性的机制问题。通过识别导致药物反应个体差异的基因变异，应用结构基因组学，可以设计适合具体患者基因特征的个性化药物，使罕见病有了治疗的可能。

药物基因组学的另一个应用是伴随诊断(companion diagnostics)，一种药可以有一个伴随的基因标志物的测试以确定患者对该药物的有效性以及是否有毒副作用。药物基因组学可以帮助 TBDD 发现新的药物靶标，识别基因变异如何改变药物代谢和药物作用途径、优化药物剂量、设计新的药物配伍，或开发新的药物治疗手段。

5. 基于结构的先导化合物虚拟筛选

先导化合物的发现起源于高通量筛选(HTS)实验找到的苗头化合物(Hits)。诞生于 20 世纪 90 年代的组合化学[131]和大规模随机筛选[132]，以发现 IC_{50} 值 <10mmol/L 的化合物为目标。成本高，效率低。苗头化合物需要通过多种实验(如后续生物筛选、再合成确认结构、合成并检验衍生物活性、建立初步 SAR 图)确定后成为先导化合物[133]。

对某些靶标而言，HTS 的结果很差，人们期望根据 HTS 的数据评估同类靶标族其他成员筛选的成功率，提出可药性基因组(druggable genome)的概念[134]。优先筛选成功率较大的靶标组，使 HTS 向知识驱动的大规模理性药物筛选发展。这样，虚拟筛选(virtual screening，VS)和药物从头设计(*de novo* drug design)诞生了。组合化学也针对特定靶标以及相关的活性片段设计聚焦型的化合物库(focused/targeted library)[131]。

基于结构的先导化合物虚拟筛选主要采用分子对接的方法，其过程要点如下：

(1)受体三维结构准备：从 RCSB-PDB 数据库下载蛋白质结构数据(三维坐标数据一般不包括氢原子数据)，由于实验技术缺陷或其他原因，原始数据可能不完善，因此，需检查是否需要补充丢失的残基片段、补上缺省的氢原子、优化氢原子坐标及氢键的键长和键角、消除原子碰撞，执行不属于 X 射线晶体结构细化过程的其他操作。

(2)配体三维结构准备：生成配体三维结构/构象，确定键序，枚举可能的互变异构体和电离态(可以用 Epik 软件预测[135]),计算分子中所有原子的部分电荷(partial charges)。如果配体已经有晶体结构,需要通过分子叠合操作使当前配体与天然配体的结构处于同一坐标系下(采用小分子叠合程序[78,136])。大多数化合物库的结构数据为拓扑结构数据,需要生成三维构象。CORINA[137]、CAESAR[138]、OMEGA[139]、RDKit[140]等软件可以帮助生成小分子三维构象。基于晶体结构数据预测的配体构象是配体与受体结合的活性构象的合理近似[141]。

(3)配体对接到受体的结合口袋,预测配体结合姿态:找到蛋白质的活性位点中化合物的最佳分子对接方向,即正确地预测配体的构象(conformation)及配体与受体结合的取向(pose)。蛋白质活性位点的不同区域的刚性和柔性特征差别很大,分子对接结果受许多因素的影响,如活性口袋中的水桥、其他内源性配体的存在、配体与受体残基可能出现的共价或非共价结合。每一种分子对接算法的效果往往很不一致,与具体靶标的类型和参数设置密切相关。所以,一般应该通过预对接阳性化合物比较几种分子对接软件对特定靶标的效果。分子对接结果的正确率达 70%~80%的程序应该算是很好了[142]。分子对接软件很多,开源的如 AutoDock4、Dock 和 Vina;商业软件如 Gold、Glide、MOE 等,细节可以参见综述文章[143]。

(4)评价受体-配体结合得分,或估算结合自由能:对分子对接结果进行评分是很有挑战性的工作,已经提出了很多分子对接的打分方法,但尚无精确的解决方案[144]。早期的对接程序追求精确复制天然配体的结合姿态[142]。随着时间的推移,人们发现虚拟筛选的富集率(活性化合物比非活性化合物"得分更高"的程度)[145,146]和结合自由能[147,148]才是值得优化的参数,MM/PBSA(分子力学/泊松-玻尔兹曼表面区)和 MM/GBSA(分子力学/广义玻恩表面区)方法常常用来近似估算结合自由能[149]。这些分子对接方法基于受体为刚性的情况。随着计算技术的发展,受体的柔性对接也取得了重大进展,配体诱导受体的构象变化(induced fit)也在考虑之中[150]。但是,分子对接的挑战依然不少,尤其诱导结合涉及若干侧链或主骨架(backbone)松弛导致自由度增加,从而致使计算成本显著增加,不适合做大规模虚拟筛选。

Sastry 及其同事就基于分子对接的虚拟筛选所涉及的参数设置问题有详细的讨论[151]。

基于结构的先导化合物虚拟筛选还可以采用基于药效团的方法。该方法基于靶标的三维结构,提取受体-配体关键的相互作用,建立药效团模型用于虚拟筛选。这类方法已经被用于 Mpro 抑制剂(潜在的抗新冠病毒化合物)的筛选[152]。

6. 受体与配体的共价结合

大部分临床使用的药物是非共价药物,即它们以非共价的方式(如氢键、静电相互作用和疏水相互作用)与靶标可逆地结合而产生药效,这样可以较好地控制药物在体内的浓度,半衰期较短,由脱靶效应造成毒性的风险较低,一般不易产生耐药性。相比之下,共价药物分子与其靶标形成共价化学键,脱靶效应和毒性的风险升高。因此,在药物发现史上,共价药物曾经不被看好。

近年来,随着成药性靶标日益减少,人们看到化学合成和药物设计能力的提高,开发共价药物有可能变得容易和高效。因此,共价药物在癌症和自身免疫性疾病治疗药物领域受到较多关注。共价药物也有一些潜在优势,如共价药物可能由于共价结合而具有高选择性且活性很高,它们可以与靶标形成更强、更稳定的结合,这会大大降低药物的剂量、减少给药频率、方便患者;共价药物可能靶向非共价药物无法结合的靶标而产生共价抑制;共价药物可能不易产生耐药性,因为它们与靶标上特定的氨基酸共价结合降低突变导致耐药性的可能性。

然而,共价药物的问题依然很大,如共价药物一旦有脱靶效应,其毒性可能很高,存在很大的安全隐患。因此,共价药物的设计和优化必须在选择性、药效和安全性之间仔细平衡利弊。

受体与配体通过离子键、氢键、偶极-偶极相互作用、范德华力、疏水作用和电荷转移复合物等弱相互作用结合[153],也可以通过反应形成共价键结合[154]。除了非共价结合力之外,共价结合的配体还需要配体有亲电基团[亲电弹头(electrophilic warhead)]与受体残基侧链的亲核基团(如半胱氨酸残基上的巯基、丝氨酸或苏氨酸残基上的醇羟基、酪氨酸残基上的酚羟基等)形成共价结合。这些弹头基团主要有:酮酰胺、醛、苯并噁唑衍生物中的酮、苯磺酸、重氮甲基酮、苯甲酰胺、二乙氨基苯甲醛、叔丁基氰基丙烯酰胺、N-(喹啉-3-基)丙烯酰胺、丙酰胺、1,3,4-三羟基环己烷-1-羧酸、吡咯烷-3-羧酰胺、环氧丙烷、环氧乙烷、丙烯酰胺、烯酮、环氧化合物。它们与受体上的残基发生共价结合的类型是:半胱氨酸、丝氨酸、苏氨酸、酪氨酸、赖氨酸、天冬酰胺、天冬氨酸、谷氨酸、赖氨酸、组氨酸和蛋氨酸。其中,半胱氨酸最容易发生共价结合,经常形成不可逆的激酶抑制剂。形成共价结合的有亲核加成反应(弹头如丙烯酰胺、氰基、乙烯砜基、酮类、醌类、缩氨基硫脲和丙炔酸)、加成反应(如 α-卤代酮、硫氰酸、炔、氰等)、氧化反应(如腺苷类似物)。

分子的共价对接比非共价对接要复杂一些,一般分为两个步骤:首先要在受体上找到可能与配体分子共价结合的残基锚点[155],配体也要有相应的共价结合弹头。共价对接软件一般采用两种策略:一种是不生成共价键的情况下对接,然后形成共价键后打分;另一种与此相反。虽然有 60 多种分子对接程序,但只有十多种共价对接程序,如 covDock、Gold、AutoDock、FlexX、ICM-Pro 和 AutoDock vina 等。

共价对接程序面临的挑战主要有:①化合物的比较或排序只能在具有相同弹

头的一类化合物中进行，不能跨弹头类别进行；②只能粗略地将不同的蛋白质位点评估为合适的靶位点，无法判定共价键是否会真正在指定位点形成；③因几乎忽略了共价键生成的能量贡献，不能获得有关共价复合物形成的最大影响因素的具体信息，限制了合理优化候选化合物的可能性；④需手动设定位点和反应，筛选含各种弹头的化合物的大型库时人工工作量太大，也容易出错；⑤对各种共价分子对接程序的性能缺少客观定量评估，缺少客观标准为具体的共价分子对接体系选择合适的工具[156]。

文献[157]对主要的共价结合程序进行了评估。

3.3.3　药物发现中的分子信息学基本问题

现代药物发现方法学基于受体-配体分子之间的相互作用。传统上化学信息学(chemoinformatics)研究小分子的信息处理，生物信息学(bioinformatics)研究生物大分子的信息处理。两者的研究对象都是分子，不同点是：生物大分子尺度大，由有规律的重复单元组成；而小分子的质量虽小，但是它们的结构复杂性很高。因此，生物大分子与小分子的结构复杂度是不一样的。它们的共同点是用图论方法描述其拓扑结构，都有复杂的三维空间结构，都有可能组装成从简单到复杂的分子机器，它们之间的相互识别都受其表面的形状匹配和静电互补关系支配。

传统上，生物信息学研究生物大分子，化学信息学研究有机小分子。现在，两种关于分子的信息学有合并成为分子信息学(molecular informatics)的趋势。Wiley VCH 出版社于 1981 年创刊的《定量结构-活性关系》(*Quantitative Structure-Activity Relationships*) 在 2003 年更名为《QSAR 与组合科学》(*QSAR & Combinatorial Science*)，2010 年再次更名为《分子信息学》。

作为药物发现过程的重要环节的药物设计，依赖于对药物分子作用机理的理解。而药物作用机理的本质是受体与配体之间的相互作用(或称分子的彼此识别)。因此，药物发现中的分子信息学基本问题可被概括如下：

(1)小分子的识别与感知问题[158]：如同构图(用于结构检索和结构编码)、同态图(用于子结构检索和化学结构数据库搜索引擎)、等价图(用于基于生物等排体的药物设计和小分子骨架跃迁)、感知图(用于识别分子的立体化学构型、化学反应表征和分析以及分子的化学合成设计)、超图(用于 Markush/通式结构的检索与专利检索引擎)、模糊图(用于识别分子中存在的药效团或者生物大分子或小分子的结构解析)、相似图(用于药物的虚拟筛选)、簇图(用于分子多样性分析)、图生成(如 1~3 维结构图之间的相互转换、三维分子构象的生成、药物分子结构的从头生成)、图叠合(分子结构图的二维或三维叠合或互补性对接与聚集)。

(2)大分子的识别与感知问题：一级结构比对(序列相似度计算)、二级结构识别(α-螺旋、β-折叠、loop、共进化残基对)、三级结构预测(构象从头预测、同源模建)、四级结构预测(结构域、热稳定性)、结构叠合(几何叠合、活性区叠合)、结构互补(受体-配体柔性对接)、聚合结构(二聚体、多聚体与功能、活性位点预测)。

(3)分子间相互作用问题：抑制作用(配体抑制、配体协同)、激动作用(配体直接改变活性位点)、变构作用(配体间接改变活性位点)、刚性对接(刚性受体与柔性配体对接)、柔性对接(柔性受体与柔性配体对接)、形状互补(只考虑几何互补)、药效团互补(考虑几何互补、电性互补、亲脂性互补)、膜蛋白(GPCR、离子通道等蛋白质的结构域相互作用、配体激活的构象变化)、环境效应(金属离子、水分子、多重配体对构象变化的调控)。

(4)系统问题：基因标注、功能预测、蛋白质组簇分析、生物功能预测、信号转导网络构建与分析、代谢途径网络分析。

(5)细胞模拟：基于分子的模型、系统生物学模型、基于规则的模型。

(6)催化反应过渡态模型：稳定过渡状态局部环境模型、电子受体-供体模型、机制改变模型。

(7)虚拟筛选：分子对接模型、药效团模型、分子动力学模拟。

(8)应用问题：个性化医疗、根据基因组/蛋白质组/代谢组数据预测用药类型/剂量/风险、现代中药、疾病组-药证组-草药组-化学型组-靶标组关系网络、信号转导网络、化学反应网络、合成路线设计、多靶标分子设计、合成可行性预测、ADMET 性质预测、物理化学/生物化学稳定性预测。

就药物发现全过程而言，药物进入人体之后，药学家不仅关心药物与靶标之间的相互作用，还关心药物分子与体内的其他各种大分子、小分子的相互作用，药物分子可能改变它所靶向的分子的行为(激动或抑制其生物活性，甚至导致其降解)，也有可能被体内各种酶所改变(代谢)，产生一级代谢物或次级代谢物，这些代谢物可能对人体产生有益或有害的效果，这些现象都在ADMET(吸收、分布、代谢、排泄、毒性)相关的各种参数中体现，是药物设计必须考虑的。

3.3.4 ADMET 相关的重要参数

ADMET 参数代表的是药物在体内复杂的微观运动所产生的宏观效果，服从超复杂系统相互作用的统计学规律。对如此复杂的系统，用传统的 QSAR 方法预测难度很大。我们将会看到，以深度学习为特色的 AI 技术将大有用武之地。本节介绍 ADMET 相关的重要参数。

1. 药物被吸收的能力（absorption）

细胞对药物分子的吸收有被动扩散（由细胞膜两边浓度差造成的膜外分子向膜内的扩散）穿膜和主动转运两种情况（由转运蛋白主动将细胞外分子拉入细胞内）。被动扩散吸收可用分子特性（如 $\log D$ 或氢键形成能力，即氢键的供体或受体数目）估计。如果分子是转运蛋白（如细胞色素 CYP3A4、P-gp 糖蛋白）的底物，属于主动转运，还没有普适性的预测模型。

药物被吸收的能力也可以通过体外实验预测。口服药物吸收率的实验预测方法有 Caco-2、Madin-Darby 犬肾（MDCK）单层膜实验和牛微血管内皮细胞（bovine microvessel endothelial cell，BMEC）模型。BMEC 是分子穿过血脑屏障而被吸收的体外模型[159]。

计算方法预测药物的口服吸收能力一般用 $\log P$ 或 $\log D$、极性表面积（polar surface area，PSA）、氢键能力作为特征描述符，用多元线性回归、偏最小二乘法和人工神经网络搭建模型，氢键能力对口服吸收有本质的影响。SimulationPlus 的 GastroPlus 是预测药物吸收的常用程序[160]。

2. 药物的生物利用度（bioavailability）

生物利用度的支配因素是药物被吸收的能力（absorption）和药物在肝脏首过代谢（liver first-pass metabolism）。而药物吸收与分子的溶解度和细胞渗透性、肠壁转运蛋白和代谢酶密切相关。药物的细胞渗透性是分子尺寸、氢键能力、亲脂性、分子形状、分子柔韧性（可旋转键数目）的函数。

3. 药物的血脑屏障渗透率（blood-brain barrier penetration）

中枢神经系统（the central nervous system，CNS）治疗药物需要穿过血脑屏障（blood-brain barrier，BBB），而其他类型的药物则应该避免穿透 BBB 以防止对 CNS 的副作用。BBB 渗透能力的预测需要大脑摄取药物的实验数据，如药物在全脑的浓度、药物在脑细胞外液（extra-cellular fluid，ECF）或脑脊液（cerebro-spinal fluid，CSF）中的浓度数据。这些数据通过微透析（microdialysis）实验获得[161]。血脑屏障渗透能力与给药后的时间间隔也至关重要。这些问题导致可用于预测建模的实验数据十分有限。药物的 BBB 渗透能力与分子量和药物分子的 PSA 数值相关（一般认为，分子量<450，PSA<100Å^2 的分子更有可能穿过 BBB）。计算模型采用多元线性回归理化性质参数，如 $\log P$、氢键受体数、PSA[162,163]。

4. 转运蛋白（transporter）的调控

细胞表面存在转运蛋白以主动摄取或排除内源性或外源性分子来维持细胞生

存平衡[164]。如果药物分子是转运蛋白的底物，则药物的 ADME 性质不能用被动扩散模型预测。ATP 结合盒（ATP-binding cassette，ABC）家族的 P-gp 是主要的转运蛋白，它们将抗肿瘤药从细胞内主动转运出来，造成肿瘤的多重耐药性（multiple-drug resistance，MDR）。其他可能影响药物吸收的转运蛋白还有耐多药相关蛋白（MDR-associated protein，MRP1 和 MRP2）、乳腺癌耐药蛋白（breast-cancer-resistance protein，BCRP）、肽转运蛋白（peptide transporter，PepT1）、顶端钠依赖性胆汁酸转运蛋白（apical sodium-dependent bile acid transporter，ASBT）。预测转运蛋白介导的药物分子吸收应该有受体-配体结合模式的数据，仅靠来自配体分子的描述符（如氢键受体、分子量、亲脂性、氨基数目、分子表面积、极化率）得不到准确的模拟结果。

5. 皮肤和眼部渗透率（dermal and ocular penetration）

有些药物通过皮肤或眼睛递送，其吸收预测模型采用与口服吸收和 BBB 渗透模型相似的特征描述符，即 log$P$ 与水溶性相关的参数（氢键、分子量和分子柔韧性）。

常见的药物经皮肤渗透的预测模型列举如下：

（1）Potts 和 Guy 皮肤渗透模型：根据化学物质通过皮肤最外层角质层的扩散来预测皮肤吸收率，考虑化合质的物理化学性质，以及皮肤的厚度和脂质含量。

（2）SkinPerm 模型：通过模拟化学物质经皮肤不同层的扩散来预测皮肤对药物的吸收，考虑化合物的物理和化学性质、皮肤的渗透性和厚度。

（3）DERM 模型：用两隔层预测皮肤对药物的吸收。假设化合物可以渗透到皮肤中，然后留在皮肤内或被吸收到血液中。

（4）组织分布系数（tissue distribution coefficient，TDC）模型：用辛醇-水分配系数和皮肤的含水量来预测皮肤对药物的吸收。这种模型假设组织分布系数在所有的皮肤层面上均匀分布。

（5）蒙特卡罗模拟：用随机抽样来预测皮肤吸收药物的模型。假设皮肤性质和化学性质中存在影响吸收的变量，用于估计皮肤吸收的概率。

常见的眼部渗透率预测模型列举如下：

（1）IVIVR 眼部模型：用体外数据预测药物在眼部的吸收和分布，考虑化合物的物理化学性质以及眼睛的组成和结构。

（2）组织分布系数模型：用辛醇-水分配系数和眼睛的含水量来预测眼睛对药物的吸收，这种模型假设组织分布系数在所有的皮肤层面上均匀分布。

（3）OSPAR（预测药物在眼部吸收和毒性）：用基于生理学的药代动力学（PBPK）模型预测药物在眼部的吸收与毒性，考虑化合物的物理化学性质以及眼睛的解剖和生理学。

(4)眼部刺激和腐蚀预测(prediction of ocular irritation and corrosion，POIC)模型：它是分类模型，用决策树预测化合物对眼睛的刺激性或腐蚀性，考虑化学物质的物理化学性质，以及它对细胞活力和膜完整性的影响。

(5)眼渗透模型：用双室系统预测药物在眼部的吸收，考虑化合物通过角膜扩散进入房水，以及化学物质从眼睛中清除。

还有 Schrödinger 公司的 QikProp 和 EPA 开发的 DermWin 也是皮肤和眼部渗透率预测的软件包。

6. 血浆蛋白结合力(plasma-protein binding，PPB)

一般认为，处于游离状态的药物分子才能穿过细胞膜与其靶标结合发挥药效[165]。我们希望知道有多少药物分子由于与血浆蛋白结合而处于非游离状态。在血液中，除了各种颗粒如红细胞、白细胞和血小板与药物分子结合外，白蛋白(结合酸性药物)、α1-酸性糖蛋白(结合碱性药物)、脂蛋白(结合中性和碱性药物)、α, β, γ-球蛋白等都会与药物分子结合。在 pH 为 7.4 时，血浆蛋白结合率(结合的药物与未结合药物的比值)对 $\log D$ 作图，图形呈 S 形曲线(sigmoidal curve)[166]。

7. 分布容积(volume of distribution，V_d)

药物在体内的半衰期由分布容积和清除率决定。虽然 $\log V_d$ 与 $\log D$ 没有相关性，但是 $\log V_{du}$(血浆游离药物分子容积)与 $\log D$ 线性相关[166]。V_d 应该是药物分子的特征参数 $\log D_{7.4}$、电离常数(pK_a)、PPB 的函数[167]。

8. 血浆清除率(plasma clearance，CL)

CL 是单位体重和时间内药物被清除的血浆总容积，单位为 L/(kg·h)。它与 V_d、血药半衰期 $t_{1/2}$、给药频率一起考察。有作者认为，人类肝药物清除率和大鼠肝清除率数据可以用来评估 CL[168]。

9. 药物的血浆半衰期(plasma half-life，$t_{1/2}$)

药物进入人体后，血药浓度降到一半浓度所经历的时间称为药物血浆半衰期，它决定临床用药的频次，通常与 CL 和 V_d 综合考察。一般认为，CL 和 V_d 是 $\log P$、pK_a、分子量/摩尔折射率的函数。

10. 亲脂性(lipophilicity)

分子的低水溶性与高亲脂性导致口服生物利用度低。而亲水性分子的渗透性差、吸收率低。电离常数直接影响溶解度和亲脂性。亲脂性与膜通透性以及药物吸收分布与清除途径相关的理化参数容易自动化测定。亲脂性的金标准是辛醇/水体系中的分配系数 P（$\log P$）；其他实验方法还有固定化人工膜（immobilized artificial membrane，IAM）、固定化脂质体色谱（immobilized liposome chromatography，ILC）、脂质体/水分配（liposome/water partitioning）。除了 $\log P$ 之外，$\log D$[pH 7.4（血液 pH）或 pH 6.5（肠道 pH）的水缓冲液时测定的分配系数]是对亲脂性更有意义的表征，对可电离分子尤为如此。不过，关于 $\log D$ 的实验数据和预测模型都较少。

11. 溶解度（solubility）

口服药物在消化道崩解后溶出药物活性成分，低溶解度不利于口服吸收。溶解度用浊度法（turbidimetry and nephelometry）测定。目前没有准确的溶解度预测程序，主要问题是缺少在统一条件下测定的实验数据。

12. 电离常数 pK_a

电离常数直接影响分子的溶解度、亲脂性、渗透性和吸收度，分子的 pK_a 实验数据较多，很多化学信息学软件如 ACD/pK_a、Pallas/pK_a、SPARC 都能预测电离常数[169]。

13. 氢键形成能力（hydrogen binding）

药物分子氢键形成能力是穿透细胞能力的决定因素。药物分子需要克服与水形成的氢键才能渗入细胞。最初，人们用 $\Delta \log P$（$\log P_{辛醇/水}$ 和 $\log P_{烷烃/水分配}$ 之间的差异）作为形成氢键能力的衡量标准，但很多分子在烷烃相的溶解度差，实验困难。分子形成的氢键能力可以通过简单估算，如 O+N 原子计数、PSA。常见的化学信息学软件都能计算。

14. 细胞渗透性（permeability）

分子穿透细胞膜的能力可以通过实验模型预测，如 Caco-2 细胞（人体肠道细胞吸收模型）、平行人工膜渗透性测定（parallel artificial membrane-permeability assay，PAMPA）、表面等离子体共振（SPR）方法可以用来测量分子与脂质体的结合。

很多药物设计软件（如 Cerius2、Dragon、Molconn-Z 等[170]）都有 ADMET 参数的预测模块，以支持药物研发过程中的决策。这些参数之间的数学关系复杂（图 3-8），上层的参数是下层参数的函数[171]，同层关系往往也不是互相独立的。因此，预测它们相当困难。

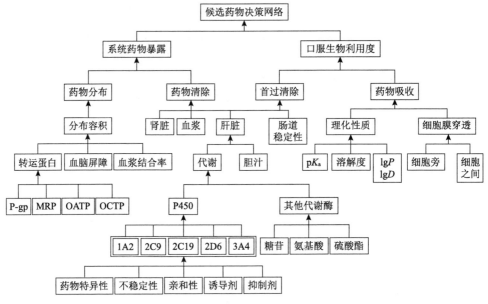

图 3-8　基于 ADME 参数的候选药物决策网络[172]

3.3.5　中西药学的互惠与交融

1. 因果关系与机理的阐释

自古以来，世界各国的先哲们都在探求自然界的运行规律，只是采用的研究方法各有不同。其实，自然规律有"道"和"理"两种属性。"道"描述事物之间的关系，解决规律是什么的问题；"理"厘清形成该关系的机制，解决为什么存在该规律的问题。"道"和"理"是同一事物的两个方面，并不互相矛盾。

这两个方面的经典作品有：中国哲学家老子用诗(文学)的语言撰写的《道德经》以阐述"道"；而英国哲学家牛顿用数学语言撰写的《自然哲学的数学原理》则注重解析"道"的机制，即"理"。同样，中医药学的经典文献着重阐述了人体器官与疾病之间的因果关系，而现代医药学着重阐明这种因果关系的底层机理。

例如，中医藏象学说认为"肺与大肠相表里、肺开窍于鼻、主皮毛"，《黄帝内经·素问》说：肺主宣发肃降，肺是水上之源，肺开窍于鼻，肺主皮毛，诸气愤郁，皆属于肺，在志为忧悲，在液为涕，在体合皮毛，在窍为鼻(图 3-9)。《黄帝内经·灵枢·本输》指出：肺合大肠，大肠者，传道之府[3]。虽然古代医学经典对其机制的阐释停留在哲学层面，但对药物治疗有重要的指导意义。

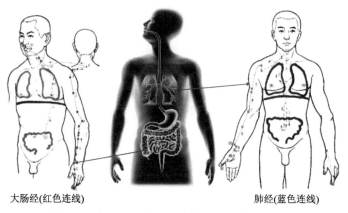

大肠经(红色连线)　　　　　　　　　　　　肺经(蓝色连线)

图 3-9　大肠经、肺经、肺与大肠相表里的学说

中医经典对肺与大肠互为表里关系的道理未做机理的阐述，但是现代医学科学研究揭示了它的机理。纽约西奈山伊坎医学院(Icahn School of Medicine at Mount Sinai，New York，NY 10029，USA)的萨乌拉布·梅汉德鲁(Saurabh Mehandru)的研究团队发现：肠道系统和呼吸系统(中医统称为肺)都是有最大黏膜表面积的器官组织。黏膜通过 B 细胞产生名为"免疫球蛋白 A"(IgA)的抗体以保护机体免于细菌或病毒的感染、抑制过敏反应。这两大系统的表面有大量的菌群繁衍，肠道菌群生态的失调将增加各种毒素(如内毒素)的产量，损害肠系统的屏障功能，导致毒素入血诱发炎症。炎症因子过度表达会破坏肺的结构和功能。含毒素的血液潴留在皮肤细胞中，将诱发炎症，产生皮疹等皮肤症状。他们的实验结果表明：肠道微生物生态失调与肺部 IgA 抗体减少直接相关，肺部的白细胞分化抗原通过 T 细胞依赖性或非依赖性途径激活 B 细胞，诱导免疫球蛋白 IgA 类的基因开关重组，使 IgA 分泌显著减少。肠道微生物诱导肺树突细胞产生转化生长因子-β(简称 TGF-β)，B 细胞向肠道的迁移导致 IgA 介导保护。这样，"肺与大肠相表里"的机制得到阐释[173,174]。

"肺与大肠相表里"机制的阐释对于中药和西药的使用非常重要。以预防和治疗新冠为例，免疫组织化学分析揭示：新冠病毒攻击的靶蛋白血管紧张素转化酶 2(ACE2)在 150 多种细胞中都有表达，在肠道细胞中表达量最高，而在呼吸系统中则表达量有限(图 3-10)[175]。

因此，肠道最易受到新冠病毒的攻击，如果不及时阻止病毒对肠道的攻击，通过"肺与大肠相表里"的机制，会引起肺部 IgA 抗体减少，造成呼吸道易感。因此，治疗感冒、皮肤病(如荨麻疹、过敏、湿疹)等症状的中成药往往有解表通里、清热解毒、泻下的成分。尤其在有大便秘结症状时，中药处方往往包含大黄(或其他含醌衍生物的中药材)。通过肠道消炎，并将病毒从粪便中排出，减少毒素通过肠道吸收进入血液，可以得到疏通肠道、治疗上呼吸道感染的功效。例如，治疗流行性感冒皮肤病的中成药防风通圣丸就含有大黄。当然，大黄有毒副作用，应遵医嘱，根据体质和疾病发展阶段合理用药。

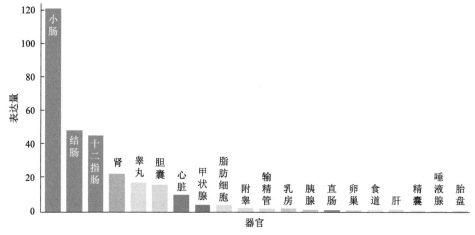

图 3-10 ACE2 在人体器官中的分布

中医诊疗皮肤病时，常常查看舌象并提倡忌口以通过改善肠道健康状况达到治疗呼吸道或皮肤疾病的目的。

2. 中西药学的融汇

东西方药学的思路不同，创新方式和途径也很不同。西药创新强调发现新的先导化合物，它必须有可重现的活性/功效，有剂量依赖关系、明确稳定的分子结构、高纯度，有足够的化学/代谢稳定性，二级筛选实验中显示选择性，清楚的证据显示靶标与配体有分子水平的相互作用、可行的化学合成路线、可探查的结构与活性之间的关系。

中药创新强调有悠久的历史文献支持、遵从中医医理(如君臣佐使及配伍规则)的单味药或复方药。中药的药证理论强调药与证、药性与体质、药性与药性之间的对应关系；而对于药性与分子、分子与靶标、药证与疾病的对应关系则语焉不详。中药的归经理论表明，古代中国人已经意识到药物在体内是有靶向性的，但是，由于中药方剂成分的复杂性和脏腑理论本身存在的朴素性，药性与脏腑之间很难找到明确的一对一的关系，而多对多的关系又很难指导方剂创新或辨证施治的实践，中药版的受体-配体理论未能得到完善和发展。但是，中药的性味归经性质对于现代药理研究是有启发性的，应该深入研究。

中药处方本来应该是个性化的，它应该基于患者的体质、症状、病程病史、家族史进行处方加减(药味加减或比例改变)，这是传统的精准治疗理念。而中成药由于要适应市场需求，只能标明体现共性特征的功能主治及适应范围。

西医诊治的思路是：通过病理学观察确定发生疾病的器官，根据药理分析确定可以修正/调控疾病的靶标，根据药物本身的特性和靶标位置确定药物递送的方式。现代科学已经揭示："一药一靶治一病"适用于全人类的重磅炸弹药(blockbuster drug)并不存在，任何药物进入体内都可能作用于多靶标、多器官，产生多种功效或副作用。同一种药用于不同类型的人也会产生不同功效。因此，现代西药向精准医药(precision medicine)[176]的方向演化。它承认个体的健康状况是个体行为、环境、遗传变异的综合结果，用全景分析(panoramic analysis)和系统生物学(systems biology)在分子水平上分析单个患者疾病的原因，然后进行靶向的精准治疗。

传统的中医诊治的思路是：通过望闻问切确定症状和病程，根据药证原理实施辨证施治。由于中药材主要来自天然，处方者难以掌控其质量(药材品质受各种气候环境和人为因素的影响)。因此，特别强调地道药材和制药者的道德。

虽然中西医药学有诸多的不同，但它们有共同的目标，即向生命系统递送化合物(不论来自天然还是人工合成)，以恢复生命体系应有的平衡。在这种共识之下，它们的不同理念应该有共同的物质基础——有功效的分子。

2015 年 10 月，瑞典卡罗琳医学院宣布中药研究专家屠呦呦与另外两名科学家分享 2015 年诺贝尔生理学或医学奖就是著名的案例。中药青蒿具有抗疟疾的功效记录在中国古代药学家葛洪的《肘后备急方》。而中国现代药学家历经千辛万苦找到它的物质基础——青蒿素。找到这个物质基础的意义不仅可以启发西药的创新，还对保护中药天然资源、正确使用中药、发展中药、保障中药疗效的一致性都具有重要意义。

中药文献对抗疟(截疟)方剂早有记载，屠呦呦团队从 2000 多味中药筛选 640 味，发现只有分布在云南、山东等地的夏秋季节收获的菊科植物黄花蒿(*Artemisia Annua*)叶子才有抗疟功效成分的青蒿素，提取时不能用高温。中药常山(*Dichroa febrifuga* L.，虎耳草科植物的干燥根)也有抗疟功效，但是其有催吐的副作用。因此，我们在研究中药时，也应该及时地更新祖国的医学知识库，才能使之焕发青春。

3.4　小　　结

药物发现史几乎与人类文明史一样漫长，中国医药学研究大概可以上溯到公元前 350 年左右的扁鹊时代。《黄帝内经》约在公元前 400 成书，东汉时代的张仲景著《伤寒杂病论》奠定中医药学基础。西方医学之父、古希腊医生希波克拉底几乎与扁鹊同处一个时代。

古罗马医生迪奥斯科里德斯编著的欧洲第一部《药物学》著作成书于公元77年。而明代李时珍的博物志《本草纲目》成书于16世纪。18世纪以后,西方医药学由于科学技术的昌明,与中国的医药学的差距开始拉大,形成了不同的体系。一般认为,20世纪初的德国医生保罗·埃利希是现代药物化学之父。

人类药物发现的历史可以被总结为8个时期:基于表型的随机筛选(1900年以前)、基于机理的药物发现(1900~1950年)、合理药物设计(1950~1970年)、基于靶标的药物发现(1970~1980年)、生物药物发现(1980~1990年)、高通量药物发现(1990~2000年)、个性化和精准药物发现(2000~2010年)、人工智能/深度学习辅助药物发现与设计(2010年至今)。

人类药物发现方法学的演化从对生物学表观现象出发,逐渐寻找表观现象背后的因果关系,对这种因果关系的追索,使基于配体与基于靶标的两种药物发现范式不断地完善,现代药学终于发展成为跨越许多学科的庞大知识体系。

以四大经典(《黄帝内经》《难经》《神农本草经》《伤寒杂病论》)为出发点的中医药学也在与时俱进,吸收现代科学技术的成就,不断演化。古代经典偏于医药的哲学性和原则性探讨,《神农本草经》偏于药用动植物的总结,而《伤寒杂病论》则属于有理论且有实践的中药学说的集大成之作,对我国传统的医药学产生了重大影响。近代中西药学也出现了交融的趋势。例如,纽约西奈山医学院科学家的工作阐释了中医经典"肺与大肠互为表里"的机理,表明自然界的规律有统一性。现代系统医药学、网络药理学、精准医学也能从中医药研究方法中受到启发。

参 考 文 献

[1] Hajar R. History of medicine timeline[J]. Heart Views: the Official Journal of the Gulf Heart Association, 2015, 16(1): 43.

[2] 王丽丽, 陈丽云. 器物里的中医[M]. 北京: 中国中医药出版社, 2022: 201.

[3] 姚春鹏. 黄帝内经(全二册)[M]. 北京: 中华书局, 2010.

[4] 李时珍. 本草纲目[M]. 北京: 人民卫生出版社, 2005.

[5] Bosch F, Rosich L. The contributions of Paul Ehrlich to pharmacology: a tribute on the occasion of the centenary of his Nobel Prize[J]. Pharmacology, 2008, 82(3): 171-179.

[6] Nicholls M. George H. Hitchings and Gertrude B[M]. Elion: Oxford University Press, 2020.

[7] Mcgregor A. James whyte black: 14 june 1924-22 march 2010[J]. British Journal of Pharmacology, 2010, 160(Suppl 1): S3.

[8] Yun Y H, Lee B K, Park K. Controlled drug delivery: historical perspective for the next

generation[J]. Journal of Controlled Release, 2015, 219: 2-7.

[9]李晓晨. 《伤寒杂病论》中体质学说[J]. 实用中医内科杂志, 2014, (5): 6-7.

[10] Langholf V. Medical Theories in Hippocrates[M]. Berlin: de Gruyter, 2011.

[11]邓铁涛, 吴弥漫. 中医基本理论[M]. 北京: 科学出版社, 2011: 348.

[12]曹雪芹, 高鹗, 张俊, 等. 红楼梦[M]. 北京: 中华书局, 2014.

[13] Keji C, Hao X U. The integration of traditional Chinese medicine and Western medicine[J]. European Review, 2003, 11(2): 225-235.

[14] Tu Y. Artemisinin—a gift from traditional Chinese medicine to the world (Nobel lecture)[J]. Angewandte Chemie International Edition, 2016, 55(35): 10210-10226.

[15] Li Z Y, Xie Z J, Li H C, et al. Guidelines on the treatment with integrated traditional Chinese medicine and western medicine for severe coronavirus disease 2019[J]. Pharmacological Research, 2021, 174: 105955.

[16] Li C, Rao T, Chen X, et al. HLA-B*35:01 Allele is a potential biomarker for predicting polygonum multiflorum-induced liver injury in humans[J]. Hepatology, 2019, 70(1): 346-357.

[17] Tu C, Niu M, Wei A W, et al. Susceptibility-related cytokine panel for prediction of polygonum multiflorum-induced hepatotoxicity in humans[J]. Journal of Inflammation Research, 2021, 14: 645-655.

[18] Zhang L, Niu M, Wei A W, et al. Clinical correlation between serum cytokines and the susceptibility to Polygonum multiflorum-induced liver injury and an experimental study[J]. Food and Function, 2022, 13(2): 825-833.

[19] Zhang L, Niu M, Wei A W, et al. Risk profiling using metabolomic characteristics for susceptible individuals of drug-induced liver injury caused by Polygonum multiflorum[J]. Archives of Toxicology, 2020, 94(1): 245-256.

[20]李春雨, 李晓菲, 涂灿, 等. 基于内毒素模型的何首乌特异质肝损伤评价[J]. 药学学报, 2015, 50(1): 28-33.

[21]李炳海. 《古诗十九首》写作年代考[J]. 东北师大学报: 哲学社会科学版, 1987, (1): 70-76.

[22]傅立国, 金鉴明. 中国植物红皮书——稀有濒危植物 第一册[J]. 北京: 科学出版社, 1992, 502.

[23] Uhlen M, Oksvold P, Fagerberg L, et al. Towards a knowledge-based human protein atlas[J]. Nature Biotechnology, 2010, 28(12): 1248-1250.

[24] Chao J, Dai Y, Verpoorte R, et al. Major achievements of evidence-based traditional Chinese medicine in treating major diseases[J]. Biochemical Pharmacology, 2017, 139: 94-104.

[25] Chu X, Sun B, Huang Q, et al. Quantitative knowledge presentation models of traditional Chinese medicine (TCM): a review[J]. Artificial Intelligence in Medicine, 2020, 103: 101810.

[26] Cui L, Wang Y, Liu Z, et al. Discovering new acetylcholinesterase inhibitors by mining the buzhongyiqi decoction recipe data[J]. Journal of Chemical Information and Modeling, 2015, 55(11): 2455-2463.

[27] Ru J, Li P, Wang J, et al. TCMSP: a database of systems pharmacology for drug discovery from herbal medicines[J]. Journal of Cheminformatics, 2014, 6(1): 13.

[28] Yan X, Gu Q, Lu F, et al. GSA: a GPU-accelerated structure similarity algorithm and its

application in progressive virtual screening[J]. Molecular Diversity, 2012, 16(4): 759-769.

[29] Yan X, Li J, Liu Z, et al. Enhancing molecular shape comparison by weighted Gaussian functions[J]. Journal of Chemical Information and Modeling, 2013, 53(8): 1967-1978.

[30] Böhm H J, Flohr A, Stahl M. Scaffold hopping[J]. Drug Discovery Today: Technologies, 2004, 1(3): 217-224.

[31] Lee J A, Uhlik M T, Moxham C M, et al. Modern phenotypic drug discovery is a viable, neoclassic pharma strategy[J]. Journal of Medicinal Chemistry, 2012, 55(10): 4527-4538.

[32] Moffat J G, Vincent F, Lee J A, et al. Opportunities and challenges in phenotypic drug discovery: an industry perspective[J]. Nature Reviews Drug Discovery, 2017, 16(8): 531-543.

[33] Batool M, Ahmad B, Choi S. A structure-based drug discovery paradigm[J]. International Journal of Molecular Sciences, 2019, 20(11): 2783.

[34] Swinney D C. Phenotypic vs. target-based drug discovery for first-in-class medicines[J]. Clinical Pharmacology & Therapeutics, 2013, 93(4): 299-301.

[35] Lee J A, Berg E L. Neoclassic drug discovery: the case for lead generation using phenotypic and functional approaches[J]. Journal of Biomolecular Screening, 2013, 18(10): 1143-1155.

[36] Eder J, Sedrani R, Wiesmann C. The discovery of first-in-class drugs: origins and evolution[J]. Nature Reviews Drug Discovery, 2014, 13(8): 577-587.

[37] Berg E L, Denker S P, O'mahony A. Development and validation of disease assays for phenotypic screening[J]. Phenotypic Drug Discovery, 2020: 20-36.

[38] Moffat J G, Rudolph J, Bailey D. Phenotypic screening in cancer drug discovery — past, present and future[J]. Nature Reviews Drug Discovery, 2014, 13(8): 588-602.

[39] Ayotte Y, Bilodeau F, Descoteaux A, et al. Fragment-based phenotypic lead discovery: cell-based assay to target leishmaniasis[J]. ChemMedChem, 2018, 13(14): 1377-1386.

[40] Swinney D C, Anthony J. How were new medicines discovered?[J]. Nature Reviews Drug Discovery, 2011, 10(7): 507-519.

[41] Lemm J A, O'boyle D, Liu M, et al. Identification of hepatitis C virus NS5A inhibitors[J]. Journal of virology, 2010, 84(1): 482-491.

[42] Boyle M P, De Boeck K. A new era in the treatment of cystic fibrosis: correction of the underlying CFTR defect[J]. Lancet Respiratory Medicine, 2013, 1(2): 158-163.

[43] Schreiber S L. The rise of molecular glues[J]. Cell, 2021, 184(1): 3-9.

[44] Reddy A S, Zhang S. Polypharmacology: drug discovery for the future[J]. Expert Review of Clinical Pharmacology, 2013, 6(1): 41-47.

[45] Lin A, Giuliano C J, Palladino A, et al. Off-target toxicity is a common mechanism of action of cancer drugs undergoing clinical trials[J]. Science Translational Medicine, 2019, 11(509): eaaw8412.

[46] Mestres J, Gregori-Puigjané E, Valverde S, et al. The topology of drug-target interaction networks: implicit dependence on drug properties and target families[J]. Molecular BioSystems, 2009, 5(9): 1051-1057.

[47] Keiser M J, Setola V, Irwin J J, et al. Predicting new molecular targets for known drugs[J]. Nature, 2009, 462(7270): 175-181.

[48] Lötsch J, Geisslinger G. Low-dose drug combinations along molecular pathways could maximize therapeutic effectiveness while minimizing collateral adverse effects[J]. Drug Discovery Today, 2011, 16(23-24): 1001-1006.

[49] Gitelman S E, Bundy B N, Ferrannini E, et al. Imatinib therapy for patients with recent-onset type 1 diabetes: a multicentre, randomised, double-blind, placebo-controlled, phase 2 trial[J]. Lancet Diabetes & Endocrinology, 2021, 9(8): 502-514.

[50] Gillman P. Tricyclic antidepressant pharmacology and therapeutic drug interactions updated[J]. British Journal of Pharmacology, 2007, 151(6): 737-748.

[51] Casarotto P C, Girych M, Fred S M, et al. Antidepressant drugs act by directly binding to TRKB neurotrophin receptors[J]. Cell, 2021, 184(5): 1299-1313. e19.

[52] Maryanoff B E. Phenotypic assessment and the discovery of topiramate[J]. ACS Medicinal Chemistry Letters, 2016, 7(7): 662-665.

[53] Mendelsohn L G, Shih C, Chen V J, et al. Enzyme inhibition, polyglutamation, and the effect of LY231514 (MTA) on purine biosynthesis[C]. Seminars in Oncology, 1999: 42-47.

[54] Van Hasselt J C, Iyengar R. Systems pharmacology: defining the interactions of drug combinations[J]. Annual Review of Pharmacology and Toxicology, 2019, 59: 21-40.

[55] Ianevski A, Yao R, Biza S, et al. Identification and tracking of antiviral drug combinations[J]. Viruses, 2020, 12(10): 1178.

[56] Friese A, Ursu A, Hochheimer A, et al. The convergence of stem cell technologies and phenotypic drug discovery[J]. Cell Chemical Biology, 2019, 26(8): 1050-1066.

[57] Schild H. pA, a new scale for the measurement of drug antagonism[J]. British Journal of Pharmacology and Chemotherapy, 1947, 2(3): 189.

[58] Stephenson R. A modification of receptor theory[J]. British Journal of Pharmacology and Chemotherapy, 1956, 11(4): 379.

[59] Rang H P. The receptor concept: pharmacology's big idea[J]. British Journal of Pharmacology, 2006, 147(S1): S9-S16.

[60] Weiss J M, Morgan P H, Lutz M W, et al. The cubic ternary complex receptor-occupancy model I. Model description[J]. Journal of Theoretical Biology, 1996, 178(2): 151-167.

[61] Costa T, Herz A. Antagonists with negative intrinsic activity at delta opioid receptors coupled to GTP-binding proteins[J]. Proceedings of the National Academy of Sciences of the United States of America, 1989, 86(19): 7321-7325.

[62] Waser P G. The cholinergic receptor[J]. Journal of Pharmacy and Pharmacology, 1960, 12(1): 577-594.

[63] Miledi R, Molinoff P, Potter L. Biological sciences: isolation of the cholinergic receptor protein of torpedo electric tissue[J]. Nature, 1971, 229(5286): 554-557.

[64] Alexander R W, Williams L T, Lefkowitz R. Identification of cardiac beta-adrenergic receptors by (minus)[3H] alprenolol binding[J]. Proceedings of the National Academy of Sciences of the United States of America, 1975, 72(4): 1564-1568.

[65] Black J W, Leff P. Operational models of pharmacological agonism[J]. Proceedings of the Royal Society of London. Series B: Biological Sciences, 1983, 220(1219): 141-162.

[66] Bowie J U, Lüthy R, Eisenberg D. A method to identify protein sequences that fold into a known three-dimensional structure[J]. Science, 1991, 253(5016): 164-170.

[67] Jones D T, Taylort W, Thornton J M. A new approach to protein fold recognition[J]. Nature, 1992, 358(6381): 86-89.

[68] Jones D T. GenTHREADER: an efficient and reliable protein fold recognition method for genomic sequences[J]. Journal of Molecular Biology, 1999, 287(4): 797-815.

[69] Sutcliffe M J, Haneef I, Carney D, et al. Knowledge based modelling of homologous proteins, Part I: three-dimensional frameworks derived from the simultaneous superposition of multiple structures[J]. Protein Engineering, Design and Selection, 1987, 1(5): 377-384.

[70] Guex N, Diemand A, Peitsch M C. Protein modelling for all[J]. Trends in Biochemical Sciences, 1999, 24(9): 364-367.

[71] Sali A. Comparative protein modeling by satisfaction of spatial restraints[J]. Immunotechnology, 1996, 4(2): 279-280.

[72] Diller D J, Li R. Kinases, homology models, and high throuput docking[J]. Journal of Medicinal Chemistry, 2003, 46(22): 4638-4647.

[73] Jumper J, Evans R, Pritzel A, et al. Highly accurate protein structure prediction with AlphaFold[J]. Nature, 2021.

[74] Baek M, Dimaio F, Anishchenko I, et al. Accurate prediction of protein structures and interactions using a three-track neural network[J]. Science, 2021, 373(6557): 871-876.

[75] Li Y H, Wang P P, Li X X, et al. The human kinome targeted by FDA approved multi-target drugs and combination products: A comparative study from the drug-target interaction network perspective[J]. PLoS One, 2016, 11(11): e0165737.

[76] Santos R, Ursu O, Gaulton A, et al. A comprehensive map of molecular drug targets[J]. Nature Reviews Drug Discovery, 2017, 16(1): 19-34.

[77] Xu J. ^{13}C NMR Spectral prediction by means of generalized atom center fragment method[J]. Molecules, 1997, 2(8): 114-128.

[78] Yan X, Li J, Gu Q, et al. gWEGA: GPU-accelerated WEGA for molecular superposition and shape comparison[J]. Journal of Computational Chemistry, 2014, 35(15): 1122-1130.

[79] Gaulton A, Hersey A, Nowotka M, et al. The ChEMBL database in 2017[J]. Nucleic Acids Research, 2017, 45(D1): D945-D954.

[80] Ihlenfeldt W D. PubChem[J]. Applied Chemoinformatics: Achievements and Future Opportunities, 2018: 245-258.

[81] Gilson M K, Liu T, Baitaluk M, et al. BindingDB in 2015: a public database for medicinal chemistry, computational chemistry and systems pharmacology[J]. Nucleic Acids Research, 2016, 44(D1): D1045-D1053.

[82] Du J, Yan X, Liu Z, et al. cBinderDB: a covalent binding agent database[J]. Bioinformatics, 2017, 33(8): 1258-1260.

[83] Wang Z, Liang L, Yin Z, et al. Improving chemical similarity ensemble approach in target prediction[J]. Journal of Cheminformatics, 2016, 8(1): 1-10.

[84] Gfeller D, Grosdidier A, Wirth M, et al. SwissTargetPrediction: a web server for target

prediction of bioactive small molecules[J]. Nucleic Acids Research, 2014, 42(W1): W32-W38.

[85] Reker D, Rodrigues T, Schneider P, et al. Identifying the macromolecular targets of de novo-designed chemical entities through self-organizing map consensus[J]. Proceedings of the National Academy of Sciences of the United States of America, 2014, 111(11): 4067-4072.

[86] Nickel J, Gohlke B O, Erehman J, et al. SuperPred: update on drug classification and target prediction[J]. Nucleic Acids Research, 2014, 42(W1): W26-W31.

[87] Awale M, Reymond J L. The polypharmacology browser: a web-based multi-fingerprint target prediction tool using ChEMBL bioactivity data[J]. Journal of Cheminformatics, 2017, 9(1): 1-10.

[88] Lee K, Lee M, Kim D. Utilizing random Forest QSAR models with optimized parameters for target identification and its application to target-fishing server[J]. BMC Bioinformatics, 2017, 18(16): 567.

[89] Cereto-Massagué A, Ojeda M J, Valls C, et al. Tools for in silico target fishing[J]. Methods, 2015, 71: 98-103.

[90] Cheng T, Li Q, Wang Y, et al. Identifying compound-target associations by combining bioactivity profile similarity search and public databases mining[J]. Journal of Chemical Information and Modeling, 2011, 51(9): 2440-2448.

[91] Fliri A F, Loging W T, Thadeio P F, et al. Biological spectra analysis: linking biological activity profiles to molecular structure[J]. Proceedings of the National Academy of Sciences of the United States of America, 2005, 102(2): 261-266.

[92] Carvalho-Silva D, Pierleoni A, Pignatelli M, et al. Open targets platform: new developments and updates two years on[J]. Nucleic Acids Research, 2019, 47(D1): D1056-D1065.

[93] Agamah F E, Mazandu G K, Hassan R, et al. Computational/in silico methods in drug target and lead prediction[J]. Briefings in Bioinformatics, 2020, 21(5): 1663-1675.

[94] Chen Y, Zhi D. Ligand-protein inverse docking and its potential use in the computer search of protein targets of a small molecule[J]. Proteins: Structure, Function, and Bioinformatics, 2001, 43(2): 217-226.

[95] Wang J C, Chu P Y, Chen C M, et al. idTarget: a web server for identifying protein targets of small chemical molecules with robust scoring functions and a divide-and-conquer docking approach[J]. Nucleic Acids Research, 2012, 40(W1): W393-W399.

[96] Luo H, Chen J, Shi L, et al. DRAR-CPI: a server for identifying drug repositioning potential and adverse drug reactions via the chemical-protein interactome[J]. Nucleic Acids Research, 2011, 39(suppl_2): W492-W498.

[97] Li H, Gao Z, Kang L, et al. TarFisDock: a web server for identifying drug targets with docking approach[J]. Nucleic Acids Research, 2006, 34(suppl_2): W219-W224.

[98] Xie L, Xie L, Bourne P E. A unified statistical model to support local sequence order independent similarity searching for ligand-binding sites and its application to genome-based drug discovery[J]. Bioinformatics, 2009, 25(12): i305-i312.

[99] Schmitt S, Kuhn D, Klebe G. A new method to detect related function among proteins independent of sequence and fold homology[J]. Journal of Molecular Biology, 2002, 323(2): 387-406.

[100] Jambon M, Andrieu O, Combet C, et al. The SuMo server: 3D search for protein functional sites[J]. Bioinformatics, 2005, 21 (20) : 3929-3930.

[101] Yeturu K, Chandra N. PocketMatch: a new algorithm to compare binding sites in protein structures[J]. BMC Bioinformatics, 2008, 9 (1) : 1-17.

[102] Hoffmann B, Zaslavskiy M, Vert J P, et al. A new protein binding pocket similarity measure based on comparison of clouds of atoms in 3D: application to ligand prediction[J]. BMC Bioinformatics, 2010, 11 (1) : 1-16.

[103] Chartier M, Adriansen E, Najmanovich R. IsoMIF finder: online detection of binding site molecular interaction field similarities[J]. Bioinformatics, 2016, 32 (4) : 621-623.

[104] Kellenberger E, Schalon C, Rognan D. How to measure the similarity between protein ligand-binding sites?[J]. Current Computer-Aided Drug Design, 2008, 4 (3) : 209.

[105] Madhukar N S, Khade P K, Huang L, et al. A Bayesian machine learning approach for drug target identification using diverse data types[J]. Nature Communications, 2019, 10 (1) : 1-14.

[106] Mamoshina P, Volosnikova M, Ozerov I V, et al. Machine learning on human muscle transcriptomic data for biomarker discovery and tissue-specific drug target identification[J]. Frontiers in Genetics, 2018, 9: 242.

[107] Lecun Y, Bengio Y, Hinton G. Deep learning[J]. Nature, 2015, 521 (7553) : 436-444.

[108] Hinton G E, Salakhutdinov R R. Reducing the dimensionality of data with neural networks[J]. Science, 2006, 313 (5786) : 504-507.

[109] Zeng X, Zhu S, Lu W, et al. Target identification among known drugs by deep learning from heterogeneous networks[J]. Chemical Science, 2020, 11 (7) : 1775-1797.

[110] Wen M, Zhang Z, Niu S, et al. Deep-learning-based drug-target interaction prediction[J]. Journal of Proteome Research, 2017, 16 (4) : 1401-1409.

[111] Chen L, Wu J. Bio-network medicine[M]. Oxford: Oxford University Press, 2015: 185-186.

[112] Muzio G, O'bray L, Borgwardt K. Biological network analysis with deep learning[J]. Briefings in Bioinformatics, 2021, 22 (2) : 1515-1530.

[113] Camacho D M, Collins K M, Powers R K, et al. Next-generation machine learning for biological networks[J]. Cell, 2018, 173 (7) : 1581-1592.

[114] Beddell C, Goodford P, Norrington F, et al. Compounds designed to fit a site of known structure in human haemoglobin[J]. British Journal of Pharmacology, 1976, 57 (2) : 201.

[115] Blundell T L. Structure-based drug design[J]. Nature, 1996, 384 (Suppl 6604) : 23-26.

[116] Blundell T, Sibanda B L, Pearl L. Three-dimensional structure, specificity and catalytic mechanism of renin[J]. Nature, 1983, 304 (5923) : 273-275.

[117] Hofmann K, Bucher P, Falquet L, et al. The PROSITE database, its status in 1999[J]. Nucleic Acids Research, 1999, 27 (1) : 215-219.

[118] Kasuya A, Thornton J M. Three-dimensional structure analysis of PROSITE patterns[J]. Journal of Molecular Biology, 1999, 286 (5) : 1673-1691.

[119] Heringa J, Argos P. Strain in protein structures as viewed through nonrotameric side chains: II. Effects upon ligand binding[J]. Proteins: Structure, Function, and Bioinformatics, 1999, 37 (1) : 44-55.

[120] Irving J A, Whisstock J C, Lesk A M. Protein structural alignments and functional genomics[J]. Proteins: Structure, Function, and Bioinformatics, 2001, 42(3): 378-382.

[121] Lichtarge O, Sowa M E. Evolutionary predictions of binding surfaces and interactions[J]. Current Opinion in Structural Biology, 2002, 12(1): 21-27.

[122] Chelliah V, Chen L, Blundell T L, et al. Distinguishing structural and functional restraints in evolution in order to identify interaction sites[J]. Journal of Molecular Biology, 2004, 342(5): 1487-1504.

[123] Hardy L W, Malikayil A. The impact of structure-guided drug design on clinical agents[J]. Current Drug Discovery, 2003, 3: 15-20.

[124] Lombardino J G, Lowe J A. The role of the medicinal chemist in drug discovery—then and now[J]. Nature Reviews Drug Discovery, 2004, 3(10): 853-862.

[125] Rupp B. High-throughput crystallography at an affordable cost: the TB structural genomics consortium crystallization facility[J]. Accounts of Chemical Research, 2003, 36(3): 173-181.

[126] Sharff A J. High throughput crystallography on an in-house source, using ACTOR[J]. The Rigaku Journal, 2003, 19(2): 5-10.

[127] Bodenstaff E R, Hoedemaeker F J, Kuil M E, et al. The prospects of protein nanocrystallography[J]. Acta Crystallographica Section D: Biological Crystallography, 2002, 58(11): 1901-1906.

[128] Perrakis A, Morris R, Lamzin V S. Automated protein model building combined with iterative structure refinement[J]. Nature Structural Biology, 1999, 6(5): 458-463.

[129] Williams P A, Cosme J, Sridhar V, et al. Mammalian microsomal cytochrome P450 monooxygenase: structural adaptations for membrane binding and functional diversity[J]. Molecular Cell, 2000, 5(1): 121-131.

[130] Williams P A, Cosme J, Vinkovic D M, et al. Crystal structures of human cytochrome P450 3A4 bound to metyrapone and progesterone[J]. Science, 2004, 305(5684): 683-686.

[131] Dolle R E. Comprehensive survey of combinatorial library synthesis: 2004[J]. Journal of Combinatorial Chemistry, 2005, 7(6): 739-798.

[132] Seneci P, Miertus S. Combinatorial chemistry and high-throughput screening in drug discovery: different strategies and formats[J]. Molecular Diversity, 2000, 5(2): 75-89.

[133] Spencer R W. High-throughput screening of historic collections: observations on file size, biological targets, and file diversity[J]. Biotechnology and Bioengineering, 1998, 61(1): 61-67.

[134] Hopkins A L, Groom C R. The druggable genome[J]. Nature Reviews Drug Discovery, 2002, 1(9): 727-730.

[135] Shelley J C, Cholleti A, Frye L L, et al. Epik: a software program for pK a prediction and protonation state generation for drug-like molecules[J]. Journal of Computer-Aided Molecular Design, 2007, 21(12): 681-691.

[136] Toolkit O. OpenEye scientific software[Z]. Santa Fe, NM, 2019.

[137] Sadowski J, Schwab C H. 3D Structure Generator CORINA Generation of High-Quality Three-Dimensional Molecular Models[C]. Economics, Corpus ID 1395136, 2006.

[138] Li J, Ehlers T, Sutter J, et al. CAESAR: a new conformer generation algorithm based on recursive buildup and local rotational symmetry consideration[J]. Journal of Chemical

Information and Modeling, 2007, 47(5): 1923-1932.

[139] Hawkins P C, Skillman A G, Warren G L, et al. Conformer generation with OMEGA: algorithm and validation using high quality structures from the protein databank and cambridge structural database[J]. Journal of Chemical Information and Modeling, 2010, 50(4): 572-584.

[140] Landrum G. Rdkit: Open-source cheminformatics software, 2016[EB/OL]. URL http://www.rdkit.org/, https://github.com/rdkit/rdkit, 2016, 149: 150.

[141] Cole J C, Korb O, Mccabe P, et al. Knowledge-based conformer generation using the cambridge structural database[J]. Journal of Chemical Information and Modeling, 2018, 58(3): 615-629.

[142] Friesner R A, Banks J L, Murphy R B, et al. Glide: a new approach for rapid, accurate docking and scoring. 1. Method and assessment of docking accuracy[J]. Journal of Medicinal Chemistry, 2004, 47(7): 1739-1749.

[143] Prieto-Martínez F D, Arciniega M, Medina-Franco J L. Molecular docking: current advances and challenges[J]. TIP. Revista Especializada en Ciencias Químico-Biológicas, 2018, 21: 65-81.

[144] Kitchen D B, Decornez H, Furr J R, et al. Docking and scoring in virtual screening for drug discovery: methods and applications[J]. Nature Reviews Drug Discovery, 2004, 3(11): 935-949.

[145] Jain A N. Surflex-Dock 2.1: robust performance from ligand energetic modeling, ring flexibility, and knowledge-based search[J]. Journal of Computer-Aided Molecular Design, 2007, 21(5): 281-306.

[146] Verdonk M L, Berdini V, Hartshorn M J, et al. Virtual screening using protein-ligand docking: avoiding artificial enrichment[J]. Journal of Chemical Information and Computer Sciences, 2004, 44(3): 793-806.

[147] Friesner R A, Murphy R B, Repasky M P, et al. Extra precision glide: docking and scoring incorporating a model of hydrophobic enclosure for protein-ligand complexes[J]. Journal of Medicinal Chemistry, 2006, 49(21): 6177-6196.

[148] Graves A P, Shivakumar D M, Boyce S E, et al. Rescoring docking hit lists for model cavity sites: predictions and experimental testing[J]. Journal of Molecular Biology, 2008, 377(3): 914-934.

[149] Genheden S, Ryde U. The MM/PBSA and MM/GBSA methods to estimate ligand-binding affinities[J]. Expert Opinion on Drug Discovery, 2015, 10(5): 449-461.

[150] Nabuurs S B, Wagener M, De Vlieg J. A flexible approach to induced fit docking[J]. Journal of Medicinal Chemistry, 2007, 50(26): 6507-6518.

[151] Madhavi Sastry G, Adzhigirey M, Day T, et al. Protein and ligand preparation: parameters, protocols, and influence on virtual screening enrichments[J]. Journal of Computer-Aided Molecular Design, 2013, 27(3): 221-234.

[152] Khanfar M A, Salaas N, Abumostafa R. Discovery of natural-derived Mpro inhibitors as therapeutic candidates for COVID-19: structure-based pharmacophore screening combined with QSAR analysis[J]. Molecular Informatics, 2023, 42(4): e2200198.

[153] Lopachin R M, Gavin T. Reactions of electrophiles with nucleophilic thiolate sites: relevance to pathophysiological mechanisms and remediation[J]. Free Radical Research, 2016, 50(2):

195-205.

[154] Singh J, Petter R C, Baillie T A, et al. The resurgence of covalent drugs[J]. Nature Reviews Drug Discovery, 2011, 10(4): 307-317.

[155] Kumalo H M, Bhakat S, Soliman M E. Theory and applications of covalent docking in drug discovery: merits and pitfalls[J]. Molecules, 2015, 20(2): 1984-2000.

[156] Oballa R M, Truchon J F, Bayly C I, et al. A generally applicable method for assessing the electrophilicity and reactivity of diverse nitrile-containing compounds[J]. Bioorganic & Medicinal Chemistry Letters, 2007, 17(4): 998-1002.

[157] Wen C, Yan X, Gu Q, et al. Systematic studies on the protocol and criteria for selecting a covalent docking tool[J]. Molecules, 2019, 24(11): 2183.

[158] Xu J. GMA: A generic match algorithm for structural homomorphism, isomorphism, and maximal common substructure match and its applications[J]. Journal of Chemical Information and Computer Sciences, 1996, 36(1): 25-34.

[159] Gumbleton M, Audus K L. Progress and limitations in the use of *in vitro* cell cultures to serve as a permeability screen for the blood-brain barrier[J]. Journal of Pharmaceutical Sciences, 2001, 90(11): 1681-1698.

[160] Agoram B, Woltosz W S, Bolger M B. Predicting the impact of physiological and biochemical processes on oral drug bioavailability[J]. Advanced Drug Delivery Reviews, 2001, 50: S41-S67.

[161] de Lange E, Danhof M. Considerations in the use of cerebrospinal fluid pharmacokinetics to predict brain target concentrations in the clinical setting[J]. Clinical Pharmacokinetics, 2002, 41(10): 691-703.

[162] Raevsky O A, Grigorev V Y, Polianczyk D E, et al. Physicochemical property profile for brain permeability: comparative study by different approaches[J]. Journal of Drug Targeting, 2016, 24(7): 655-662.

[163] Prajapati J, Patel H, Agrawal Y K. Targeted drug delivery for central nervous system: a review[J]. International Journal of Pharmaceutics, 2012, 3: 32-38.

[164] Ayrton A, Morgan P. Role of transport proteins in drug absorption, distribution and excretion[J]. Xenobiotica, 2001, 31(8-9): 469-497.

[165] Smith D A, van de Waterbeemd H, Walker D K. Methods and Principles in Medicinal Chemistry: Pharmacokinetics and Metabolism in Drug Design[M]. New York: Wiley-VCH, 2006.

[166] van de Waterbeemd H, Smith D A, Jones B C. Lipophilicity in PK design: methyl, ethyl, futile[J]. Journal of Computer-Aided Molecular Design, 2001, 15(3): 273-286.

[167] Lombardo F, Obach R S, Shalaeva M Y, et al. Prediction of volume of distribution values in humans for neutral and basic drugs using physicochemical measurements and plasma protein binding data[J]. Journal of Medicinal Chemistry, 2002, 45(13): 2867-2876.

[168] Schneider G, Coassolo P, Lavé T. Combining *in vitro* and *in vivo* pharmacokinetic data for prediction of hepatic drug clearance in humans by artificial neural networks and multivariate statistical techniques[J]. Journal of Medicinal Chemistry, 1999, 42(25): 5072-5076.

[169] Hilal S, Karickhoff S, Carreira L. A rigorous test for SPARC's chemical reactivity models: estimation of more than 4300 ionization pK_as[J]. Quantitative Structure-Activity Relationships,

1995, 14(4): 348-355.

[170] Hong H, Xie Q, Ge W, et al. Mold2, molecular descriptors from 2D structures for chemoinformatics and toxicoinformatics[J]. Journal of Chemical Information and Modeling, 2008, 48(7): 1337-1344.

[171] Todeschini R, Consonni V. Handbook of Molecular Descriptors[M]. New York: John Wiley & Sons, 2008.

[172] Podlogar B, Muegge I, Brice L. Computational methods to estimate drug development parameters[J]. Current Opinion in Drug Discovery & Development, 2001, 4(1): 102-109.

[173] Ruane D, Chorny A, Lee H, et al. Microbiota regulate the ability of lung dendritic cells to induce IgA class-switch recombination and generate protective gastrointestinal immune responses[J]. Journal of Experimental Medicine, 2016, 213(1): 53-73.

[174] Yang C, Mogno I, Contijoch E J, et al. Fecal IgA levels are determined by strain-level differences in bacteroides ovatus and are modifiable by gut microbiota manipulation[J]. Cell Host & Microbe, 2020, 27(3): 467-475.e6.

[175] Hikmet F, Méar L, Edvinsson Å, et al. The protein expression profile of ACE2 in human tissues[J]. Molecular Systems Biology, 2020, 16(7): e9610.

[176] Ashley E A. The precision medicine initiative: a new national effort[J]. Jama, 2015, 313(21): 2119-2120.

第4章 药物设计方法的演化

药物设计方法学源于提高天然产物药物成药性的需求。当时的目标很简单：找到结构与活性的关系(SAR)，根据 SAR 设计可行的化学合成路线，要么全合成天然产物[1]，要么修饰天然产物分子[2]，以提高药效并改进其他药学参数。

随着人们对生命科学研究的深入，药物设计方法学也逐渐从定性研究走向定量研究，从研究药物配体与受体的静态结构走向模拟受体-配体结合的动态过程，从研究简单的小分子与生物大分子的对接走向探索小分子机器对复杂生物大分子机器的动态调控。药物设计方法学也逐渐从经验学科走向成熟和复杂。

4.1 药物设计的基本原理

药物设计是基于医药学、生物学、化学、物理、数学、信息学等学科的原理设计治疗疾病的药物。研究药物设计技术必然要了解相关学科的基本原理，以及其与药物设计之间的关系。

药物设计首先要理解一种疾病的病理学，包括疾病演化过程中涉及的遗传变异、蛋白质以及相关的内源性物质的结构和功能，它们遵循分子生物学原理。病理学的研究结果产生潜在的药物靶标；生物化学研究靶标的功能和调控机制，包括酶动力学、蛋白质-配体相互作用和代谢途径。在此基础上，药理学研究先导化合物的发现，包括药效学(药物如何调控靶标并产生疗效)和药代动力学(药物在人体的吸收、分布、代谢和排泄)。

在药物发现的早期阶段，为了降低研究成本，缩小研究范围，需要采用计算方法(如生物信息学和化学信息学甚至量子化学)预测苗头化合物和先导化合物，并设计优化它们的成药性。在药物开发阶段，需要根据器官和组织的解剖学特征及其结构和功能设计药物的递送途径。药物进入体内后，需要用免疫学方法研究免疫系统对外源性分子的应答。如果是感染引起的疾病，应该研究微生物致病的机制，设计针对特定微生物病原体的药物，如抗生素或抗病毒药物。如果开发治疗神经系统疾病的药物，如抗阿尔茨海默病、帕金森病和抑郁症等疾病的药物，需要用神经科学研究此类疾病的神经机制，中枢神经系统与非神经系统之间有血脑屏障，药物递送的机制也有差别。药物的安全性与药效同等重要，毒理学帮助我们提前发现潜在的毒性化合物，避免引起不良反应的药物进入市场。生物技术和药物合成技术(如基因克隆、蛋白质表达、化学/生物合成与天然产物提纯分离及结构鉴定)为上述研究提供物质基础。

药物设计横跨医药学、解剖学、生理学、免疫学、微生物学、神经科学、生物技术、毒理学、信息学、数学、物理学和化学学科等。从事药物设计研究的人必须不断扩充自己的知识领域才能胜任所从事的工作。

4.1.1 分子生物学的中心法则

1958 年，Francis Crick 提出了分子生物学的中心法则(central dogma of molecular biology)[3]，他写道：信息从核酸(DNA 或 RNA)到核酸，或从核酸到蛋白质的传递是可能的，但从蛋白质到蛋白质，或从蛋白质到核酸的传递是不可能的。信息在这里意味着精确测定核酸中的碱基或蛋白质中的氨基酸残基的序列。Francis Crick、Maurice Wilkins 和 James Watson 阐明了 DNA 的双螺旋结构和碱基配对的机制。DNA 通过碱基配对使遗传信息在生物体中被存储和复制，这是 20 世纪最重要的科学发现之一。三位科学家由于这个发现分享了 1962 年诺贝尔生理学或医学奖。

1. DNA、RNA、蛋白质之间的信息传递

在活体中的 DNA、RNA 和蛋白质之间有 3×3=9 种信息传递方式[4]，分为以下四组：

(1)普通信息传递(正常情况)：DNA 自复制、DNA 合成 mRNA(转录)、mRNA 合成蛋白质(翻译)。

(2)特殊信息传递：RNA 自复制、RNA 合成 DNA(逆转录)。

(3)未知信息传递：DNA 直接合成蛋白质(不使用 mRNA)、以蛋白质序列为模板合成 RNA、以蛋白质序列为模板合成 DNA。这些现象在纯自然状态下未见发生。

(4)错误折叠导致的信息传递：错误折叠的蛋白质称为朊病毒(prion)或感染性蛋白质，它们可以不通过 RNA 环节直接自我复制。虽然这种现象很少见，却是某些凶险的传染性疾病的根源。

图 4-1 显示的是真核细胞中生物信息传递的过程。在理想情况下，生物信息传递应该是保真的，传递过程中总是以前面的分子作为模板进行复制、转录或翻译。DNA 的代码 A、G、T 和 C 分别变换为 RNA 的代码 U、C、A 和 G，而蛋

白质的编码由三个密码子组成。标准密码子表适用于人类和哺乳动物，一些其他
生命形式（包括人类线粒体）使用不同的翻译[5]。

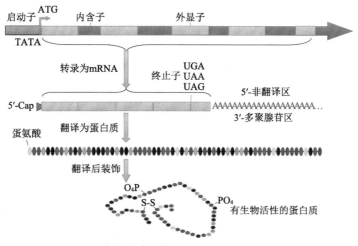

图 4-1　药物设计所依据的分子生物学中心法则

根据 wikipedia.org 资料绘制

2. 转录

当细胞复制时，首先复制 DNA，一组复制蛋白体（replisome）执行从 DNA
到 RNA 的复制，信息从母链复制到互补的子链。解旋酶（helicase）解开超螺旋和
DNA 双螺旋链，形成复制叉以合成新的与母链互补的子链，该过程一般发生在
细胞增殖的 S 期。

在真核细胞中，转录因子和 RNA 聚合酶以 DNA 为模板转录合成前信使
RNA（pre-mRNA）。pre-mRNA 在被翻译成蛋白质之前，需要一些修饰，如
mRNA 前链上加 5′-cap 和聚腺苷尾部（poly-A），然后进行剪接（splicing），最终
合成一条成熟的 mRNA 链[6]。斯坦福大学的 Roger D. Kornberg 由于真核细胞的
mRNA 转录的分子机制研究荣获 2006 年诺贝尔化学奖。

在真核细胞中，转录在细胞核中进行，所产生的成熟 mRNA 被转运到细胞
质中与核糖体（ribosome）结合。

3. 翻译

核糖体读取 mRNA 三联体密码子（triplet codon，一般以"腺嘌呤–尿嘧啶–
鸟嘌呤"AUG 开头）或核糖体结合位点下游的起始蛋氨酸密码子。起始因子
（initiation factor）和延伸因子（elongation factor）复合物将转运 RNA（tRNA）带入核
糖体-mRNA 复合物，使 mRNA 中的密码子与 tRNA 上的反密码子（anti-codon）

匹配。tRNA 携带相应的氨基酸残基加入合成中的肽链，同时肽链开始折叠。终止密码子为 UAA、UGA 或 UAG，任意一个终止密码子都会导致肽链合成结束。

从核糖体释放的新生肽链需要正确的折叠，大多数蛋白需要伴侣蛋白控制肽链的折叠。有些蛋白质从本身的肽链上切下内部片段，拼接连接缝隙的自由端，在这个过程中，内部的"丢弃"部分被称为内含子(introns)。其他蛋白质在不剪接的情况下分裂成多个部分。还有一些肽链需要交联，而另一些蛋白必须被血红素(heme)等辅因子附着后才能发挥功能，这些信息没有被编码在 mRNA 中。剑桥大学的 Venkatraman Ramakrishnan、耶鲁大学的 Thomas A. Steitz 和以色列魏茨曼研究所的 Ada E. Yonath 由于研究核糖体的结构和功能而分享 2009 年诺贝尔化学奖。然而核糖体的起源问题仍然悬而未决[7]。

4. 细胞对转录和翻译过程的调控

分子生物学的中心法则自被提出以来，一直处于发展和完善之中。2022 年 12 月 9 日，加州大学圣迭戈分校的 Terence Hwa 领导的团队在 *Science* 杂志发表文章[8]，将基因调控与 mRNA 以及蛋白质的表达水平定量地关联起来。实际上，细胞中发生的信息传递过程，DNA→mRNA→蛋白质，是在细胞的全程调控之下才能得以顺利进行的。在细胞中，这个转录+翻译过程不是局部单基因的线性过程，而是受到细胞在全局系统层面上调控和限制的，如细胞中可用 RNA 聚合酶和可用核糖体的量，细胞中蛋白质的总浓度也大致是恒定的。这样，当细胞为了适应外界条件变化而调控某些基因时，全局条件的限制会使被直接调控的基因发生改变，也可能间接调控其他基因。该团队发现：启动子的活性是蛋白质表达水平的主要因素，蛋白质浓度主要由转录过程决定，转录与翻译过程是密切协同的。这个发现是从基于细菌的研究过程中得到的，有待于在其他生命系统中进一步证实。

5. 翻译后修饰

新合成的蛋白质经过折叠后还要经历翻译后修饰(post-translational modification，PTM)才能成熟，从而具有生物学活性。PTM 是在内质网和高尔基体中通过酶催化对新生的蛋白质进行共价修饰。翻译后修饰可以发生在氨基酸侧链或蛋白质的碳端或氮端，也可以通过修改现有的官能团或引入新的官能团(如磷脂)实现修饰。磷酸化是调节酶活性的常见机制，也是最常见的翻译后修饰。常见的 PTM 如下：

(1)糖基化(glycosylation)：使碳水化合物分子附着在许多真核和原核细胞的蛋白上以促进蛋白折叠，提高稳定性，并发挥调节功能。

(2)脂质化(lipidation)：使脂质分子附着在新生的蛋白质上，使之能附着在细胞膜上。

(3)切割肽键：如将前肽修饰为成熟的肽，或去除引发剂蛋氨酸残基。

(4)二硫键改变：半胱氨酸残基形成二硫键，如胰岛素在形成二硫键后被切割两次，并从链的中间去除前肽，得到的蛋白质由两条由二硫键连接的多肽链组成。

(5)泛素化：如果新生的肽被泛素化，它将被降解。

(6)氧化应激 PTM：如羰基化是以降解为目的的 PTM，它导致蛋白质聚集体的形成。特定的氨基酸修饰可作为指示氧化损伤的生物标志物。

蛋白质的丝氨酸/苏氨酸和酪氨酸的侧链羟基、赖氨酸/精氨酸和组氨酸侧链的氨基、半胱氨酸的巯基、天冬氨酸和谷氨酸的羧基以及氮端与碳端都是亲核基团，易于发生 PTM。天冬酰胺的酰胺基弱亲核，但它仍可能作为聚糖的附着点。氧化蛋氨酸和侧链中的一些亚甲基很少发生 PTM[9]。

6. 朊病毒

作为被错误折叠的蛋白，朊病毒的可怕之处在于它们能让同种蛋白质照抄其错误折叠构象，即直接复制错误折叠构象，也就是朊病毒有传染性。朊病毒是人类及其他生物的几种致命的传染性神经退行性疾病的病原，而导致正常蛋白质错误折叠的原因尚不清楚，因此，朊病毒又被称为"感染性蛋白质"[10]。类病毒、病毒、细菌、真菌和寄生虫之类的感染源都通过核酸(DNA 或 RNA)传染，朊病毒不通过核酸复制就能感染。

一般认为，朊病毒蛋白(PrP)及其亚型是传染性海绵状脑病(transmissible spongiform encephalopathy，TSE)的病因[11]，如羊的瘙痒、鹿的慢性消瘦病(chronic wasting disease，CWD)、牛海绵状脑病(bovine spongiform encephalopathy，BSE，即疯牛病)、人类的克雅氏病(Creutzfeldt-Jakob disease，CJD)都是朊病毒造成的。

已知的哺乳动物朊病毒疾病都影响大脑或其他神经组织的结构，致命的病程是进行式的，尚无有效的治法[12]。2015 年，有报道指出：帕金森病患者的多系统萎缩(multiple system atrophy，MSA)是由 α-突触核蛋白朊病毒导致的[13]。

朊病毒是无序蛋白，与另一种特定蛋白伴侣结合才能有稳定的构象。如果朊病毒的一条蛋白链以相同的构象结合到另一条蛋白链上，则两条蛋白链都稳定。这种情况发生的概率很低，但一旦发生，两者的结合就非常稳定，此后更多蛋白链会加入聚集，形成"原纤维"(fibril)朊病毒淀粉样蛋白聚集体，沉积在受感染的组织中造成细胞死亡和组织损伤[14]。因此，朊病毒可能是神经退行性疾病如阿尔茨海默病和帕金森病的主要病因[15]。朊病毒还被认为是 Gerstmann-Sträussler-Scheinker 综合征(GSS)、致死性家族性失眠(FFI)、库鲁病(Kuru disease)、肌萎缩侧索硬化(amyotrophic lateral sclerosis，ALS)的病因。某些酵母蛋白，以及在记忆形成过程中参与突触修饰的蛋白质也有朊病毒性质[16]。朊病毒复制受到差向突变和自然选择的影响，其结构在物种之间略有不同。

朊病毒聚集体的结构很稳定，能够抵抗化学和物理因素引起的变性，因此不能被普通的消毒过程或烹饪过程所破坏，所以因朊病毒感染致死的家畜不可食用，且应该谨慎处理。

4.1.2　药物设计所依据的基本物理模型

药物设计的研究对象是属于微观世界的分子(https://scaleofuniverse.com/)，从水分子到蛋白质分子，尺度变化很大。水分子的尺度约为 0.27nm。蛋白质(氨基酸残基数目大于 30)分子的尺寸可以比水分子的尺寸大千万倍。蛋白质分子还可以形成多聚体，组装成分子机器。

分子由原子组成，把分子中的原子结合起来的力称为化学键，主要有离子键和共价键两种类型。药物分子和蛋白质分子主要由共价键将原子结合在一起。其他化学键还有非金属原子与金属原子之间的配位键，介于共价键与极性结合力之间的氢键。

药物在体液中与各种分子作用，包括作为溶剂的水分子、各种金属离子、内源性小分子、各种蛋白质、核酸等，形成超复杂的分子间相互作用。

1. 分子力学

用经典力学来模拟分子系统的方法称为分子力学(molecular mechanics，MM)[17]。MM 基于 Born-Oppenheimer 近似(分子中原子核和电子的波函数可以分开处理，原子核的坐标固定，电子质量忽略不计[18])，用力场(force field)模型，分子系统的势能是原子核坐标的函数。MM 模拟分子体系时的基本假定如下：

(1)时间和空间是绝对的，长度和时间间隔的测量与观测者的运动无关。

(2)物质间相互作用的传递是瞬时到达的。

(3)一切可观测的物理量原则上可以无限精确地加以测定。

(4)原子被视为粒子。

(5)粒子有半径(一般采用范德华半径)、极化率和净电荷(一般由实验或计算得出)。

(6)化学键键能的计算遵守胡克定律，键长是原子之间达到能量平衡时的距离(实验或计算得出)。

MM 的核心是计算分子中原子相互作用而产生的势能(potential energy)。分子的势能 E 是 $E_{共价}$ 与 $E_{非共价}$ 两种势能的和。$E_{共价}$ 是 $E_{键}$、$E_{键角}$、$E_{二面角}$ 三种势能之和，$E_{非共价}$ 是 $E_{静电}$ 和 $E_{范德华}$ 两种势能之和。

势能函数或力场的解析式取决于不同的近似模型。一般地，键长和键角被建模为以平衡值为中心的谐波函数，平衡键长或键角值由实验(如振动光谱)或理论计算得到。二面角和化学键扭转项常有多个极值，不能建模为谐波函数。非键作用势能通常用 Lennard-Jones 势函数建模，范德华引力随距离 r^{-6} 衰减，其斥力随 r^{-12} 而增大。为了加速计算，人们定义一个原子对的截止半径，超过该半径则范德华作用能为零。$E_{静电}$ 是库仑势，不随距离迅速衰减(随距离倒数衰减)。

MM 所用的力常数、范德华常数和其他参数，平衡的键长/键角和二面角值，部分电荷值、原子质量和半径以及能量函数定义一起统称为力场(force field)，通过实验数据与理论计算结果一致来确定。几十年来，人们提出了许多力场，每个力场的参数对内部是自洽的，但不同力场的参数不能互用。为蛋白质[19]建模与为小分子建模不同[20]，应该用不同的力场。

在药物分子设计过程中，常用的 MM 软件有 AMBER、CHARMM、GROMACS、GROMOS、Internal Coordinate Mechanics(ICM)、Molecular Operating Environment(MOE)、NAMD、Q-Chem、Tinker 和 X-PLOR。

2. 量子化学

量子化学是量子力学在分子系统中的应用，用第一性原理计算分子体系的物理和化学性质(如单原子或分子的电子基态和激发态、化学反应路径或过渡态)，一般通过波谱学(如 IR、NMR、扫描探针显微镜)实验数据验证和协助分子尺度上的能量量子化的计算。量子化学也采用 Born-Oppenheimer 近似。它的基本假设如下：

(1)微观粒子状态用波函数描述。

(2)微观粒子每一个力学量均对应一个量子力学算符。

(3)微观粒子状态可以叠加。

(4)微观粒子运动状态的变化规律遵从薛定谔方程。

(5)同一原子不容忍运动状态完全相同的电子。

量子化学的核心是通过求解薛定谔方程来理解电子结构和分子动力学。然而，只有氢原子有薛定谔方程的精确解。其他原子或分子系统含有三个以上运动的"微观粒子"，其薛定谔方程无法精确求解，只能求近似解。于是就出现了各种近似的方法。常见的有半经验方法、密度泛函理论(density functional theory, DFT)、Hartree-Fock 方法、蒙特卡罗方法等。这些计算方法有很高的计算复杂度，计算时间是系统中所含原子数幂的函数。

虽然薛定谔方程是 1926 年提出的，第一个真正的量子化学计算是 1927 年做出的。德国的 Walter Heitler 和 Fritz London 计算了氢分子的电子结构。他们的方法被美国科学家 John C. Slater 和 Linus Pauling 拓展为价键(valence-bond, VB)

法。经典化学概念一致，价键法着重处理原子之间的成对相互作用：当一个分子形成时，原子轨道杂化形成化学键，轨道杂交和共振是价键法最重要的两个概念。

密度函数方法：1927 年，英国的托马斯（Llewellyn Thomas）和意大利的费米（Enrico Fermi）提出托马斯-费米模型，第一次用电子密度（而不是波函数）描述多电子系统，为现代密度泛函理论（DFT）奠定了基础。现代 DFT 使用 Kohn-Sham 方法[21]，其中密度泛函被分成四项：Kohn-Sham 动能、外部势能、交换能和关联能。DFT 的重点是改进交换能和关联能计算方法。与 Hartree-Fock 方法相比，计算复杂度更低（对于 n 基函数的纯泛函，复杂度 $<n^3$），因此可以计算更大的多原子分子精度，可以与 MP2 和 CCSD(T)媲美，是最流行的量子化学计算方法之一。

Hartree-Fock（HF）方法：HF 方法又称为自洽场方法（self-consistent field，SCF），是计算处于静止状态的多量子系统的波函数和能量的方法。HF 假设精确的 N 体波函数可以通过单个 Slater 行列式（费米子）确定，或由 N 个永久性自旋轨道（玻色子）确定。用变分法导出一组 N-自旋轨道的 N 个耦合方程，从这些方程的解得出 Hartree-Fock 波函数和系统的能量。所得的 Hartree 方程是薛定谔方程的近似解，它应该与根据电荷分布计算的最终场和假设的初始场"自洽"。非线性 Hartree-Fock 方程的解也表现为每个粒子都受到所有其他粒子产生的平均场的影响。虽然定点迭代算法并不总是收敛，但这些方程几乎都是通过迭代方法求解的[22]。

4.2 小分子模型的演变

最初，化学家用化学式表示分子的原子组成，如 H_2O 表示水分子由 2 个氢原子和 1 个氧原子组成。早期化学家认为不同的原子有固定的化学价，碳的化学价为 4，氢的化学价为 1，分子中不同的原子按照各自的化学价化合。后来，它们被苯的分子式为 C_6H_6 所困扰，最终，德国化学家凯库勒（August Kekulé）于 1858 年提出苯的化学结构模型。1861 年，布朗（Alexander Crum Brown）绘制了分子的结构式。图论在化学领域得到广泛的应用。

4.2.1 从化学式到拓扑结构

1865 年，霍夫曼（August Wilhelm von Hofmann）将不同颜色的球用细铜管连接，给分子结构中的原子涂上不同颜色：碳（黑色）、氢（白色）、氮（蓝色）、氧（红色）、氯（绿色）、硫（黄色），形成分子的球棍模型[23]。这是最早的分子物理模型。这种着色方案一直沿用至今，称为 CPK（Corey-Pauling-Koltun）配色方案[24]。

范托夫（van't Hoff）和勒贝尔（Le Bel）于 1874 年各自独立地提出：分子具有三维结构，开创了现代分子结构建模理论[25]。那时没有计算机的辅助，普通化学教育主要采用价壳层电子对排斥(valence shell electron pair repulsion，VSEPR)方法，给出分子拓扑结构的简易判断[26]。该方法计算原子中心周围的电子对(σ键)和孤电子对(lone pair，LP)(用 Lewis 点表示)，以绘出分子结构的几何图形(图 4-2)。这种方法一直沿用至今。

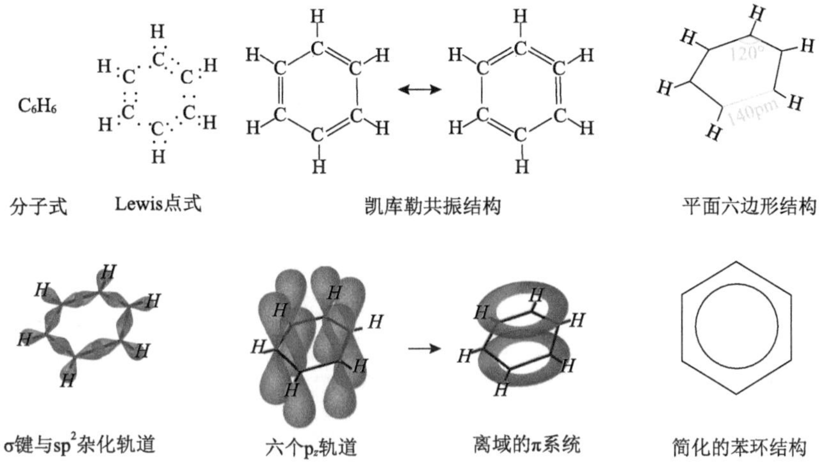

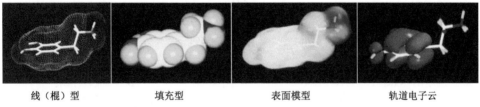

分子式   Lewis点式   凯库勒共振结构   平面六边形结构

σ键与sp²杂化轨道   六个pᵤ轨道   离域的π系统   简化的苯环结构

图 4-2 苯分子结构建模过程的演化

根据 en.wikipedia.org/wiki/Benzene#/media/File:Benzene_Representations.svg 数据改绘

20 世纪 80 年代以来，运用计算机图形学技术能够构建精确的分子结构三维模型，产生了各种分子结构模型的图示技术，图 4-3 给出了几种典型的分子结构图。

线（棍）型   填充型   表面模型   轨道电子云

图 4-3 现代的几种分子结构图示方法

4.2.2 从拓扑结构到几何结构

在计算机辅助药物设计技术成熟之前的年代，分子的拓扑结构图是世界化学家的共同语言，拓扑结构表示分子中各原子的连接次序。为了正确地将分子的拓扑结构图转化为三维几何结构图，首先要计算分子中原子所带的电荷，其次要考虑原子的手征性(又称手性)。

1. 确定分子中原子带有的部分电荷(partial charge)

分子中的原子由于电负性的不同，对分子轨道上电子云的吸引力有差别，导致原子表面上带有部分电荷。分子的三维形状除了受分子轨道杂化状态的支配外，还受部分电荷的影响。另外，孤电子对(尤其是羟基、氨基上的孤电子对)对分子构象的影响很大，人们通常由于未能将孤电子对绘出而忽视了它们的存在。因此，分子建模时应该计算部分电荷。计算部分电荷有基于经验的方法(如Gasteiger-Marsili 方法[27])、半经验方法[28]和基于量子化学的理论方法[29]。理论计算方法精度高，计算代价也较高(图 4-4)。

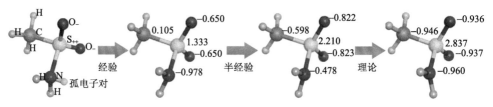

图 4-4　分子中原子部分电荷的计算

2. 确定分子中不对称原子的手性

以碳原子为例，如果碳原子有 4 个不同的取代基，它就有 2 种可能的手性构型。历史上，人们用甘油醛的旋光性为参考分子，来确定其他分子的相对光学构型，称为 D/L 标记法(图 4-5)。

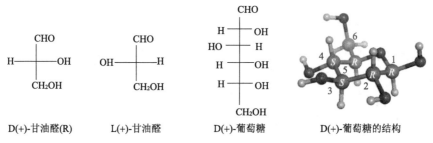

图 4-5　分子结构立体构型的 D/L 标记法

例如，单糖分子离羰基最远的不对称碳原子上—OH 的空间排布与甘油醛比较，若与 D-甘油醛(在 R/S 绝对构型标记法中，D-甘油醛为 R 构型，下文有讨论)相同，即—OH 在不对称碳原子右边的为 D 型；若与 L-甘油醛相同，即—OH 在不对称碳原子左边的为 L 型。葡萄糖氧化(磷酸己糖激酶催化 ATP 磷酸化)从 6 号碳开始，最终葡萄糖分子从中间断裂，分解成丙酮酸。如果氧气充足，丙酮酸被进一步氧化成二氧化碳和水。

注意：天然存在的单糖几乎都是 D 型糖(或者绝对构型为 R)。大部分天然氨基酸为 L 型氨基酸(或者绝对构型为 S)，半胱氨酸为 D(或 R)构型。

由于标记为 D 的化合物不一定右旋，而标记为 L 的化合物也不一定左旋，因此，现在 D/L 和 d/l 标记法基本废止了，改用 Cahn-Ingold-Prelog（CIP）提议的 R/S 绝对构型标记法[30]。R/S 规则确定手性碳原子构型的规则如下：

（1）如果手性碳原子有四个不同取代基：a、b、c、d，按照 CIP 的次序规则，它们的大小次序排列为 a>b>c>d。

（2）如果 a→b→c 在纸面上按顺时针排列，该 C 原子的手性为 R。

（3）如果 a→b→c 在纸面上按逆时针排列，该 C 原子的手性为 S。

（4）一般地，取代基原子量大的 CIP 次序更高；同原子量的取代基更多或氧化态更高的基团的 CIP 次序更高。

圆二色谱（circular dichroism，CD）[31,32]技术已经成为确定分子的立体化学构型的重要手段，CD 利用左右圆偏振光吸收的差异测定非对映体的手性。

3. 水分子的模型

人体中的含水量超过 60%，大脑和心脏含 73%的水，肺含 83%的水，皮肤含 64%的水，肌肉和肾脏含 79%的水，骨骼中含 31%的水。成年男性每天约需 3L 水，成年女性每天约需 2.2L 水。《黄帝内经·素问·经脉别论》说水"上归于肺，通调水道，下输膀胱，水精四布，五经并行"是有科学根据的。水参与了各种生命过程，了解水分子的模型对于药物设计十分重要（https://www.usgs.gov/）。

如图 4-6 所示，水分子有极性，它的氧原子上有两对孤电子对，把两个 O—H 键的键角从 109.5°压缩为 104.5°。水分子既是氢键的受体又是氢键的供体，导致水能够通过氢键形成水分子团簇，形成水分子链或环。由于氢键键能（2～8kcal/mol 或 25～40kJ/mol）较弱，在 294.6K（21.45℃）时，水分子链不可能很长，其链长在 2～12 个水分子之间。6 个水分子的长链最多，水分子链的链长遵守高斯分布[33]。

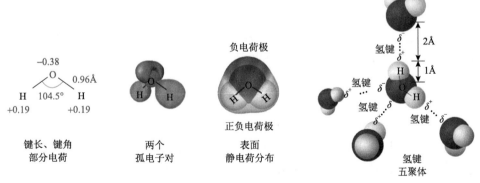

图 4-6　水分子的结构及其基本物理参数

由于水具有形成氢键的能力，水通过用氢键搭成的水桥维持蛋白质二级结构，帮助蛋白质识别其他分子，使酶能选择性地水解糖、蛋白质和其他内源性分子。

4.2.3 从几何结构到分子构象

随着三维几何分子结构概念被化学家普遍接受，人们发现分子的三维结构可以不断变化。1950年，D. H. R. Barton首次提出分子结构构象(conformation)的概念[34]。动态核磁共振波谱(dynamic NMR spectroscopy)能够测定分子内部运动的能垒($4.5\sim23$kcal/mol)[35]。这些实验技术与密度泛函理论结合，实现了对分子的构型和构象的精确分析，甚至识别化学反应过渡态的分子结构变化。

构象分析是有机化学研究方法学上的重大进步。在天然产物合成史上，维生素 B_{12} 的全合成和红霉素的全合成都与构象分析密切相关。在现代有机合成中，通过构象设计控制构象偏好，通过引导键、立体中心或环的形成而规划天然产物合成路线[36]。

在药物设计过程中，构象分析工具用来阐明受体分子的刚性和柔性部位，确定构象特征与生物功能之间的关系。为了设计小分子配体，构象分析工具用来搜索热力学稳定的分子构象。通过系统地改变与可旋转键相关的键长、键角和二面角的数值，可枚举全部的构象并计算对应的能量。或者通过找出最佳键长、键角和二面角的组合以使系统的能量最低，从而获得能量最低的构象。由于分子构象的能量有许多极值，局部最低能量的构象可能不是全局最低能量的构象。在一定热力学条件下，小分子的各种构象遵循某种分布，其优势构象主导小分子的生物学性能。

基于配体和基于结构的药物设计都需要生成小分子的生物活性构象，这些构象将会被用于分子对接、药效团搜索和基于分子形状的药物筛选。构象搜索算法使用多种技术从配体的构象空间采样，包括随机二面角变化、随机坐标变化、距离几何和基于规则的方法等[37]。基于结构的药物设计软件都有构象分析工具，小分子三维结构的生成软件也有构象枚举的功能[38,39]。

4.2.4 从化学合成到分子组装

为了增加早期发现的天然药物的数量，降低成本或改进成药性，天然产物的全合成和化学修饰受到重视，也促进了合成有机化学的发展。20世纪60年代，有机合成化学家E. J. Corey提出了基于合成子(synthon)概念的逆反应方法，开创了计算机辅助药物合成设计的先河[40]。

鉴于合成天然产物的难度，人们一直寻求高效率的合成技术。20世纪五六十年代，Robert Bruce Merrifield 发明了组合化学(combinatorial chemistry)，并因此获得 1984 年诺贝尔化学奖[41]。1998 年，K. Barry Sharpless 发明了点击化学(click chemistry)[42]，并因此与 Carolyn R. Bertozzi 和 Morten P. Meldal 分享 2022 年诺贝尔化学奖，以表彰他们在点击化学和生物正交化学(bioorthogonal chemistry)[43]方面开创性的工作。Sharpless 曾因手性催化氧化反应方面的工作分享 2001 年诺贝尔化学奖。

1996 年，Abbott 实验室 S. W. Fesik 团队的 S. B. Shuker 等首创用 NMR 筛选活性药物分子片段的方法(SAR by NMR)[44]，这种方法后来被发展成基于片段的药物发现方法(fragment-based drug discovery，FBDD)[45]。

FBDD 的基本思路是：用各种筛选方法找到低分子量低靶标亲和力的苗头化合物(称为分子片段)。这些筛选方法采用了各种生物物理技术，如梯度光谱(gradient spectroscopy，waterLOGSY)、饱和转移差谱(STD-NMR)、^{19}F NMR 谱、配体间 Overhauser 效应谱(ILOE)、同位素标记的蛋白质 ^{1}H-^{15}N 异核单量子相干二维谱(HSQC)、表面等离子体共振谱(SPR)、等温滴定量热法(ITC)和微尺度热泳(microscale thermophoresis，MST)等。

现代 X 射线晶体学同步辐射技术可以在 24 小时内获得数百组蛋白质-配体复合物晶体结构数据，使基于蛋白质晶体结构的 FBDD 通量筛选成为可能[46]。这样，一旦发现了作用于靶标的分子片段(或片段的组合)，蛋白质-片段复合物的晶体结构可以指导化学家将活性分子片段组装起来[47]。

从此，药物发现技术从化学合成时代进入了分子组装时代。

4.2.5　从分子组装到分子机器

如前所述，FBDD 技术帮助我们发现药物与受体结合的关键分子片段，组合化学与点击化学使我们有可能快速地将关键的药物分子片段组装成药物分子。药物分子像一个微观世界的分子机器，它可以分解成组成原件[化学基元(chemotypes)][48]，并用化学合成的方法将分子片段组装成药物分子机器。

自然界存在分子机器的最早报道是 Robert Brown，一般称为布朗运动[49]。20 世纪 50 年代以来，结构化学和结构生物学技术取得长足的进展，很多有机小分子结构和生物大分子结构被阐明，它们的工作原理也通过实验而获得解析。越来越多的证据表明：生命系统有很多分子机器在运转。分子生物学的中心法则(4.1.1 节)中的生物过程(如复制、转录、翻译、合成)需要生物分子马达或机器的驱动，以驱动化学系统脱离平衡态。蛋白质分子通过非键作用与其他分子组装成复杂的分子机器，这些分子机器沿着既定的路线在细胞之间输送"分子货物"、传递信号、保持细胞状态、打开和关闭细胞、修复或清除细胞、捕获并储存能量、开关神经电信号脉冲、制造或复制分子机器等。

分子构象的概念(4.2.3 节)被提出以后，分子的"机械"运动成为化学研究的重要内容，化学家产生了在微观层面控制分子动力学行为的愿望。

20 世纪 70 年代以后，人们有意识地设计因高能垒构象产生的可分离异构体[50,51]。很快，人们可以设计合成可控构象的有机分子[52]。到 20 世纪 90 年代，人工分子机器(artificial molecular machine，AMM)[53]时代到来了。化学家设计合成了各种各样的 AMM，虽然它们还不能与天然生物分子机器相比。第一种 AMM 是分子穿梭机(a molecular shuttle，是一种轮烷 rotaxane)，由 J. Fraser Stoddart 的团队设计合成[54]，其一个环通过两个大塞子机制联锁在轴上，它可以在光、pH、溶剂和离子等各种刺激下在两个结合位点之间移动。从那以后，出现了各种分子装置，包括分子马达、弹性分子、分子电梯、分子项链、分子螺旋桨、分子开关、纳米车、分子镊子、分子传感器、分子逻辑门、分子组装器、分子铰链等。法国的 Jean-Pierre Sauvage、美国的 Sir J. Fraser Stoddart 和荷兰的 Bernard L. Feringa 由于发展了分子机器理论和技术分享 2016 年诺贝尔化学奖。

4.3　蛋白质模型的演变

为了理解蛋白质结构，人类经过了长期的努力。1838 年，Jöns Jacob Berzelius 分离并制备了白蛋白结晶。1902 年，Emil Fischer 提出了酶与底物特异性结合的"锁和钥匙"模型。1949 年，Linus Pauling 和 Robert Corey 认为 α-螺旋和 β-折叠是蛋白质常见的二级结构。1951 年，Pauling 和同事首次发表了高分辨率蛋白质的 X 射线晶体结构(肌红蛋白的 α-螺旋)。1958 年，John Kendrew 和同事用 X 射线技术确定了肌红蛋白的三维结构。20 世纪 70 年代，Christian Anfinsen 和同事用核糖核酸酶做实验证明了蛋白质的氨基酸一维序列决定了蛋白质的三维结构。为了回答氨基酸的一维序列如何决定其三维结构的机制问题，1952 年，剑桥大学的 Frederick Sanger 用化学和酶法相结合的方法，确定了胰岛素由 51 个氨基酸组成，是蛋白质的氨基酸序列决定其结构和功能的第一个直接证据。1971 年，布鲁克海文(Brookhaven)国家实验室、罗格斯(Rutgers)大学、加州大学旧金山分校合作创建了蛋白质数据库 PDB(Protein Data Bank)。截至 2023 年 2 月 25 日，PDB 蛋白质数据库已收集了 192327 个由实验确定的蛋白质和其他生物大分子的三维结构。

4.3.1　蛋白质分子的一级结构

蛋白质分子建模始于一级结构，从氨基(氮端)开始，以羧基结束，如谷胱甘肽（NH$_2$-Glu-Cys-Gly-COOH，或 E-C-G）。任何肽或蛋白质分子（一般地，序列超过 30 个氨基酸残基的肽才称为蛋白质）都由氮端（N-端）、主链、碳端（C-端）、侧链组成（图 4-7），前一个氨基酸残基以主链上的羧基与下一个氨基酸残基主链上的氨基通过缩水形成肽键相连接。主链上有 Cα、羰基（记为 CO）和主链氨基（记为 N）。

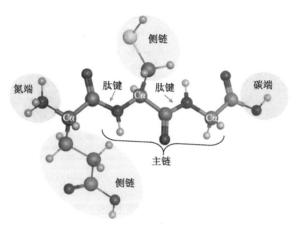

图 4-7 谷胱甘肽的分子模型

1. 蛋白质分子一级结构的主要特征

比较两个蛋白质的相似度，一般让它们主链上的 Cα 原子或 N 原子的坐标对齐。20 种常见的蛋白源氨基酸中，只有甘氨酸无手性（因为没有侧链），胱氨酸的手性碳原子绝对构型为 R，其他氨基酸的手性碳原子绝对构型为 S（相对构型为 L）。脯氨酸的主链氨基在环上（主链到此必须转弯）。

20 种形成肽或蛋白质的天然氨基酸（括号内列出 3 个字母和单字母缩写）是：丙氨酸（Ala，A）、精氨酸（Arg，R）、天冬酰胺（Asn，N）、天冬氨酸（Asp，D）、半胱氨酸（Cys，C）、谷氨酸（Glu，E）、谷氨酰胺（Gln，Q）、甘氨酸（Gly，G）、组氨酸（His，H）、异亮氨酸（Ile，I）、亮氨酸（Leu，L）、赖氨酸（Lys，K）、蛋氨酸（Met，M）、苯丙氨酸（Phe，F）、脯氨酸（Pro，P）、丝氨酸（Ser，S）、苏氨酸（Thr，T）、色氨酸（Trp，W）、酪氨酸（Tyr，Y）、缬氨酸（Val，V）。

这些氨基酸分为如下 7 组：

（1）疏水氨基酸：V, I, L, F, W, M。

（2）芳香氨基酸：F, W, Y, H。

（3）脂肪链氨基酸：V, I, L, M。

（4）小侧链氨基酸：P, G, A, S。

（5）亲脂氨基酸：S, T, H, N, Q, E, D, K, R, Y。

（6）侧链带正电氨基酸：K, R, H。

（7）侧链带负电氨基酸：D, E。

氨基酸的疏水性与亲脂性相对值如图 4-8 所示[55]。

氨基酸	疏水性	氨基酸	亲脂性
Ile	1.35	Pro	0.12
Phe	1.19	Thr	−0.05
Val	1.06	Ser	−0.18
Leu	1.06	His	−0.4
Trp	0.61	Glu	−0.74
Met	0.64	Asn	−0.78
Ala	0.62	Gln	−0.86
Gly	0.48	Asp	−0.9
Cys	0.29	Lys	−1.5
Tyr	0.26	Arg	−2.53

图 4-8　氨基酸的疏水性与亲脂性相对值

多肽一般不形成支链，其一级结构通过主链上的氨基酸序列就能确定。蛋白质链间可能[通过二硫键或锁链素(desmosine)]形成交联，因此，蛋白质的一级结构还需要指定交联残基，如指定形成二硫键的半胱氨酸对。

肽链的手性中心可能外消旋化，使正常的 L-氨基酸的 Cα 异构化为 D 型形成 D-氨基酸，不能被很多蛋白酶识别。脯氨酸可能在肽键处形成稳定的反式异构体。

2. 蛋白质分子一级结构的翻译后修饰

蛋白质的一级序列可能经历翻译后修饰(post-translational modification)。

氮端可能被乙酰化、甲酰化，如氮端的蛋氨酸常被甲酰化(有时可能是蛋氨酸残基本身，如果后面是 Gly 或 Ser，则被脱甲酰基酶除去)。氮端谷氨酰胺可能自我攻击形成环焦谷氨酸。

碳端可能被胺酰化，也可以被糖基磷脂酰肌醇(glycosyl phosphatidylinositol，GPI，大的疏水性磷脂辅基)通过酰胺键将蛋白锚定在细胞膜上。

由激酶催化在丝氨酸、苏氨酸和酪氨酸侧链羟基上发生的磷酸化是蛋白质最重要的化学修饰之一，结果是在该位点增加负电荷。磷酸化酪氨酸通常是蛋白质相互结合的抓手，而丝氨酸或苏氨酸的磷酸化主要导致构象变化。

糖基化将糖基连接到丝氨酸或苏氨酸的侧链羟基或天冬酰胺的侧链酰胺基上，可能增加溶解度或用于蛋白质分子识别。糖基化都能被抑制剂(如衣霉素)阻断。

脱酰胺(如形成琥珀酰亚胺)修饰是天冬酰胺或天冬氨酸侧链攻击后面的肽键，形成对称的琥珀酰亚胺中间体。中间体水解产生天冬氨酸或 β-氨基酸(异-Asp)。对于天冬酰胺，任何一种产物都会损失酰胺基，即脱酰胺。

羟化反应由酶催化(需要抗坏血酸辅助)，维生素 C 的缺乏会导致许多结缔组织疾病，如坏血病。脯氨酸、赖氨酸都可以被羟基化。羟脯氨酸是胶原蛋白的关键成分，一旦失去，胶原蛋白就会不稳定。

甲基化主要发生在赖氨酸和精氨酸上，调控表观遗传活性。精氨酸与核酸磷酸主链(蛋白质-DNA 复合物中的核酸碱基)相互作用，特别是与鸟嘌呤形成氢键。赖氨酸残基可以是单甲基化、双甲基化甚至三甲基化。然而，甲基化不会改变侧链上的正电荷。

乙酰化作用发生在赖氨酸侧链氨基上，赖氨酸侧链乙酰化用于调节蛋白质与核酸的结合。赖氨酸上正电荷的消除削弱了对核酸(带负电荷)的静电吸引。

酪氨酸侧链羟基上的硫酸化发生于高尔基体而非内质网，残基侧链上增加一个负电荷用于特异性识别(如细胞表面趋化因子受体的识别)。

异戊二烯酰化和棕榈酰化将异戊二烯(如法尼基、香叶基)和棕榈酰基接到半胱氨酸的巯基上以将蛋白质锚定在细胞膜上。氨基酸残基不一定位于终端。

羧基化是相对罕见的翻译后修饰。在谷氨酸侧链上添加额外的羧酸基团使之有双重负电荷(标记为 Gla)，这可增强蛋白质与钙等"硬"金属离子的结合。

ADP 核糖基化将 ADP 核糖基转移到蛋白质中的几种类型的侧链残基上，具有异质效应。这种修饰是细菌(如霍乱弧菌、白喉棒状杆菌和百日咳杆菌)感染宿主的机制。

泛素化(ubiquitination)与 SUMO(small ubiquitin-like modifier)化发生在蛋白质碳端连接到其他蛋白质赖氨酸残基的侧链氨基上。泛素标记的蛋白质将被降解。

蛋白质一级结构的最重要的修饰是肽裂解(水解或蛋白酶催化裂解)。一般地，氮端或碳端域阻断蛋白质的活性位点以抑制其功能，而切断抑制肽可以使蛋白质被激活。有些蛋白质甚至有自我裂解能力。通常丝氨酸(很少是苏氨酸)的羟基或半胱氨酸的巯基会攻击前一肽键的羰基碳，形成四面体键合的中间体(羟基噁唑烷[Ser/Thr]或羟基噁(噻)唑烷-[Cys]中间体)，这类中间体倾向于恢复为酰胺形式以释放攻击基团，因为酰胺形式通常受到自由能的青睐(可能是由于肽基团的强共振稳定性)。然而，额外的分子相互作用可能使酰胺形式不太稳定，氨基反而被释出，导致酯(Ser/Thr)或硫酯(Cys)键代替肽键。此类化学反应称为 N-O 酰基转移。酯/硫酯键可以如下几种方式分解：

(1)简单水解，被取代的氨基成为新的 N-端。可见于糖基天冬酰胺酶的成熟过程。

(2)β-消除反应裂解，新的 N-端形成丙酮酸基。在某些酶中，该丙酮酸基可用作共价连接的催化辅因子，特别是利用丙酮酸基吸电子能力的脱羧酶，如 S-腺苷甲硫氨酸脱羧酶（SAMDC）。

(3)分子内酯交换，产生分支多肽。新的酯键被即将形成的碳端天冬酰胺的分子内攻击破坏。

(4)分子间酯交换，将一个肽的整个片段转移到另一个肽。

3. 蛋白质序列比对

为了识别蛋白质序列之间的功能、结构和进化关系，需要比对蛋白质的序列。由于同类的蛋白质可在不同物种、不同环境发生突变、插入、删除，它们的序列可能发生很大的改变，因此，不能进行简单的字符串比对，而是要寻找共同的基序（motif）。

如果两个序列来自共同的祖先，失配（mismatch）被解释为点突变，缺口（gap）被解释为插入或删除（insertion or deletion mutation），占据序列中特定位置的氨基酸残基之间的相似程度被解释为谱系中特定区域或序列基序保守程度的度量。如果在序列的特定区域中不存在取代，或仅存在非常保守的取代（即侧链被有相似生化性质的氨基酸残基取代），表明该区域对蛋白质的结构和功能很重要。

小肽或非常相似的蛋白质序列可以手工比对。而大部分蛋白质序列，手工比对是不可能的，即使用计算机算法进行比对，也面临计算复杂度的挑战。

序列比对的计算方法有全局优化和局部优化两种策略。全局优化比对的"强制"比对跨越所有查询序列的整个长度；局部比对识别长序列中的相似区域，这些区域通常在总体上存在很大差异。蛋白质序列比对算法主要分为以下两种。

单序列比对（pairwise alignment）：该方法用于找到两个序列的最佳匹配，并分段对齐（局部或全局）。每次只比对两个序列，计算效率较高，通常用于不需要极高精度的情况（例如，在数据库中搜索与查询高度相似的序列）。常见的算法有：最大唯一匹配（maximal unique match）、点-矩阵法（dot-matrix method）、动态编程（dynamic programming）、单词方法[word method，又称 k 元组方法（k-tuple method）]等。

多序列比对（multiple sequence alignment，MSA）：多序列比对是单序列比对的拓展，比对两个以上的序列，试图让全部序列对齐。多序列比对通常用于识别一组假设进化相关的序列中的保守序列区域。这种保守的序列基序可以与结构和机制信息结合使用，以定位酶的催化活性位点。对齐也被用来通过构建系统树来帮助建立进化关系。计算复杂度很高，涉及 NP 完全组合优化问题。常见的算法有：动态编程（dynamic programming）、渐进式方法（progressive method）、基序发现（motif finding）、迭代法（iterative method）等。计算机科学中常用的各种通用优化算法也被用于多序列比对算法，如隐马尔可夫模型(hidden Markov model，HMM)用于为给定的序列产生概率分数，遗传算法和模拟退火也被用于优化多序列比对。

4.3.2　蛋白质分子的二级结构

1951 年 4 月，Pauling 和 Corey 在美国科学院院报(PNAS)首次提出蛋白质中存在 α-螺旋(α-helix)和 β-链(β-strand)两种稳定构象，它们由于残基侧链之间形成氢键而稳定[56]。而在蛋白质非结构化区通常称为圈(coil)或 loop。丹麦科学家 Kaj Ulrik Linderstrøm-Lang 于 1951 年 10 月 2~12 日在斯坦福大学莱恩医学讲座(Lane medical lectures)上首次表述蛋白质的结构可以被划分为一至四级结构[57]。

1. 蛋白质分子的二级结构组成元素

蛋白质的二级结构是蛋白质序列的连续片段，对应于蛋白质结构中显示出不同几何特征的局部区域。α-螺旋和 β-折叠是最常见的二级结构。一般地，蛋白质中约 50%的氨基酸残基参与 α-螺旋或 β-折叠，余下的属于不规则的圈或 loop。

其他类型的二级结构如 3_{10} 螺旋和 p 螺旋除了在 α-螺旋的末端之外，在天然蛋白质中很少存在。聚脯氨酸螺旋和 α-折叠(α-sheet)在天然蛋白质中很少见，一般被视为重要的蛋白折叠中间体。紧密的转弯和松散的、灵活的 loop 将更"规则"的二级结构片段组装起来。随机卷曲(random coil)不是真正的二级结构，而是无规律二级结构。

氨基酸形成各种二级结构片段的能力不同。脯氨酸和甘氨酸被视为"螺旋断裂残基"，它们破坏 α-螺旋骨架构象的规律性。但是它们导致蛋白质结构多样性，所以在序列中轮流出现。蛋氨酸、丙氨酸、亮氨酸、谷氨酸和赖氨酸倾向于出现在螺旋构象中。大的芳香氨基酸残基(色氨酸、酪氨酸和苯丙氨酸)和 C_β-支链氨基酸(异亮氨酸、缬氨酸和苏氨酸)更倾向于采用 β-折叠构象。然而，这些趋势不足以从序列预测二级结构。蛋白质的局部刚性对低频振动敏感，β-折叠一般比 α-螺旋或无序二级结构更刚性。

2. α-螺旋结构

α-螺旋一般位于蛋白质内核附近，螺旋的内埋面通常由疏水性氨基酸组成，极性氨基酸朝向溶剂。如果围绕中心 α-螺旋轴的一个完整圈含 3.6 个氨基酸残基，则每两个残基交替地疏水和亲水。当两个或多个螺旋沿着彼此的轴线生长时，形成亲脂-亲脂残基与极性-极性残基规律性错开的拉链模式(如所谓的亮氨酸拉链)。它们的周期性可能略有不同，疏水残基每七个残基重复一次。某些氨基酸(如脯氨酸)不在螺旋中出现。脯氨酸会导致螺旋中断，但它能在螺旋的 N-

端侧形成氢键，可能参与螺旋的第一圈。出于类似的原因，其他氨基酸（如甘氨酸、丝氨酸或酪氨酸），也倾向于不在 α-螺旋出现，因为它们不利于形成稳定的螺旋构象。

3. β-链结构

β-链（b-strand）之间通过氢键形成紧密的网，即 β-折叠（β-sheet）。按照链的走向，β-折叠可以是平行或反平行的。β-折叠若形成桶状折叠（β-barrel fold），必然由于 β-折叠的两边缘互相接近形成氢键，疏水性氨基酸被掩埋在桶内，极性氨基酸在桶外暴露于溶剂中，形成一对一的交替疏水模式，即侧链交替地突出到溶剂中或蛋白质内部。与螺旋不同，β-折叠能容纳"破坏性"氨基酸（如甘氨酸），形成所谓的 β-凸起，这些凸起扭曲主 β-折叠，但不会破坏氢键形成的紧密结构。脯氨酸残基不会出现在 β-凸起中，因为其主链构象与该结构不一致。脯氨酸将优先出现在折叠的边缘，在此处，它可以与溶剂形成氢键。

4. loop 结构

loop 区主要位于蛋白质表面，它无明确结构（或称非结构），其氨基酸残基的侧链通常不参与氢键的形成，一般由极性氨基酸（如丙氨酸、甘氨酸、丝氨酸和酪氨酸）组成。由于其固有的灵活性，甘氨酸在 loop 中较多出现。此外，脯氨酸在 loop 区中也经常出现。

5. 二级结构的组装

二级结构元件的组装实际上形成三级结构。一些组装规律如：β-α-β 基序（motif）是两条 β-折叠夹着一条 α-螺旋形成，95%以上的此类基序都会产生右旋手性（right-handed chirality）。一般地，如果蛋白质同时含有 α 和 β 拓扑结构，β-折叠一般位于 α-螺旋之间。

对膜蛋白而言，跨膜段一般是疏水性的 α-螺旋，可以作为膜蛋白模型的锚点。强保守的氨基酸残基可能主要出现在 loop 区，这些残基可能负责酶的催化功能。

6. 二级结构的实验研究与预测

常用的蛋白质二级结构实验测量方法有远紫外（far-UV，170～250nm）圆二色谱法，在 208nm 和 222nm 处明显的双最小值提示 α-螺旋结构的存在，而在204nm 或 217nm 处的单个最小值分别提示随机卷曲或 β-折叠。红外光谱法不常用，它检测由于氢键导致的酰胺基键振荡的差异。NMR 谱的化学位移也可以估计二级结构的含量。

蛋白质三维结构的从头计算预测依赖于可靠的二级结构预测[58]，二级结构元件在折叠早期形成，随后组装成蛋白质的初始结构框架[59]。线程(threading)方法搜索与给定查询序列最匹配的模板，通过逆折叠(inverse folding)技术指定其二级结构。逆折叠技术不是对给定序列预测其折叠类型，而是对给定的三维结构寻找与之兼容的序列。在线程方法中，扫描三级结构数据库(如 RCSB-PDB)并计算每个折叠的伪能量，以确定其是否与查询序列匹配。蛋白质二级结构预测已经有很好的综述文章[60]。

早期的二级结构预测方法仅限于预测螺旋、片状折叠或随机螺旋折叠。这些方法基于单个氨基酸的螺旋折叠或片状折叠的形成倾向，有时还结合形成二级结构片段的自由能代价。最早广泛使用的从氨基酸序列预测蛋白质二级结构的技术是 Chou-Fasman 方法和 GOR(Garnier-Osguthorpe-Robson)方法。后来的评估表明，这些方法的准确度不高[61]。

多序列比对(MSA)是同时比对两个以上基因或蛋白质序列的方法。该方法假设输入的查询序列(query sequence)之间有演化关系，即它们有共同的祖先(有序列同源性)，共享主链。从 MSA 查询结果可以推断出系统发育图(phylogenetic map)以找出序列共同进化的起源。MSA 一般预测蛋白质的保守结构域、二级和三级结构。由于计算复杂度更高，大多数 MSA 算法采用启发式方法而不是全局优化，但启发式方法通常无法保证最优结果[62]。

与简单序列比对方法相比，MSA 的准确率显著提高(接近 80%)。其结果可以显示在近 10 亿年的进化过程中，95%的同源蛋白质中的有利于螺旋的氨基酸出现的位置(以及附近的位置)。常用的方法有人工神经网络(ANN)、隐马尔可夫(HMM)和支持向量机(SVM)。

有很多方法评估二级结构的预测算法，基准测试的方法有 Psipred、SAM[63]、PORTER[64]、PROF[65]和 SABLE[66,67]。

4.3.3　蛋白质分子的三级结构

蛋白质的三级结构(tertiary structure)由二级结构内侧链的相互作用(氢键、二硫键、疏水结合、亲脂结合和盐桥)决定。驱动蛋白质折叠成其天然构象的原因是这样的构象有更低的吉布斯自由能(Gibbs free energy)，即更低的焓(enthalpy)、更高的熵(entropy)。蛋白质可以呈现具有相似能量的许多构象，因此，蛋白质的三级结构(也是三维结构)的构象是动态的。

球状蛋白以抱团的疏水氨基酸残基形成核心，其极性残基暴露于表面与水亲和，形成稳定的三级结构。在分泌型蛋白质中，半胱氨酸残基之间的二硫键维持其三级结构且不溶于细胞质。不同功能或不同演化的蛋白质之间仍存在稳定的共性三级结构。例如，三磷酸异构酶常见的三级结构是 TIM 桶(TIM barrel)，是高度稳定的二聚螺旋结构。蛋白质可以根据其结构特征分类，如蛋白质数据库 SCOP 和 CATH 就采用这种分类。

蛋白质在折叠形成三级结构过程中可能被囚禁在高能构象中，而不能抵达最低能量终点，这种三维结构被称为动力学陷阱(kinetic trap)。例如，单链蛋白流感血凝素被激活时，它被水解成两条高能构象的肽链。当局部 pH 下降时，形成能量有利的构象重排，使流感病毒能够穿透宿主细胞膜。蛋白质的三级结构还可能在高能量亚稳态滞留，而未能顺利进入最稳定状态。例如，许多丝氨酸蛋白酶抑制剂(serpin)在蛋白质的一个环被蛋白酶切割时，它们会发生此类构象变化。

为了帮助新生的蛋白质在高度浓缩的细胞环境中折叠成正确的结构，发挥正常的生物功能，细胞质中有伴侣蛋白协助蛋白质折叠以达到其天然状态。一些伴侣蛋白可以帮助大多数球状蛋白折叠，如原核 GroEL/GroES 蛋白系统和同源真核热休克蛋白(Hsp60/Hsp10)系统。GroEL 由七个相同亚基的两个环组成，背靠背堆叠，是大肠杆菌生长所必需的。据估计，其 10%的蛋白质由 GroEL 辅助折叠。GroEL 可以被循环使用，其间，GroEL 经历因与 ATP 结合和水解而产生的大构象变化。在没有 ATP 和 GroES 的情况下，七元环中的每一个都有"封闭"结构，而在它们存在的情况下都有开放的结构。这种结构变化无法通过实验技术观察，这是因为结构开放和闭合在毫秒内完成，而整个 GroEL 循环需要大约15s。目前还不能用分子动力学模拟 ATP 存在和不存在时的构象开闭运动。有报道跟踪纳秒时间尺度上两个已知状态之间的转换，发现不同亚基之间的空间相互作用和盐桥与环内 ATP 结合和水解密切相关。冷冻电子显微镜技术揭示了这些构象变化的细节[68]。有些伴侣蛋白有高度特异性，如蛋白质二硫键异构酶。因此，蛋白质在折叠形成三级结构过程中受细胞环境的影响。

蛋白质的三维结构构象由于与天然或非天然配体结合而产生改变是大部分药物作用的分子机制。蛋白质与配体结合形成的复合结构称为 holo 结构，而未结合的蛋白质称为 apo 结构[69]。

4.3.4 蛋白质分子的四级结构

蛋白质的四级结构(protein quaternary structure)是由两个或两个以上蛋白质链[chain，或亚基(subunit)]组成的复合蛋白质结构。不是所有的蛋白质都有四级结构，有些蛋白质是以单体形式起作用的。蛋白质四级结构也可以指蛋白质与核酸或其他辅因子形成的生物分子复合物。例如，在血液中携带氧气的血红蛋白由四个肽单体组成：两个 α 亚基和两个 β 亚基。首先是一个 α 亚基和一个 β 亚基形成异二聚体，然后两个异二聚体再聚集形成完整的血红蛋白分子复合物（它是二聚体的二聚体，是由四个肽元件组装成的生物分子机器），即血红蛋白的四级结构（图 4-9）。

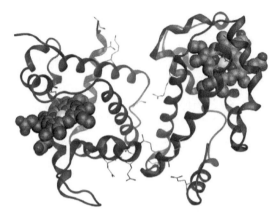

图 4-9　血红蛋白的 α 亚基（蓝色）和 β 亚基（红色）形成的异二聚体（PDB 代码：3PEL）

填充模型是与两个亚基非共价结合的两个血红素分子

迄今，从单体（monomer）出发，蛋白质可能形成很多种聚合体（2=dimer，3=trimer，4=tetramer，5=pentamer，6=hexamer，7=heptamer，8=octamer，9=nonamer，10=decamer，11=undecamer，12=dodecamer，13=tridecamer、14=tetradecamer，15=pentadecamer[*]，16=hexadecamer，17=heptadecamer[*]，18=octadecamer，19=nonadecamer，20=eicosamer，21=21mer，22=22mer，23=23mer[*]），其中 15、17 和 23 聚合体未在自然界中被发现。

高于八聚体的蛋白质四级结构很少在自然界中看到，但是，病毒的衣壳通常由 60 个蛋白质分子的倍数组成。细胞中也有很多复杂的分子机器，如蛋白酶体有 28 个亚基；转录复合体、剪接体、核糖体（可能是最大的分子机器）都有许多蛋白质亚基，甚至与核酸形成复合物。蛋白质不仅形成同聚体，还与不同蛋白质形成异聚体以形成具有不同功能的生物分子机器。蛋白质四级结构的确定需要复杂昂贵的实验条件，由于各种原因，亚基组成的精确测定并不总是可行的。体积测定比质量测定更加困难，因为未折叠的蛋白质似乎比折叠的蛋白质体积大得多，需要额外的实验来确定蛋白质是展开的还是已经形成聚合物。研究蛋白质四级结构的技术主要有：超离心（ultra-centrifugation）、表面诱导解离质谱（surface-induced dissociation mass spectrometry）、免疫共沉淀（Co-immunoprecipitation）、荧光共振能量转移（fluorescence resonance energy transfer，FRET）、核磁共振谱等。

1. 生物分子复合物

生物分子复合物(biomolecular complex)是生物大分子的复合物，由生物大分子(如蛋白质、RNA、DNA、多糖)与小分子如脂质体、血红素等内源性小分子通过非共价作用力结合形成的多分子生物复合物，它们是蛋白质四级结构概念的拓展。生物分子复合物在自然界中普遍存在，它们参与活细胞和病毒的组装，参与蛋白质翻译、细胞分裂、囊泡运输以及细胞内和细胞间物质交换。

典型的例子如下：

(1)蛋白质复合物：蛋白酶体、DNA 聚合酶III全酶、RNA 聚合酶II全酶、对称病毒衣壳、伴侣蛋白复合物 GroEL-GroES、光系统I、ATP 合酶、铁蛋白。

(2)RNA 蛋白质复合物：核糖体、剪接体、穹窿细胞质核糖核蛋白、核糖核蛋白(RNP)。

(3)DNA 蛋白质复合物：核小体。

(4)蛋白质-脂质复合物：脂蛋白。

利用 X 射线晶体学、蛋白质核磁共振波谱、冷冻电子显微镜和连续单粒子分析以及电子断层扫描等实验手段，可以研究这些生物分子复合物的结构。

2. 生物分子复合物的组装

大多数新合成的蛋白质将被组装成生物分子复合物，即分子机器，以发挥生物功能。许多细胞过程都是由这些分子机器完成的，如三磷酸腺苷水解释放的化学能为分子机器提供动力，分子机器实现细胞中的分子转运、促进蛋白质和核糖核酸的折叠、重塑染色质和复制 DNA 等。

分子机器相互作用、互相配合实现生命系统的各种过程[70,71]。然而，生物分子机器从简单到复杂的演化机制仍然是当代科学的前沿研究课题。有人用祖先基因复活(ancestral gene resurrection)和操纵性遗传实验证明了数亿年前真核 V-ATP 酶质子泵(V-ATPase proton pump)的六聚体跨膜环这一重要分子机器的复杂性增加的机制，发现由三个旁系蛋白组成的真菌环是由更古老的两个旁系复合物演化而来的[72]。

分子机器的组装需要使亚基(机器的零部件)在拥挤的细胞环境中彼此识别，并避免非特异性的相互作用或聚集。为了搞清楚蛋白质被组装形成蛋白复合物的分子机制，德国海德堡大学的 Matilde Bertolini 和 Kai Fenzl 的研究团队用核糖体谱分析方法发现了基于两种新生多肽相互作用的共翻译组装模式，称其为 co-co 组装(co-co assembly)[74]。他们发现，人类细胞利用共组装产生数百种不同的蛋白质同源寡聚体(homo-oligomer)。co-co 组装所解析的核糖体(ribosome)对 mRNA 的翻译可能解决了一个长期令人困惑的问题：即细胞如何防止不同蛋白质异构体之间产生不必要的相互作用，从而正确地实现同源寡聚体的组装。他们发现，两个新生亚基蛋白质是在同一个多聚体上被翻译和被组装的(co-co 组装)。这种 co-co 组装将增加同聚体形成的保真度，避免与结构同源物或非特异性相互作用，并促进该过程的空间和时间协调。然而，人们仍然不清楚 co-co 组装是否为细胞内蛋白质复合物组装的一般策略[73]。

4.4　从静态结构到动态结构

至此，我们对生命系统的运行机制有了粗略的了解：细胞是生命的基本单元，它由小分子和生物大分子组成。小分子和大分子都由原子按照一定的结构搭建而成，而分子的结构是可以被测定的。

分子结构决定了分子的性质。分子的拓扑结构主要由共价键维持，在保持分子的拓扑结构情况下，分子根据环境力场折叠形成不同的三维结构，称为分子的构象。具有构象的分子之间还能按照一定的程序和结构通过非共价结合力组装成多分子复合体，它们有特定的功能，称为分子机器，细胞的生物学过程由分子机器来完成。我们对生物大分子组装成生物分子机器的机制还不十分了解。受生命系统中分子机器的启发，人类开始设计组装小分子机器，并取得了令人鼓舞的进展[74]。

药物设计方法学也从早年寻求提高天然产物的成药性的简单目标，演化到一个崭新的阶段。

现代的药物设计目的是通过调控微观世界的分子之间的相互作用，将分子水平的运动转化为在宏观水平可检测的效能，这种运动在亚纳米水平上被诱导或调控。为此，我们需要理解生物分子各种运动过程的机制，包括分子对接调控、信息提取与传递、能量和材料转运、废物管理、对时间和空间的控制、纠错机制、学习机制等。

分子机器是动态运行着的分子复合体，它们存在于体液中，受其中的离子、小分子、大分子甚至其他分子机器的调控。药物分子也可以被视为一种分子机器，其使命是调控目标分子机器的行为以恢复生命体的宏观平衡。

4.4.1　药物分子对靶标的调控

根据基于靶标的药物设计(target-based drug design，TBDD)理念，药物分子对药物的靶标有如下三种调控方式：

(1) 正位调控(orthosteric regulation)：配体直接作用于蛋白质活性位点(active site)，主要是抑制/拮抗或者激活/激动靶标分子的活性[75]。

（2）变构调控（allosteric regulation）：配体不直接作用于天然底物的作用位点，而是通过其他方式导致靶标的构象改变，影响靶标分子的活性[76]。

（3）靶向蛋白降解嵌合体（PROTAC 配体）：药物分子属于一种 PROTAC 配体，它同时与 E3 泛素连接酶和靶蛋白结合，形成嵌合体，使 E3 与靶标足够靠近而降解靶蛋白，达到消灭致病的靶蛋白的目的[77]。

对于第（1）、（2）种调控方式，药物分子可以是抑制剂或拮抗剂，如降低靶标的催化能力或者信号转导能力；也可以是激动剂或增活剂，提高靶标的催化能力或者信号转导能力。

作为 PROTAC 配体的药物实际上是一种诱导剂，它招募靶标的降解酶 E3 以分解靶蛋白，因此，它只适合于攻击过度表达的对生命体系不利的蛋白质。

细胞膜上嵌插着许多膜蛋白，它们在膜外的部分被糖基或糖脂基等基团修饰，形成特定的形状和静电分布特征，这些特征作为受体与其他细胞表面的配体由于形状和静电分布的互补而互相识别。细胞外的配体还有激素、抗体、凝集素、病毒、细菌等，这种配体与受体的相互识别是药物作用的机制，也是病原体入侵细胞的机制。

受体与配体的互补关系，决定了分子识别的专一性（specificity），就是人们常说的"锁钥"关系（表 4-1，R 表示受体或配体的半径）。

表 4-1　受体与配体的锁钥关系

物理性质	受体	配体	相互作用	作用强度
形状体积	凹/凸	凸/凹	诱导偶极	R^{-6}
表面电势	正/负	负/正	电荷	R^{-1}
氢键	受氢/给氢	给氢/受氢	偶极	R^{-3}
溶解性	无极/有极	无极/有极	诱导偶极/偶极	R^{-6}/R^{-3}

使受体与配体相互识别的作用力类型如图 4-10 所示。

在室温下的分子热运动能约为 0.6kcal/mol，因此，提高溶液温度可以破坏氢键，引起蛋白质或生物高聚物变性，并解离。水分子能遮盖局部电荷和偶极，减少静电场作用范围。在憎水环境下（如细胞膜），电荷不能被非极性分子遮盖，静电作用范围可能很远。蛋白质-蛋白质的识别作用（如细胞骨架与染色体）主要是肽配体（如神经肽、胰岛素）。由于蛋白质表面由氨基酸残基决定，可由相应的序列预报它们的识别。

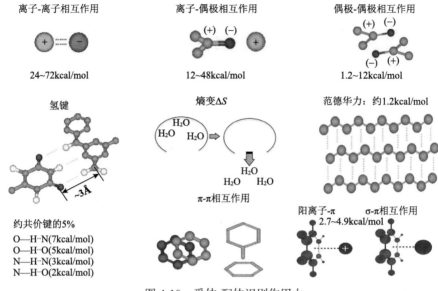

离子-离子相互作用　　　　离子-偶极相互作用　　　　偶极-偶极相互作用

(+)　(−)　　　　　　　　　　(+)　(−)

(−)　(+)

24~72kcal/mol　　　　12~48kcal/mol　　　　1.2~12kcal/mol

氢键　　　　熵变ΔS　　　　范德华力：约1.2kcal/mol

H_2O
H_2O　H_2O　⟹

H_2O
H_2O　H_2O

π-π相互作用

~3Å

约共价键的5%
O—H··N(7kcal/mol)
O—H··O(5kcal/mol)
N—H··N(3kcal/mol)
N—H··O(2kcal/mol)

阳离子-π　　　σ-π相互作用
2.7~4.9kcal/mol

图 4-10　受体-配体识别作用力

4.4.2　分子的动态识别

受体和配体都是动态的。在液体状态，分子的运动有很高的自由度，因此，它们的构象变化很大。在超级计算尚不发达的阶段，由于计算能力的限制，只能进行分子的刚性对接，分子动力学模拟的时程也有限（限于纳秒范围）。

蛋白质分子运动可以划分为以下几种：

（1）局部运动：包括原子运动涨落、侧链运动和 loop 运动，其空间跨度为 $0.01\sim5\text{Å}$；时间跨度为 $10^{-15}\sim0.1\text{s}$（飞秒至 0.1s）。

（2）刚性运动：包括螺旋运动、结构域运动和子单元运动，其空间跨度为 $1\sim10\text{Å}$；时间跨度为 $10^{-9}\sim1\text{s}$（纳秒至秒）。

（3）长时程运动：包括螺旋解构为圈、解离或黏附、折叠和解折叠，其空间跨度大于 5Å，而时间跨度为 $10^{-7}\sim10^4\text{s}$（100ns 至一个星期）。

因此，生物大分子与配体的动力学模拟时程跨度应该在纳秒（10^{-9}s）到微秒（10^{-6}s）范围。按照当前的平均 CPU 能力，需要的计算时间仍然应该以天计甚至以年计。随着计算技术和算法技术的迅速发展，极限正在不断被突破（图 4-11）。

分子动力学（MD）模拟的理论假定：分子中原子运动可以用牛顿力学描述，在给定的热力学平衡态下，有许多不同的构象，并对应不同的能量值。统计分析规定时间范围的构象轨迹，能找到优势构象簇，它们主导生物大分子的行为，并决定受体-配体的主要结合模式，由此预测结合自由能和对大分子生物活性的调控。

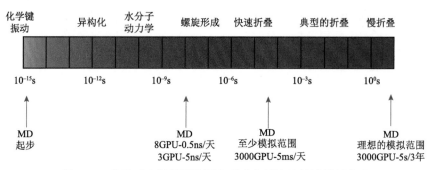

图 4-11　分子动力学模拟的蛋白质动态行为及其计算复杂度

MD 模拟也可以采用量子力学 (QM) 原理，可以用 Schrödinger 方程比较精确地计算分子的电子结构。但是由于计算成本太高，只适合模拟 10～100 个原子的小分子体系，时程也只能在 10～100ps 范围。因此，MD 模拟方法普遍采用经典的分子力学 (MM) 和经验力场，虽然计算粗略，但是效率足够好，可以模拟含上万个原子的体系，时程达到 100ns 以上。其模拟过程简述如下：

(1) 设定原子初始位置 (一般来自实验数据) $r^{(t=0)}$，选择短的时间间隔 Δt。

(2) 设定力 $F = -\nabla V(r^{(i)})$ 和加速度 $a = F/m$。

(3) 移动每一个原子：$r^{(i+1)} = r^{(i)} + V^{(i)}\Delta t + 1/2a\Delta t^2 + \cdots$。

(4) 前移时间点：$t = t + \Delta t$。

(5) 从 (2) 出发重复计算，直到预设的时间长度 (50ns～1μs)。

(6) 每个构象称为轨迹 (trajectory)，有相应的能量：E=键伸缩+键角+二面角扭转+异常扭角+范德华力+静电。

(7) 需要对全部轨迹按几何特征进行统计分组，研究总体构象与原始构象均方根偏差 (RMSD) 的涨落和构象的景观分布，找出优势构象，判断受体-配体的结合模式。

MD 依据表征分子动态的牛顿运动方程，求其数值解，可以用来研究小分子、生物大分子甚至病毒的运动状态，考察生物体系的行为。在药物设计领域，主要用于模拟分子的识别过程，研究配体与蛋白质或蛋白质-蛋白质复合物的亲和力，探讨生物大分子活性口袋的动态演化。这些动态演化过程可以被记录成轨迹以揭示分子的统计学行为。

分子中各粒子 (原子) 之间的作用力及其势能，可以用原子间势或分子力学力场来计算。MD 模拟能求算分子系统的宏观热力学性质，深入了解原子尺度上的分子运动[78]。

长时程的 MD 数值模拟会产生累积误差，各种算法的主要目标是使误差最小化，虽然误差不能完全消除。MD 模拟的局限性包括以下几方面：

(1) MD 的模拟结果与采用的参数集和分子力学的力场有关。

(2) 蛋白质的势能是 MD 模拟的优化参数而非自由能。这样，多肽链的构象熵(导致蛋白质结构不稳定的主因)和疏水效应(蛋白质折叠的主要驱动力)不在考虑之内。

(3) 分子内氢键不被考虑也是问题[79]。现代力场未明确包含氢键，而是粗略地近似为原子点电荷的库仑作用。

(4) 静电相互作用由真空介电常数计算，而生物分子体系被介电常数很高的水溶液所包围。原子水平的距离尺度由宏观介电常数计算是有问题的。

(5) MD 中的范德华力通常由 Lennard-Jones 势能函数表征，该势能函数仅适用于真空环境。而范德华力都是由静电场诱导的，不应忽略环境的介电性质。例如，烃分子在水中的相互作用约为真空中相互作用的 10%[80]。

蛋白质折叠和分子识别与分子的疏水性或静电溶剂化平均效应密切相关，因此，将分子力学与泊松-玻尔兹曼(Poisson-Boltzmann，PB)或广义玻恩(generalized Born，GB)和溶剂可及表面积(solvent accessible surface area，SASA)计算相结合受到欢迎，即 MM/PBSA[81,82]和 MM/GBSA 方法，在连续介质模型中，它们是最基本的隐式溶剂模型，在模拟生物分子静电势方面有广泛的应用。

MM/PBSA 模型基于平均力势理论，假设静电场和非极性对自由能和平均力的贡献可以用简单相加的方式分开处理，注意调整模型的参数(如原子半径、溶质介电常数)。

MM/GBSA 是对泊松方程数值解的快速近似，原子的自由能用电荷诱导的偶极项来估计。它在选择蛋白质-配体复合物的正确结合构象方面不是特别有效，在计算蛋白质活性位点中可电离基团的 pK_a 时结果也不够好。因此，MM/GBSA 模型似乎只对小分子有用。

MM/PBSA 和 MM/GBSA 方法在药物设计中用来估计配体与受体的亲和力，与实验数据的相关系数为 $r^2 = 0.0 \sim 0.9$ 。

计算结果与参数设定强相关，特别是连续溶剂化方法、电荷、介电常数、采样方法和熵。这些方法往往高估了配体组之间的差异[83]。

MD 模拟的主要问题是计算量巨大，在硬件方面有三大类加速器，包括 GPU、现场可编程门阵列(field-programmable gate array，FPGA)和应用型专用集成电路(application specific integrated circuit，ASIC)；在软件方面，集成的 MD 应用程序正在与深度学习技术整合[84]。

MD 利用统计力学中的经典/量子运动方程计算分子微观状态的可观测平均值，预测宏观现象，如溶剂化能、受体-配体的亲和力、蛋白质折叠、溶质在溶剂中的分配、膜或胶团形成模拟化学反应和酶催化过程以及分子中电子转移的过程。MD 模拟已经成为现代药物分子设计不可或缺的工具。

4.5 小　　结

药物设计方法学随着生命科学技术的发展而演化，信息时代加速了这个演化过程。现代药物设计方法学依据生物学中心法则、量子力学和分子动力学的基本原理。分子概念的演化是药物设计方法学的主线。人们对分子的认识源于简单的分子式，并不断地深入：从分子的电子拓扑结构，到手性、三维几何结构、分子的多重构象、多重分子组装成分子机器，直到分子机器功能的动态调控与相互配合。药物分子设计的理论也像分子结构的理论一样从简单走向复杂。

生物学中心法则的本质是生物信息的传递方式：①正常信息传递方式：DNA 自复制、DNA→mRNA（转录）、mRNA→蛋白质（翻译）；②特殊信息传递方式：RNA 自复制、RNA→DNA（逆转录）。自然状态下，还没有发现从 DNA 不通过 mRNA 直接合成蛋白质的生物信息传递方式，也不能以蛋白质序列为模板合成 RNA 或 DNA。然而，来自 mRNA 的新生蛋白质分子折叠成正确的蛋白质分子机器是非常复杂的过程，涉及各种蛋白质翻译后修饰以改变蛋白质的带电状态和疏水性/亲脂性状态，从而决定蛋白质在细胞中的定位；一些蛋白质需要分子伴侣来协助其进行正确的折叠。

在复杂的生物环境下，蛋白质折叠错误在所难免。错误折叠的蛋白质可能导致人类和其他动物的某些疾病的发生。错误折叠的蛋白称为朊病毒或感染性蛋白质。它们可以不通过 RNA 环节直接自我复制。虽然这种现象很少见，但却是一些凶险传染性疾病(如疯牛病、狂犬病)和人类的某些神经退行性疾病的根源[85]。

蛋白质结构有一至四个结构层次。从二级结构开始，蛋白质单体已经被视为由 α-螺旋、β-折叠两类基本元素(分子部件)，通过圈或 loop 连接组装起来的基本分子机器。单个蛋白质链(chain)折叠成具有三级结构的分子机器之后，为了实现更复杂的功能，若干单蛋白质链通过非共价结合力组装成更复杂的复合物(复合分子机器)，这种复杂的分子机器的部件不仅可以是同源蛋白链，还可以是异源蛋白链、DNA、RNA，甚至是其他内源性小分子或离子。

为了根据给定的靶标设计药物分子，需要了解与靶标有关的下述信息：

(1)靶标类型：如 GPCR、离子通道、转运蛋白、蛋白酶、激酶、核受体、组蛋白去乙酰化酶等。

(2)靶标结构：蛋白质的一至四级结构、活性位点的位置。

(3)辅因子：水、离子、辅酶等。

(4)器官组织定位：脑、肌肉、肝、胰腺等。

(5)生物功能：催化、转运、储存、机械支持、介导、免疫、控制等。

(6)代谢/信号转导途径：代谢通路、信号转导通路。

受蛋白质组装成生物分子机器的启发，药物分子也可以被视为一种能调控生物分子机器功能的小型分子机器。药物小分子机器也可以被分解为基本的化学元件(chemotype，又称化学基元)，可以被组合合成、点击化学、DNA 编码库(DNA-encoded library，DEL)等技术组装成具有特定功能的分子机器。独立发展小分子机器理论和技术有可能促进药物设计方法学的进步。Zhao 等的工作表明，基于化学基元的小分子组装技术可以加快抗骨质疏松药物先导化合物的发现[48]。

实际上，仅仅能与生物大分子靶标具有选择性的高亲和力，调控靶标的生物活性并不足以使小分子成为药物的先导化合物。成为先导化合物还要满足下述条件：

(1)药效(IC_{50} 或 EC_{50}) < 100nmol/L。

(2)大鼠肝细胞固有清除率 <14mL/(min·10^6 cells)。

(3)人微粒体固有清除率 < 23mL/(min·mg)。

(4)大鼠静脉注射清除率 < 35mL/(min·kg)，体积 > 0.5L/kg，$t_{1/2}$ > 0.5 h。

(5)大鼠 PK，口服生物利用度 > 10%。

(6)血浆蛋白结合率 < 99.5%。

(7)溶解度 > 10mg/mL。

(8)$ClogP$ < 3。

(9)$logD$ < 3。

(10)分子量 < 450。

(11)P450 酶亚型的 IC_{50} > 10mmol/L(1A2、2C9、2C19、2D6、2E1、3A4)。

(12)人类钾离子通道蛋白(hERG)相关基因筛选：早期体外毒性筛选(IKr 电流心脏动作电位正常)。

(13)明确的 SAR，包括最好的化合物。

(14)选择性：治疗窗口与毒性窗口足够分开。

(15)知识产权清晰。

(16)体内生物学验证。

传统上，蛋白质的结构域被划分为：N-端、C-端、α-螺旋、β-折叠、圈或 loop。按照蛋白质的功能，又可以被划分为催化位点(如果是酶)、激动位点、天然配体/辅酶结合位点等。药物配体对蛋白质靶标的主要调控方式为激动、抑制或降解。这种调控可以在正位或变构位置上发生。调控的本质是配体与受体之间的专一性的分子识别。而分子识别的机制是形状与体积的互补以及分子表面电荷分布的互补。值得注意的是，配体和受体是不断运动的(动态的)，而分子的表面形状也可以是柔性的，因此，配体与靶标结合形成复合物是否稳定取决于它们所处的溶液环境和分子本身的刚柔性。而分子的动力学行为很难被实验所捕捉，分子动力学实验模拟是当前的主要工具。现代计算技术已经取得了巨大的进展，生物大分子与配体的动力学模拟主要依赖于基于牛顿力学的分子动力学模拟技术，模拟的系统可以达到几十万原子系统的级别，时程跨度在纳秒(10^{-9}s)到微秒(10^{-6}s)范围[86]。随着计算技术和算法技术的迅速发展，人类模拟复杂生物分子系统行为的能力还会不断提升。

参 考 文 献

[1] Baran P S. Natural product total synthesis: as exciting as ever and here to stay[J]. Journal of the American Chemical Society, 2018, 140(14): 4751-4755.

[2] Atanasov A G, Zotchev S B, Dirsch V M, et al. Natural products in drug discovery: advances and opportunities[J]. Nature Reviews Drug Discovery, 2021, 20(3): 200-216.

[3] Cobb M. 60 Years ago, Francis Crick changed the logic of biology[J]. PLoS Biology, 2017, 15(9): e2003243.

[4] Crick F. Central dogma of molecular biology[J]. Nature, 1970, 227(5258): 561-563.

[5] Barrell B G, Bankier A T, Drouin J. A different genetic code in human mitochondria[J]. Nature, 1979, 282(5735): 189-194.

[6] Kresge N, Simoni R D, Hill R L. 100 years of biochemistry and molecular biology. The decade-long pursuit of a reconstituted yeast transcription system: the work of Roger D. Kornberg[J]. Journal of Biological Chemistry, 2009, 284(43): e18-e20.

[7] Tirumalai M R, Rivas M, Tran Q, et al. The peptidyl transferase center: a window to the past[J]. Microbiology and Molecular Biology Reviews, 2021, 85(4): e0010421.

[8] Balakrishnan R, Mori M, Segota I, et al. Principles of gene regulation quantitatively connect DNA to RNA and proteins in bacteria[J]. Science, 2022, 378(6624): eabk2066.

[9] Walsh C. Posttranslational Modification of Proteins: Expanding Nature's Inventory[M]. Englewood: Roberts and Company Publishers, 2006.

[10] Aguzzi A, Calella A M. Prions: protein aggregation and infectious diseases[J]. Physiological Reviews, 2009, 89(4): 1105-1152.

[11] Prusiner S B. Molecular biology of prion diseases[J]. Science, 1991, 252(5012): 1515-1522.

[12] Prusiner S B. Prions: the danger of biochemical weapons[J]. Proceedings of the National Academy of Sciences of the United States of America, 1998, 95(23): 13363-13383.

[13] Prusiner S B, Woerman A L, Mordes D A, et al. Evidence for α-synuclein prions causing multiple system atrophy in humans with parkinsonism[J]. Proceedings of the National Academy of Sciences of the United States of America, 2015, 112(38): E5308- E5317.

[14] Dobson C M. The structural basis of protein folding and its links with human disease[J]. Philosophical Transactions of the Royal Society B: Biological Sciences, 2001, 356(1406): 133-145.

[15] Irvine G B, El-Agnaf O M, Shankar G M, et al. Protein aggregation in the brain: the molecular basis for Alzheimer's and Parkinson's diseases[J]. Molecular Medicine, 2008, 14(7-8): 451-464.

[16] Alberti S, Halfmann R, King O, et al. A systematic survey identifies prions and illuminates sequence features of prionogenic proteins[J]. Cell, 2009, 137(1): 146-158.

[17] Vanommeslaeghe K, Guvench O. Molecular mechanics[J]. Current Pharmaceutical Design, 2014, 20(20): 3281-3292.

[18] Combes J-M, Duclos P, Seiler R. The born-oppenheimer approximation, Rigorous atomic and molecular physics[M]. Berlin: Springer, 1981: 185-213.

[19] Ponder J W, Case D A. Force fields for protein simulations[J]. Advances in Protein Chemistry, 2003, 66: 27-85.

[20] Lin F-Y, Mackerell A D. Force fields for small molecules[M]. Berlin: Springer, 2019: 21-54.

[21] Kohn W, Sham L J. Self-consistent equations including exchange and correlation effects[J]. Physical Review, 1965, 140(4A): A1133.

[22] Froese Fischer C. General hartree-fock program[J]. Computer Physics Communications, 1987, 43(3): 355-365.

[23] Martin C B, Vandehoef C, Cook A. The use of molecular modeling as "pseudoexperimental" data for teaching VSEPR as a hands-on general chemistry activity[J]. Journal of Chemical Education, 2015, 92(8): 1364-1368.

[24] Koltun W L. Space filling atomic units and connectors for molecular models[P]. Google Patents, 1965.

[25] Riddell F, Robinson M. JH van't Hoff and JA Le Bel—their historical context[J]. Tetrahedron, 1974, 30(13): 2001-2007.

[26] Gillespie R J. The electron-pair repulsion model for molecular geometry[J]. Journal of Chemical Education, 1970, 47(1): 18.

[27] Gasteiger J, Marsili M. A new model for calculating atomic charges in molecules[J]. Tetrahedron Letters, 1978, 19(34): 3181-3184.

[28] Stewart J J. MOPAC: a semiempirical molecular orbital program[J]. Journal of Computer-Aided Molecular Design, 1990, 4(1): 1-103.

[29] Menikarachchi L C, Gascón J A. QM/MM approaches in medicinal chemistry research[J]. Current Topics in Medicinal Chemistry, 2010, 10(1): 46-54.

[30] Smith M B. March's Advanced Organic Chemistry: Reactions, Mechanisms, and Structure[M]. New York: John Wiley & Sons, 2020.

[31] Berova N, Nakanishi K, Woody R W. Circular Dichroism: Principles and Applications[M]. New York: John Wiley & Sons, 2000.

[32] Berova N, Bari L D, Pescitelli G. Application of electronic circular dichroism in configurational and conformational analysis of organic compounds[J]. Chemical Society Reviews, 2007, 36(6): 914-931.

[33] Ozkanlar A, Clark A E. ChemNetworks: a complex network analysis tool for chemical systems[J]. Journal of Computational Chemistry, 2014, 35(6): 495-505.

[34] Barton D H R. The conformation of the steroid nucleus[J]. Experientia, 1950, 6(8): 316-320.

[35] Casarini D, Lunazzi L, Mazzanti A. Recent advances in stereodynamics and conformational analysis by dynamic NMR and theoretical calculations[J]. European Journal of Organic

Chemistry, 2010, 2010(11): 2035-2056.

[36] Chen R, Shen Y, Yang S, et al. Conformational design principles in total synthesis[J]. Angewandte Chemie International Edition, 2020, 59(34): 14198-14210.

[37] Watts K S, Dalal P, Murphy R B, et al. ConfGen: a conformational search method for efficient generation of bioactive conformers[J]. Journal of Chemical Information and Modeling, 2010, 50(4): 534-546.

[38] Gasteiger J, Rudolph C, Sadowski J. Automatic generation of 3D-atomic coordinates for organic molecules[J]. Tetrahedron Computer Methodology, 1990, 3(6, Part C): 537-547.

[39] Renner S, Schwab C H, Gasteiger J, et al. Impact of conformational flexibility on three-dimensional similarity searching using correlation vectors[J]. Journal of Chemical Information and Modeling, 2006, 46(6): 2324-2332.

[40] Corey E J. General methods for the construction of complex molecules[J]. Pure and Applied Chemistry, 1967, 14(1): 19-38.

[41] Merrifield B. Solid phase synthesis[J]. Science, 1986, 232(4748): 341-347.

[42] Kolb H C, Finn M G, Sharpless K B. Click chemistry: diverse chemical function from a few good reactions[J]. Angewandte Chemie International Edition, 2001, 40(11): 2004-2021.

[43] Scinto S L, Bilodeau D A, Hincapie R, et al. Bioorthogonal chemistry[J]. Nature Reviews Methods Primers, 2021, 1(1): 1-23.

[44] Shuker S B, Hajduk P J, Meadows R P, et al. Discovering high-affinity ligands for proteins: SAR by NMR[J]. Science, 1996, 274(5292): 1531-1534.

[45] Baker M. Fragment-based lead discovery grows up: with multiple drug candidates in the clinic that originated from fragment-based lead discovery, the approach of starting small has become big[J]. Nature reviews Drug discovery, 2013, 12(1): 5-8.

[46] Patel D, Bauman J D, Arnold E. Advantages of crystallographic fragment screening: functional and mechanistic insights from a powerful platform for efficient drug discovery[J]. Progress in Biophysics and Molecular Biology, 2014, 116(2-3): 92-100.

[47] de Kloe G E, Bailey D, Leurs R, et al. Transforming fragments into candidates: small becomes big in medicinal chemistry[J]. Drug Discovery Today, 2009, 14(13-14): 630-646.

[48] Zhao C, Huang D, Li R, et al. Identifying novel anti-osteoporosis leads with a chemotype-assembly approach[J]. Journal of Medicinal Chemistry, 2019, 62(12): 5885-5900.

[49] Brown R. XXVII. A brief account of microscopical observations made in the months of June, July and August 1827, on the particles contained in the pollen of plants; and on the general existence of active molecules in organic and inorganic bodies[J]. Philosophical Magazine, 2009, 4(21): 161-173.

[50] Ōki M. Unusually high barriers to rotation involving the tetrahedral carbon atom[J]. Angewandte Chemie International Edition in English, 1976, 15(2): 87-93.

[51] Rebek Jr J, Trend J, Wattley R, et al. Allosteric effects in organic chemistry. Site-specific binding[J]. Journal of the American Chemical Society, 1979, 101(15): 4333-4337.

[52] Shinkai S, Nakaji T, Nishida Y, et al. Photoresponsive crown ethers. 1. *Cis-trans* isomerism of azobenzene as a tool to enforce conformational changes of crown ethers and polymers[J].

Journal of the American Chemical Society, 1980, 102(18): 5860-5865.

[53] Balzani V, Credi A, Raymo F M, et al. Artificial molecular machines[J]. Angewandte Chemie International Edition, 2000, 39(19): 3348-3391.

[54] Anelli P L, Spencer N, Stoddart J F. A molecular shuttle[J]. Journal of the American Chemical Society, 1991, 113(13): 5131-5133.

[55] Eisenberg D, Schwarz E, Komaromy M, et al. Analysis of membrane and surface protein sequences with the hydrophobic moment plot[J]. Journal of Molecular Biology, 1984, 179(1): 125-142.

[56] Pauling L, Corey R B, Branson H R. The structure of proteins: two hydrogen-bonded helical configurations of the polypeptide chain[J]. Proceedings of the National Academy of Sciences of the United States of America, 1951, 37(4): 205-211.

[57] Linderstrøm-Lang K U. Lane Medical Lectures: Proteins and Enzymes[M]. 6. Stanford: Stanford University Press, 1952.

[58] Skolnick J, Kolinski A, Ortiz A R. MONSSTER: a method for folding globular proteins with a small number of distance restraints[J]. Journal of Molecular Biology, 1997, 265(2): 217-241.

[59] Goldenberg D P, Frieden R W, Haack J A, et al. Mutational analysis of a protein-folding pathway[J]. Nature, 1989, 338(6211): 127-132.

[60] Carugo O, Eisenhaber F. Data Mining Techniques for the Life Sciences[M]. Totowa: Humana Press, 2010: 327-348.

[61] Kabsch W, Sander C. How good are predictions of protein secondary structure?[J]. FEBS Letters, 1983, 155(2): 179-182.

[62] Thompson J D, Linard B, Lecompte O, et al. A comprehensive benchmark study of multiple sequence alignment methods: current challenges and future perspectives[J]. PLoS One, 2011, 6(3): e18093.

[63] Karplus K. SAM-T08, HMM-based protein structure prediction[J]. Nucleic Acids Research, 2009, 37: W492- W497.

[64] Pollastri G, Mclysaght A. Porter: a new, accurate server for protein secondary structure prediction[J]. Bioinformatics, 2005, 21(8): 1719-1720.

[65] Yachdav G, Kloppmann E, Kajan L, et al. PredictProteinan open resource for online prediction of protein structural and functional features[J]. Nucleic Acids Research, 2014, 42: W337-W343.

[66] Adamczak R, Porollo A, Meller J. Combining prediction of secondary structure and solvent accessibility in proteins[J]. Proteins, 2005, 59(3): 467-475.

[67] Kihara D. The effect of long-range interactions on the secondary structure formation of proteins[J]. Protein Science, 2005, 14(8): 1955-1963.

[68] Ranson N A, Farr G W, Roseman A M, et al. ATP-bound states of GroEL captured by cryo-electron microscopy[J]. Cell, 2001, 107(7): 869-879.

[69] Seeliger D, De Groot B L. Conformational transitions upon ligand binding: holo-structure prediction from apo conformations[J]. PLoS Computational Biology, 2010, 6(1): e1000634.

[70] Clements A, Bursac D, Gatsos X, et al. The reducible complexity of a mitochondrial molecular machine[J]. Proceedings of the National Academy of Sciences of the United States of America,

2009, 106(37): 15791-15795.

[71] Dolezal P, Likic V, Tachezy J, et al. Evolution of the molecular machines for protein import into mitochondria[J]. Science, 2006, 313(5785): 314-318.

[72] Finnigan G C, Hanson-Smith V, Stevens T H, et al. Evolution of increased complexity in a molecular machine[J]. Nature, 2012, 481(7381): 360-364.

[73] Bertolini M, Fenzl K, Kats I, et al. Interactions between nascent proteins translated by adjacent ribosomes drive homomer assembly[J]. Science, 2021, 371(6524): 57-64.

[74] Aprahamian I. The future of molecular machines[J]. ACS Central Science, 2020, 6(3): 347-358.

[75] Koshland D E Jr. The key-lock theory and the induced fit theory[J]. Angewandte Chemie International Edition in English, 1995, 33(23-24): 2375-2378.

[76] Monod J, Changeux J P, Jacob F. Allosteric proteins and cellular control systems[J]. Journal of Molecular Biology, 1963, 6(4): 306-329.

[77] Békés M, Langley D R, Crews C M. PROTAC targeted protein degraders: the past is prologue[J]. Nature Reviews Drug Discovery, 2022, 21(3): 181-200.

[78] Schlick T. Pursuing Laplace's Vision on Modern Computers, Mathematical Approaches to Biomolecular Structure and Dynamics[M]. Berlin: Springer, 1996: 219-247.

[79] Myers J K, Pace C N. Hydrogen bonding stabilizes globular proteins[J]. Biophysical Journal, 1996, 71(4): 2033-2039.

[80] Israelachvili J N. Intermolecular and Surface Forces[M]. 3rd ed. San Diege: Academic Press, 2011.

[81] Kollman P A, Massova I, Reyes C, et al. Calculating structures and free energies of complex molecules: combining molecular mechanics and continuum models[J]. Accounts of Chemical Research, 2000, 33(12): 889-897.

[82] Homeyer N, Gohlke H. Free energy calculations by the molecular mechanics Poisson-Boltzmann surface area method[J]. Molecular Informatics, 2012, 31(2): 114-122.

[83] Genheden S, Ryde U. The MM/PBSA and MM/GBSA methods to estimate ligand-binding affinities[J]. Expert Opinion on Drug Discovery, 2015, 10(5): 449-461.

[84] Jones D, Allen J E, Yang Y, et al. Accelerators for classical molecular dynamics simulations of biomolecules[J]. Journal of Chemical Theory and Computation, 2022, 18(7): 4047-4069.

[85] King O D, Gitler A D, Shorter J. The tip of the iceberg: RNA-binding proteins with prion-like domains in neurodegenerative disease[J]. Brain Research, 2012, 1462: 61-80.

[86] Shaw D E, Adams P J, Azaria A, et al. Anton 3: twenty microseconds of molecular dynamics simulation before lunch[C]. Proceedings of the International Conference for High Performance Computing, Networking, Storage and Analysis, 2021: 1-11.

第5章 大数据与药物发现

现代药物发现过程涉及病理学、药理学、药物化学/天然产物化学、药效学/药物代谢动力学、毒理学、药物分析、药剂学、临床试验设计与分析等复杂的研究过程。20 世纪 80 年代之后，信息技术使仪器小型化、科学实验通量化、数据采样自动化，大数据时代加速到来了[1]：

大数据(big data)是指用传统的数据分析工具(包括软件和硬件)无法处理的巨量、巨复杂的数据，它有下述特征[2]。

(1) 数据量大(volume)：一般在 PB 级以上(10^3B=1KB，10^6B=1MB，10^9B=1GB，10^{12}B=1TB，10^{15}B=1PB)。注意：十进制的数据单位与二进制数据单位有点不同，如 1024B=1KiB，1024^2B=MiB)。

(2) 数据结构复杂(variety)：有许多字段(属性或列)，数据格式变化多端。

(3) 数据爆炸式增长(velocity)：数据不以常规的速度增长。人类从 1986 年开始大量采用数字化技术存储信息，那时数字化存储的信息约为 0.2 亿 GB($2×10^{17}$ 个字节)，非数字化存储的信息约为 26 亿 GB，数字化存储的信息只占人类信息存储总量的 1%。然而，到了 2002 年(人类信息时代的起飞点)，数字化存储的信息占人类信息存储总量的 50%。2007 年，这个比例更是猛增到 94%(达 28 亿 GB)[3]。

这就是一般认为的大数据的 3V 特征。其实，大数据还有信噪比极低、信息稀疏、存在大量的噪声或误导性信号的特点。大数据在数据获取、存储、分析、搜索、共享、传输、可视化、查询、更新、隐私保护等方面都有新的挑战。常规的数据挖掘方法往往由于计算成本太高而难以实现[4-6]。

在不同的应用领域，对大数据的定义并不完全一致。电商行业的大数据的尺寸可达 PB 级，对数据质量的要求比较宽容。在药物发现领域，由于数据获取的成本很高，数据量达到 GB 级已经十分可观，对数据质量的要求很高。人们为了支撑药物发现过程，开展了大量的专用的数据处理工具，也从其他领域借用了数据挖掘的工具。

5.1 药物发现领域的大数据来源

药物发现中的大数据涉及的主要领域是生物、化学、药理学和临床研究。生物数据反映疾病状态与机制、潜在靶标的特性、生命体系对药物治疗的应答等方面。其数据类型包括：药物靶点数据、各种生命组学（如基因组学、蛋白质组学、代谢组学、宏基因组学、表型组学和转录组学等）数据、外显子组数据、全基因组关联研究（genome-wide association studies，GWAS）数据、基因表达数据、与疾病相关的动物和细胞模型数据、基因敲除或敲低数据等。化学数据主要在先导化合物发现过程中产生，它反映药物分子与靶标的结构特征和相互作用的模式，以及化合物的成药性特征。其数据类型包括：化学结构邻接表、化学线编码（如 SMILES）或标识符（如 InChI）、分子性质描述符、拓扑描述符、形状描述符、结构活性关系、化合物反应性、化合物波谱特性等。药理学数据反映药物在动物模型以及细胞或组织模型中的表现，其数据类型包括吸收、分布、代谢、消除、毒性、体外/体内试验的表征等。临床数据反映药物在临床研究中的表现。其数据类型包括安全性和疗效、治疗反应和副作用、患者分型、药物相互作用、试验设计等数据类型。

这些数据主要来自高通量科学实验、大规模计算机模拟和科学技术文献。在分析这些数据之前，应该做好数据清洗工作以保证数据的正确性、可重现性和实验条件的一致性。

5.1.1 高通量科学实验产生的数据

20 世纪下半叶是生命科学领域发明创造最活跃的时期之一。其中 DNA 的体外扩增的聚合酶链反应技术（polymerase Chain reaction, PCR）[7-8]、高通量分子制造技术包括组合化学（combinatorial chemistry，CC）[9]、点击化学（click chemistry）[10]、DNA 编码库（DNA encoded library，DEL）技术[11]、高通量筛选（high throughput screening，HTS）技术[12]和高内涵筛选（high content screening）技术[13]，在生命科学领域引发了以"高通量"为主要特征的科技革命。

PCR 技术使人类基因组计划提前完成，引发了科学界对生命科学中的各种生命组学研究的热潮。据报道，以"组学"冠名的各种研究已达 3000 多种[14]，每种组学研究都与自动化程度很高的实验技术关联且产生大量数据。基因组（genome）与 DNA 测序技术密切相关，转录组（transcriptome）与微芯技术密切相关，蛋白质组（proteome）和代谢组（metabolome）与高分辨色谱-质谱联用技术密切相关，表型组（phenome）与细胞生物学技术密切相关。

高通量分子制造技术，尤其是点击化学和 DEL 技术，使人类对小分子化学多样性空间的探索能力很快从千万级增长到千亿级[15]，小分子设计与合成的概念也演化到以实现设计的性质为目的的分子组装时代。

高通量筛选技术和高含量测量技术使人类可以在短期内测试百万种分子的各种性质。高内涵筛选技术[16]能够同时观察细胞在外界分子作用下的各种行为改变，超高分辨率荧光显微镜技术（2014 年诺贝尔化学奖项目）[17]使人类超越光学显微成像极限，在 0.2μm 以下的尺度追踪单个分子在生物系统中的行为。低温透射电子显微镜（transmission electron cryomicroscope，CryoTEM）在低温（液氮温度）下研究生物分子，在图像处理算法的支持下测定生物大分子结构，如病毒、核糖体、线粒体、离子通道和酶复合物等。自从 2018 年 CryoTEM 确定血红蛋白（6.4×10^4Da）的结构以来，由 CryoTEM 确定的生物分子结构的数目迅速增长，已经占蛋白质结构数据库总数的 8.1%，其分辨率接近 1.8Å（www.rcsb.org/stats/summary，2023-01-01）。2017 年，Jacques Dubochet、Joachim Frank 和 Richard Henderson 由于开发用于溶液中生物分子高分辨率结构测定的冷冻电子显微镜技术而分享诺贝尔化学奖（www.nobelprize.org/prizes/chemistry/2017/press-release/）。

这些实验产生的数据包括：模式生物数据库、核酸数据库（DNA 数据库、基因表达数据库、基因组数据库、表型数据库、RNA 数据库）、蛋白质数据库（蛋白质序列数据库、蛋白质结构数据库、蛋白质模型数据库、蛋白质和其他分子相互作用数据库、蛋白质表达数据库）、信号转导途径数据库（代谢途径和蛋白质功能数据库）、分类学数据库（taxonomic database）、图像数据库、外泌体数据库（exosomal database）、数学模型数据库、抗生素耐药率和抗生素用量数据库、抗微生物耐药性机制数据库等。

5.1.2　高性能计算模拟实验产生的数据

药物治疗的本质是对失衡生命个体（时间尺度：10^9s，空间尺度：m）的调控，药物在人体内的各种物质层次上对生命系统进行多尺度调控，包括以下几个方面：

（1）原子分辨率层次上的调控（时间尺度：$10^{-6} \sim 10^{-3}$s，空间尺度：nm）：调控蛋白质分子以改变蛋白质机器的行为，可能影响 3 万多个基因、10 万多种蛋白质。

（2）细胞层次上的调控（时间尺度：$10^{-3} \sim 10^0$s，空间尺度：μm）：调控细胞的行为，涉及约 300 多种细胞类型。

（3）组织层次上的调控（时间尺度：10^3s，空间尺度：mm）：涉及结缔组织（connective tissue）、上皮组织（epithelial tissue）、肌肉组织（muscle tissue）和神经

组织(nervous tissue)四种主要器官组织。

(4)器官层次上的调控(时间尺度:10^3s,空间尺度:dm):涉及呼吸系统、消化系统、泌尿系统、循环系统、运动系统(表皮、骨骼、肌肉)、内分泌系统、免疫(淋巴)系统、神经系统、生殖系统等。

根据还原论方法,药物分子从最底层分子层次的微观调控,最终实现对人体系统的宏观调控,所以只有当正确地模拟这些多尺度模型时才能真正实现药物分子的设计。而实现生命体系的多尺度模拟在计算上存在巨大的挑战。

药物设计需要理解生物分子与其他分子相互作用时的动力学机制。但是,大部分实验技术只能捕捉它们的静态结构特征。为了研究药物分子与其靶标相互作用动力学演化过程,分子动力学(MD)模拟应运而生。生物分子的 MD 模拟技术起源于用牛顿力学计算蛋白质中原子之间作用力以最小化系统能量,最初由 Andy McCammon 在刚刚加入哈佛大学的 Martin Karplus 团队时开发[18]。第一篇蛋白质 MD 模拟工作发表于 1977 年,研究了真空环境下牛胰岛素抑制剂的折叠过程。由于计算能力的限制,模拟的时程仅为 9.2ps[19]。

MD 模拟是结构生物学实验的重要补充,模拟体外和体内条件(如 pH、水和离子的存在、离子浓度、脂双层和其他细胞成分)下生物大分子的动态行为以验证和提高实验结果的准确性[20]。

依据计算技术领域的摩尔定律,计算机的速度每 1.5 年增加两倍以上(尤其在 GPU 技术的广泛使用之后),同时更多更复杂的生物大分子结构(如膜蛋白)被实验测定,这两个因素刺激了生物大分子的动力学模拟在时空尺度上的爆炸式增长。现在蛋白质 MD 模拟技术可以在纳秒至微秒(即 $10^{-9}\sim10^{-6}$s)的时间尺度上揭示蛋白质分子的动态性质,如三维折叠和与配体结合的过程。

2010 年以来,高性能计算(high performance computing,HPC)迅速发展。我国在 2011 年(天河 1 号)和 2013 年(天河 2 号)分别建成世界上最快的超级计算机[21]。2013 年的诺贝尔化学奖授予了三名计算化学家,表彰他们在发展复杂化学系统的多尺度模型方面的杰出贡献。MD 模拟已经成为当代药物创新的主要工具之一[22]。

目前,生物分子动力学模拟已经进入百纳秒至微秒时代,这个时程范围与生物大分子构象实际改变所需的时间基本一致。通过实验观察到分子在皮秒时间内发生的事件很重要,如果时间精度能达到飞秒分辨率,人们可以实时观察到实际化学反应的事件。现在,人们已经可以通过对水通道蛋白的模拟,实现水分子迁移的"实时"可视化[23]。几十微秒或更长时程的 MD 模拟将揭开生物大分子折叠路径和天然存在状态的面纱[24]。

膜蛋白的动力学模拟是近年来 MD 的重要应用。用 X 射线、核磁共振和冷冻电子显微镜测定可溶性蛋白的结构相对难度较小,而膜蛋白嵌入细胞膜,无论是用实验方法还是模拟方法研究其结构都很困难。膜蛋白分为整合型 (integral)、外周型 (peripheral) 和脂质锚定型 (lipid-anchored)[25]。按照膜蛋白与脂双层的相互作用方式，膜蛋白还可以分为：Ⅰ型膜蛋白、Ⅱ型膜蛋白、Ⅲ型膜蛋白、Ⅳ型膜蛋白、多次跨膜蛋白 (multi-pass transmembrane protein)、脂链锚定膜蛋白 (lipid chain-anchored membrane protein)、糖基磷脂酰肌醇 (glycosylphosphatidylinositol, GPI) 锚定膜蛋白和外周膜蛋白 (peripheral membrane protein)。细胞膜的脂双层内部有疏水链，外部有亲水基团。膜蛋白如转运蛋白、离子通道等需要通过脂双层运输离子、多肽或其他底物进行信号转导。

自 1997 年以来，MD 模拟技术已经研究了含有 10 万个以上原子的系统[26]，产生了大量的蛋白质运动轨迹数据 (每条蛋白构象轨迹数据约需 25GB，即使 50ns 的 MD 模拟，存储需求约为 2.6PB)，如烟碱型乙酰胆碱受体的模型、ATP 合成酶的模型。对复杂生物系统的模拟可以厘清配体门控通道的特异性结合机制、受体激活和脱敏机制，甚至分子马达的运行与调控机理。

由于结构生物学技术 (尤其是冷冻电子显微镜技术) 的进步，积累了大量数据，MD 模拟的下一阶段将是模拟超分子或细胞尺度的演化行为，如磷脂双分子层的形成[27]、突触传递等细胞活动的模拟[28]、细胞分裂过程中核膜的拆除[29] 等。为了加速 MD 模拟计算，David Elliot Shaw 团队甚至专门制造了 MD 专用的并行计算机 Anton，其能力达到每天模拟 $20\mu m$ 的时间尺度[30]。

2013 年，*Science* 杂志报道了采用计算方法发现抗代谢疾病和抗肺癌化合物的案例[31]。通过理论计算，药物筛选人员可能探索更大的化学多样性空间。2012 年，瑞士的 Reymond 团队建立的小分子化学多样性空间 GDB-17 含有 1660 亿个分子[32]。这些数据极大地拓宽了药物筛选的化学空间，为发现新的药物化学骨架提供新的机会，也产生了巨大的存储需求 (约 8PB 以上)。

HPC 支持下的 MD 模拟技术平均每纳秒约产生 2GB 以上的数据，如果要模拟微秒时间范围的生物大分子与小分子相互作用的动力学行为，将产生约 2 亿兆字节 $(2TB = 2×10^3GB)$ 数据，约 1 百万帧生物大分子构象。如果用基于 MD 模拟的药物虚拟筛选[33]，将会产生更大量的数据。药物发现过程涉及的更高层次的模拟将产生更大规模的数据。

5.1.3　科技文献和医药卫生服务信息化产生的数据

人类基因组计划完成之后，生物医药方面的科技文献爆发式地增长，公共医学数据中心 (PMC, www.ncbi.nlm.nih.gov/pmc/，截至 2023 年 8 月 15 日) 已收录 920 万篇文章，涉及杂志 4096 种；美国化学文摘社旗下的 CAS REGISTRY[SM] 数据库注册物质超过 2.74 亿种 (包括化学结构、名称、实测和预测性质、波谱等数据），是化学物质信息的金标准；CAS References（文献数据库）包括 19 世纪初至今的 5900 多万条记录；CAS Reactions（化学反应数据库）包括 1.5 亿多个反应和合成试剂；CAS 化学品供应商目录涵盖全球数百家供应商的数百万种商用化学品；CAS Markush 通式数据库涵盖超过 57.5 万个专利中记录的超过 139 万个 Markush 通式结构（www.cas.org/support/documentation/cas-databases，截至 2023 年 1 月 3 日）。

世界知识产权组织（WIPO）的数据库 Patentscope 收录 1.08 亿份专利文献，包括 450 万份已发布的国际专利申请（PCT）、1400 多万份专利文献和 21 多万份公开的 PCT 申请（https://patentscope.wipo.int/search/en/search.jsf，截至 2023 年 1 月 3 日）。德温特世界专利索引（Derwent World Patents Index，DWPI）收录 4250 万份专利文献，涵盖 47 个专利授权机构（每两周更新一次，1992 年以来授权的化学专利涉及的化学结构式都可以检索）[34]。PubMed 数据库收录 1970 年以来的医学专利文献，涵盖 100 多个国家，涉及 13700 多个专家[35]。

全球医药卫生服务持续信息化，大数据来源不断扩大，如医学诊断、健康监控系统、电子病历系统等。现代医疗系统不仅产生大数据，也越来越依赖于大数据进行临床诊断、治疗方案设计与执行、疫情控制、精准医学、药物管理、处方审计、药物不良反应监管、慢病管理等。在药物创新领域，大数据已经用于靶标发现与鉴定、候选药物设计与筛选、成药性预测、化合物合成设计与合成条件优化、临床试验设计、临床药物的多参数决策等。

据 2010 年第六次人口普查数据，我国有 13.4 亿人口，随着中国采用与国际标准兼容的疾病和相关健康问题的国际统计分类代码体系（international statistical classification of diseases and related health problems，ICD-11）[36]，居民接受医药卫生服务的数据（病历数据）将会成为世界上最大的临床大数据来源。ICD 的第 11 版已经于 2022 年 1 月 1 日发布，除了涉及个人隐私的数据之外，文字性数据（含有病史、治疗史、家族史、卫生习惯、疗效、不良反应等的数据）和诊断性数据（含有关于器官或体液的测定及影像、基因测序等[37]数据）对药物创新研究极为重要。

2019 年底 COVID-19 暴发后，世界各国为了控制疫情产生了巨量的与疫情有关的测试数据和图像数据，这些数据的处理和控制将涉及科学、技术、法律制度和伦理问题。

5.1.4　生物大数据带来的主要机遇与挑战

现代药物发现过程涉及的数据与生物大分子、小分子结构的性质及其相互作用密切相关，而分子结构的数学基础是图论，这是与其他领域大数据最大的不同之处。生物大分子是用肽键联结成的带子图重复单元的拓扑图链[38]，而小分子则是具有树状或环状结构的拓扑图。分子拓扑图上的节点是原子，边是化学键，表示分子图最常用的数据结构是邻接表(connection table，CT)[38]。分子由于有可旋转的化学键而有柔性，结果形成了一个分子在不同条件下有非常多的三维形状，称为构象(conformation)。正确地预测药物分子与靶标(一般是蛋白质)相互作用时所采取的活性构象是药物分子设计的关键。配体与靶标复合物可能形成非常多的构象，而活性构象信息可能被湮没在大量的非活性构象之中。

生物数据的特殊性还体现在生物数据类型的复杂性、多维性、高噪声等方面。为了揭示生物表型背后的遗传密码的信息传递规律，需要对百万到亿万种物种的基因进行测序，测序之后的基因注释工作量更大，涉及亿万年的演化史造成的基因插入、删除和突变。

生物学数据的层次众多：基因组、蛋白质组、代谢组、微生物组、细胞、组织、器官、个体、种群、社会，这使生物数据极其复杂。地球上约有万亿种生物有机体(尤其是微生物)，其中 99%的物种尚未被测序。Google 的 DeepMind 团队为了解决蛋白质折叠预测问题将蛋白质一级结构序列数据库从 19 万条拓展到 20 亿以上。迄今，基因注释仍然是瓶颈问题。

药物发现过程用生物信息学处理生物大分子数据(如生物大分子的序列比对和各级结构的预测)，用化学信息学处理小分子数据(如研究结构与活性的关系)[39]。大规模筛选天文数字的化合物时，或者探索生物大分子折叠途径及动态构象时，都会产生生物大数据问题，需要新的方法和工具。生物大数据和高性能计算给药物发现过程带来下述机遇[40]：

(1)高通量药物筛选和高效分子组装实验产生的大数据，使人们可能在系统层面上看到药物分子与靶标相互作用的新现象和新规律。

(2)高性能计算使并行地针对多靶标进行亿级数量小分子的虚拟筛选成为可能[41]。

(3)高性能计算可能在更长的时间尺度($0.01 \sim 10 \mu m$)上模拟药物分子与靶标结合的动力学行为[42]。

(4)通过对药物的虚拟和实体筛选实验产生的大数据进行挖掘，将提高对化合物和靶标活性构象预测的准确性，开发针对特定人群的特异性药物。

大数据带来的挑战主要有以下方面：

(1)存储与分享(storage and sharing)问题。因为数据量大(以 TB 计)，在本地服务器上存储和分享就不现实了，一般用"云服务"来解决这个问题。不过，药物分子的知识产权容易受到侵犯，因此数据分享依然困难。

(2)获取与标注(capture and curation)问题[43]。传统的生物医药数据获取和标注主要依靠人工操作。面对大数据，人工操作几乎不可能。而自动化的获取与标注技术精度度差，质量控制成为大问题。解决这个问题的第一步就是要建立合理的质量控制标准，一些标准正在建立[44]。基因标注、专利标引、活性位点预测、受体-配体结合模式等生物大数据标注问题需要建立标准的流程，许多相关的算法还有待开发。

(3) 检索(search)问题。与分子有关的大数据检索引擎分为拓扑检索[45,46](topological search)、相似度检索[47](similarity search)和语义检索[48](semantic search)三类。对大分子序列的检索需要运用序列比对算法(sequence alignment algorithm)[49]技术。小分子的拓扑结构检索又分为结构检索、子结构检索和超结构检索(Markush 结构检索)[50]。结构检索和子结构检索问题虽然仍然属于 NP 完全性问题[51]，但是有许多方法可以降低其计算的复杂度。大部分有机分子的节点度数小于 5，加上可以用各种筛法尽可能地减少"原子对原子"(atom-by-atom)的匹配调用，在实际应用中算法的效率还是很高的。Markush 结构检索问题由于通式表达的不确定性和递归性，在大数据时代它的问题可能变得更加难解。结构的相似度检索问题由于要给每一对分子算出相似度值，不能采用筛法加速。这个问题可能通过并行算法来解决。语义检索主要用于科技文献的全文检索，在药物分子设计领域用来自动化地标引靶标、配体的生物学功能。面向大数据的语义检索算法由于涉及大量统计学计算，必须获得高性能计算的支持。

(4) 数据格式异质化(heterogeneous data)问题。大数据带来的分子数据格式异质化问题主要表现在分子的结构图以许多不同格式存在。例如，一个分子可以有许多不同类型的邻接表存储在格式文件中[52](如 SDF、MOE、MOL2、PDB等)，或嵌入在其他图像文件中(如 JPG、PDF、DOCX、PPTX 等)，或以线性编码[53](如 SMILES[54]、InChI Keys[55]、CAS 登记号、IUPAC 系统命名法、商品名、俗名等)的形式嵌入一段文章中。这要求分子结构检索引擎能够自动识别分子结构数据的存在状态，并能够正确地转换成分子图邻接表以完成检索任务。

(5) 可视化与数据挖掘(visualization and data mining)问题。很多数据挖掘问题归结为分类问题。药物设计方法学的任务是找到一种模式，将分子多样性空间划分成有活性的和无活性的两大类，从而降低制造和测试分子实体的成本，提高药物创新的效率。数据的分类往往从数据的可视化开始。大规模的化合物库(compound library)数据以邻接表的形式存储，只有通过数学变换才能够被可视化。一般过程是：将库中的每个分子图邻接表变换为一组结构描述符(理想的结构描述符组，其成员之间彼此不相关，而每个成员都与要考虑的分子性质高度相关)。如果用 n 个描述符表示一个分子，则库中的每一个化合物被表示成 n 维广义空间的一个点。采用广义空间降维技术[56]，如主成分分析[57](principal component analysis，PCA)、多维标度变换[58](multidimensional scaling，MDS)或自组织图[59](self-organization map，SOM)可以将巨量化合物库映射到低维(如二维或三维)数据空间,实现分子数据聚类的可视化。药物设计领域常采用的化合物分类方法主要有簇(clustering)分析[60]、机器学习[61]、决策树(decision tree)或随机森林[62]、贝叶斯学习机(Bayesian learning)及它们的组合[63]等。分类的数学本质是将含有 m 个成员的集合划分成 n 个子集合,如果 n 已知,则为有监督的学习(supervised learning),否则为无监督的学习。如果化合物库的化合物数目巨大,可产生严重的组合爆炸的问题,会由于计算复杂度太高而无法在合理时间内给出结果。在分类算法中,还涉及计算两个分子图的相似度[64]或广义距离问题,这更增加了分类问题的计算难度。

大数据不一定越大越好[65],关键是能否从中提炼出有用的知识。大数据可能产生下述问题:

(1)由于数据文件太大,很多科学计算可能由于软件或硬件的限制而无法进行。

(2)大数据的信噪比低可能使传统的数据挖掘程序崩溃,或由于计算复杂度问题而无法完成。

(3)大数据也可能仅仅由于内存不够,或通信系统的带宽太窄,或读写系统的超高稳定性要求不能满足而导致程序崩溃。

(4)大数据生产代价高昂,难以重现而存在质量隐患,这样的数据由于占用大量存储空间以致维护成本极高,难以完成分析,拖累科技项目的执行。

(5)大数据虽然可能让科技工作者在大系统层面发现新的规律,但由于缺少数据挖掘工具或不正确地使用数据挖掘工具而产生误导性结论,而证伪这类结论也很困难。即使大数据分析逻辑是正确的,大数据的采样方式不正确也会导致不合理的结论。例如,人们对 20 世纪以来已发表的高被引论文进行分析,结果显示:Watson 和 Crick 关于 DNA 结构的发现(20 世纪生命科学界最伟大的发现)竟然不属于高被引论文!这说明简单追求"高被引"会得出荒唐的结论[66]。有成语说得好:"阳春白雪和者寡,下里巴人和者众"。又如,玛雅人用他们精确的天文观测数据支持基于占星术的神话文化。现代具有倾向性的媒体故意用大数据来误导文化和社会力量时有发生。因此,允许对现有数据应用不同的解析、避免数据霸权非常重要[67]。

大数据带来的这些问题可能通过下述措施而逐步加以解决:

(1)普及云计算技术。大数据的存储和分享问题通过"云存储"服务得到解决。云超算将满足大数据产生的超算需求。

(2)加强面向交叉学科的大数据挖掘技术的开发。大数据与领域知识密切相关,大数据的挖掘算法,如知识富集、分类、可视化,都必须与领域知识和经验结合起来。

(3)加强大数据处理人才的培养。今天的数据处理和编程理念及技术与 20 世纪 80 年代的完全不同，软件开发和使用与网络密不可分。大数据处理人才除了要具备交叉学科的背景之外，还应该具备数学建模、算法理论、图论知识、计算机语言(如 C/C++等程序设计语言)的编程技巧。对药物设计领域而言，研究人员应该掌握基因序列及其存储格式知识、生物大分子序列比对的算法原理、簇分析、分子建模、基因标注、网络数据库建设，以及化学信息学知识。在操作系统方面，研究人员应该具备 Linux、Windows 或 Mac 操作系统的应用知识，应该熟悉 Visual Studio、Eclipse、GCC/GDB 这类软件开发环境，掌握多线程、基于 GPU 等硬件的并行程序设计工具，积累 Client/Server、Java、SQL 等数据库开发工具的经验。

5.1.5 生物大数据分析的工具

为了适应日益增长的生物大数据分析需求，一批传统的药物设计程序进行了更新换代，增加了并行算法的功能，并发布了 GPU 运行版。2011 年，Collignon 等发布了并行版的 AutoDock4.lga.MPI[41]，该版本利用消息传递接口(message passing interface，MPI)实现分子对接的并行计算，使 Autodock4 程序能在超算服务器上通过调用上千个(最多可达 8192 个)CPU，同时将许多化合物对接到靶标分子的活性位点。对接考虑了范德华、静电和溶剂化作用。在 24 小时内，调用 8192 个高性能 CPU，该程序可以将 30 万个柔性化合物或 1100 万个刚性化合物与一个刚性蛋白对接。

对药物分子的虚拟筛选仅仅实现分子对接是不够的。配体与受体结合是分子识别的过程，它是动态的过程。在溶液环境，配体向药物靶标接近，彼此都要改变自己的构象才能互相识别、互相适配，需要用 MD 模拟来预测受体-配体复合物的动力学行为[68]。GPU 版的开发极大地降低了 MD 模拟需要的并行计算的代价[69-72]，主流的生物 MD 模拟软件，如 AMBER、NAMD 和 GROMACS 都有了自己的 GPU 版本。

在 HPC 技术的支持下，基于 MD 模拟可以用于药物的虚拟筛选(MDVS)[33]。以实验数据(来自 X 射线衍射实验的晶体结构数据，或来自多维核磁共振实验的数据)为初始构象，这些构象代表不同的受体-配体结合的初始模式，通过 MD 模拟筛选化合物与潜在靶标最稳定的结合模式，以提高虚拟筛选的准确性[73]。

全正则模式分析(all-atom normal mode analysis，NMA)是预测受体分子构象和自由能的一种方法，采用 GPU 的并行处理技术对此方法实现了加速[74]，这项工作对进一步提高基于结构的虚拟筛选的效率很有意义。在此基础上，绘制配体从各个方向接近受体所产生的反应势能面的自由能全景图(free energy landscape，FEL)[75]是评价受体-配体结合难易程度和复合物稳定性的主要判据[76]。随着超算性价比的提高，自由能全景分析将成为虚拟筛选新工具的组成部分。

基于配体的虚拟筛选也可以通过计算化合物与活性配体的三维结构相似度来实现[77]。柔性小分子可以有百万以上个稳定构象，化合物与活性配体的三维构象叠合具有很高的计算复杂度，通过 GPU 加速可以很好地提高基于配体的虚拟筛选的效率[78]。

由于大数据的离散性、低信噪比和不完备性，蕴含于其中的物质活性与结构之间的关系不是传统的连续函数关系，超算支持的贝叶斯学习方法在药物设计中得到了应用，如基于配体的虚拟筛选[79]、化合物库的化学稳定性预测[80]等。除此之外，可用贝叶斯网络研究分子信号转导网络[81]，并与其他机器学习技术相结合以解决生物医药领域出现的大数据问题，如与贝叶斯结合的支持向量机[82]和决策树技术[83]。

生物大数据的分析工具在药物设计中主要应用于下述领域：蛋白质设计和功能预测（蛋白质折叠的预测、蛋白质-蛋白质相互作用的预测）、苗头化合物的发现（化合物库生成、虚拟筛选、药物再利用）、苗头化合物到先导化合物的转化（生成药物从头设计模型、建立 QSAR 模型、选择分子描述符或拓扑/形状描述符、设计聚焦/靶向化合物库）、ADMET 参数预测（ADME 性质或其他药代动力学参数预测、化合物毒性预测、建立药效学模型）。

5.2　精准医疗与大数据

根据精准医学的观点，每个人的基因、生活环境和生活方式都不一样，因此每个人患的疾病也是独一无二的，应该采用个性化的治疗方法。为了实现这个目标，需要来自大数据分析结果的知识库支撑，包括电子健康记录、医学图像、基因组数据，以及从可穿戴设备和其他设备获取的数据。因此，使用大数据对精准医疗至关重要。通过获得大数据和对大数据的分析，将疾病和人群都分为各种亚群，建立疾病亚群与患者亚群之间的相关关系，这些关系可能形成复杂的网络关系。这个关系网络是为个体患者量身定制治疗方案的基础。

大数据还使研究人员能够进行大规模的临床试验，从而在不同的患者群体中测试精准药物治疗的有效性。通过分析大量患者对药物应答的数据，研究人员可以确定哪种治疗对哪种患者最有效，建立预测模型，帮助临床医生对治疗方案做出决策。

5.2.1　常规药物治疗与精准治疗

传统的靶向药物治疗学认为：健康的身体处于生理平衡状态，疾病与器官系统相对应，失去平衡的靶器官是由于相关的靶标分子处于不平衡或非正常状态（如错误的折叠、异常的表达，或与其他分子有异常的相互作用等）。药物被递送到靶器官与靶分子产生相互作用，将靶分子调节到正常状态（如正常的表达水平或活性水平），以恢复靶器官乃至整个生命体系的生理平衡。理想的靶向药应该治好患同一种疾病的全体患者，这种药被称为"重磅炸弹"药（图 5-1）。

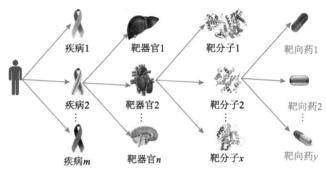

图 5-1 传统的靶向药物治疗的理念

然而，随着对生命系统认识的深入，人们发现几乎每个人对相同药物的应答都是不一样的，因为人的基因不同（微小的基因差异可以造成显著的表型差异）、所处的环境和人生经历也各不相同，因此精准医疗[precision medicine，又称个性化医疗（personalized medicine）]应运而生。它将人们分成不同的群体，根据患者的个性差异，预测药物应答或疾病风险，提出个性化的治疗方案。这种医疗模式又被称为 P⁴ 医疗（predictive，preventive，personalized and participatory）[84]。这种理念可以追溯到中国古代的中医学或西方的希波克拉底时代，但是，这些理念在大数据时代才有可能实现。

按照 P⁴ 医疗的模式，患者可以按照基因类型被划分为不同的队列，同一类疾病对每一个队列有特定的靶标被药物调控。假定治疗某种疾病有 A 和 B 两种药物，它们对不同队列的人群有不同的药效和毒性。精准医疗依据对患者基本生物学特征（基因组、蛋白质组、代谢组）的正确判断，选择治疗药物以避免无效治疗并降低副作用。例如，基因组测序确认癌症或其他疾病的 DNA 突变，RNA测序确定个体的健康状况和遗传差异，蛋白质表达水平的检测确定靶向该蛋白的最合适的药物。通过在分子水平上确定患者患病的原因和跟踪患者对药物的应答数据，制订个性化的药物治疗方案。通过基于分子病理的流行病学观测数据识别潜在的生物标志物，及早发现对流行病易感的高风险人群，制订精准的防疫计划（图 5-2）。

例如，急诊科常用的全身麻醉或短期肌肉松弛剂琥珀胆碱，起效快、作用时间短。其靶基因是 BCHE，对应的靶蛋白是丁酰胆碱酯酶。当患者被注射琥珀胆碱麻醉之后，体内的丁酰胆碱酯酶会水解琥珀胆碱，当体内的琥珀胆碱被水解到低浓度阈值之下，患者就会从麻醉状态中醒来。然而，对丁酰胆碱酯酶低表达或不表达的个别患者，用琥珀胆碱麻醉就可能有生命危险。精准医疗要求在应用此类麻醉剂之前，应该用基因或蛋白检测技术确定患者不存在 BCHE 基因缺失问题，或丁酰胆碱酯酶有足够高的表达。

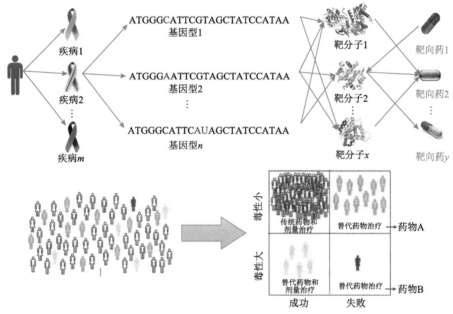

图 5-2　精准药物治疗的理念

其他案例如抗凝血药华法林，使用前应该确认细胞色素 2C9 是否有一个以上等位基因的缺失；抗凝血药氯吡格雷，使用前应该确认细胞色素 2C19 是否有一个以上等位基因的缺失；止咳药可待因，使用前应该确认细胞色素 2D6 是否有一个以上等位基因的缺失；抗疟疾药伯氨喹，使用前应该检测葡萄糖-6-磷酸脱氢酶是否表达或者表达量下调，否则有溶血风险；抗痛风药物别嘌醇，使用前应该检测患者是否携带白细胞抗原 B-15 的等位基因，以防史蒂文斯-约翰逊综合征和表皮坏死症。

因此，疾病是基因和个体生活方式以及环境因素共同作用的结果，可以被划分为多层次的精细亚型；精准医疗基于药物与疾病亚型的对应关系，在充分利用临床医学数据的基础上为患者制订个性化的治疗方案。随着大数据技术与医疗技术的深度融合，传统的"一个尺寸适合所有人"的诊治规程可能被知识驱动的精准医疗所取代。

5.2.2 大数据在精准医疗中的应用

大数据在精准医疗领域的应用主要涉及以下三个方面：

(1)基础研究：帮助精准医疗发现新靶点，发现对特定药物有应答(有疗效、无疗效、有毒性、无毒性等)的生物标志物及其相关的人群队列。

(2)临床研究：支持靶向疗法的临床试验，发现新的诊断技术，建立临床试验的预测模型。

(3)临床实践：将患者分型，根据患者的个性化分子标志物或表型特征实施个性化的靶向治疗，预测疾病发作，进行事项预防性护理。

通过大数据获取和挖掘，建立生活方式(如饮食、健身、社交)、遗传、疾病三类因素之间的关系，识别生物变异与疾病易感性及行为变化的模式。

基因组大数据的临床应用可改变药物发现的模式。传统的药物发现模式基于从细胞或动物实验中获得的疾病与生物信号通路的知识，这些实验无法在人类身上复制。药物发现仅限于已知的生物过程或通路。对全基因组进行大数据全景分析可能发现与疾病相关的新生物通路和新疗法。

精准医学对大数据的依赖扩大了生物医学研究的范围，导致研究人员、数据管理人员、医院、研究机构和监管机构广泛参与。

个性化的医疗需要医学和药学数据库的支持。医学数据库主要由数字化病历数据和患者临床诊治数据两部分组成。数字化病历数据的主要字段包括：疾病表型、人口统计、临床观察、既往病史、体检报告、生命体征、症候报告、生活习性、环境因素；患者临床诊治数据的主要字段包括：疾病生物标志物、基因组、蛋白质组、代谢组、医学影像、超声、CT(计算机断层扫描)、MRI(磁共振成像)、PET(正电子发射体层成像)、造影、胸透、预后随访记录、康复状态、药效、生活质量、不良反应、行为改变等。这些数据将是为患者分型的主要依据。

药学数据库由获批药物数据库与药物临床前及临床研究数据库组成，其主要字段包括：药物分子结构、作用机理、受体靶标、剂型剂量、治疗窗口、不良反应、代谢网络、市场价格、药物生物标志物数据(基因组、蛋白质组、代谢组)、晶型、NMR 结构、同源建模、小分子库、虚拟小分子库、药物评价、HTS、IC_{50}/EC_{50}、ADMET、受体-配体结合常数、PK/PD(药代动力学/药效动力学)等，这些数据是为患者制订药物治疗方案的主要依据。

精准医疗需要的诊断型数据主要分为表型组数据、基因组数据、蛋白质组数据、微生物组数据以及药物疗效与代谢相关的数据[85]。

1. 表型组数据

临床表型组数据类型复杂，如调查问卷(主诉、体征、既往史、个人史、家族史)、临床检验结果(血液、尿液、唾液、其他体液化学成分分析)、医学影像(如 CT、MRI、超声、胸透、造影、病理切片)、各种组学检验、治疗方案、随访、预后等。数据的存储格式一般为文本表格、数据、图片、化学结构等。

临床表型组数据往往由于规范化很差而不具有可用性。为了增加这些数据的可用性,需要实行标准化,如字段的标准化(字段名、字段数据类型、数量单位、字段内容、字段所用的术语)。还需要各种数据分析工具以解析数据和识别字符串、分子拓扑结构、医学图像,分类和可视化高维数据。为了实现临床表型数据的标准化,我国于 2009 年颁布了《电子病历基本架构与数据标准(试行)》,世界卫生组织(WHO)发布了医学/生物本体技术规范:《疾病和有关健康问题的国际统计分类》ICD-10(international classification of diseases-10)。通过国际组织间协作,建立了临床医学标准化词库及其分级结构和同义词库,以实现非标准数据的标准化转换、统一的外部存储格式(如 XML)和统一的数据查询语言(如 SQL)。

2. 基因组数据

用于精准医疗的基因组数据通过测定基因型变化(基因变异),实现精准诊断;通过测定基因型,实现精准用药。其数据处理流程如图 5-3 所示。

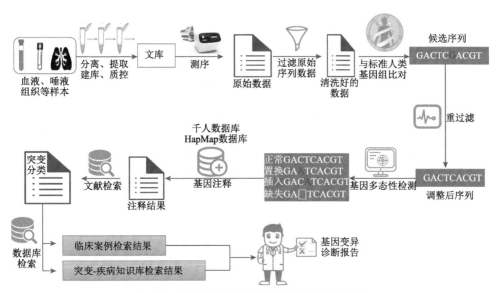

图 5-3　基于基因组的精准诊断数据处理流程

基因序列存储格式基本趋于统一,主流格式有 FASTA、FASTQ、GenBank、EBML 和 GFF。一般采用基因本体联盟(Gene Ontology Consortium)的词汇表标注基因。

建设疾病-基因关系知识库（如 DisGeNET，http://www.disgenet.org/）是庞大、艰巨和高成本的知识工程，这样的知识工程主要解决下述精准医疗的问题：

(1) 与特定疾病相关的全部基因有哪些？

(2) 有哪些证据支持此类疾病-基因的相关性？

(3) 一个基因同时与哪些疾病相关（comorbid diseases）？

(4) 与特定疾病相关的遗传变异有哪些？

(5) 与此疾病相关的蛋白质有哪些？是否是药物的靶标？相关的药物有哪些？

基因的数据加工也是庞大的工程，需要总结药物基因与遗传变异、药物、通路的关系；摘取 FDA 药物标识中所含的药物基因组信息；编写基于药物基因组学的剂量指南；建立并可视化遗传变异与药物、疾病三者关系的网络。斯坦福大学的 PharmGKB 团队（https://www.pharmgkb.org/）做了大量工作。

3. 蛋白质组数据

精准医疗可以利用蛋白质组学技术直接定性或定量基因所表达的蛋白质，以决定用药类型或者用药的剂量。人类基因组项目成功完成之后，建立与基因组项目对应的蛋白质组项目成为人类的下一个奋斗目标。20 世纪末，二维凝胶电泳与质谱技术结合产生了高分辨率的蛋白质分离技术，为蛋白质组学研究打下了基础。与基因组不同，蛋白质组是动态的，对遗传和环境参数的任何变化都有应答。由于 RNA 水平上有剪接和编辑过程，蛋白质水平上有多种翻译后事件，如有限的加工、翻译后修饰和降解，蛋白质组的复杂性比基因组的复杂性高几个数量级。许多重要的蛋白质在细胞中表达量少，在大量其他蛋白质存在的情况下进行定量鉴定就更加困难，需要充分富集才能实现，这使得蛋白质组学研究更加困难。为此，人们发展了多维分离法、功能化表面芯片、类特异性抗体、选择性染色等方法将低丰度蛋白质与高丰度蛋白质分离开来。蛋白质组学不但要破译蛋白质组的成分，而且要定量监测蛋白质水平的动态变化。典型的蛋白质生物标志物的检测流程如图 5-4 所示。

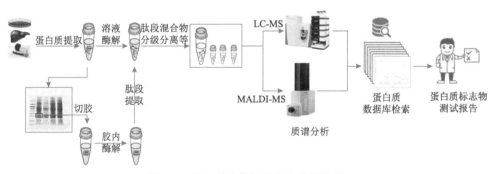

图 5-4　蛋白质生物标志物的检测流程

现代二维凝胶蛋白质组学技术可以将 1 万多种不同的蛋白质混合物分离开来，是处理蛋白质组等非常复杂的蛋白质混合物的首选方法。但基于凝胶的蛋白质组学在重现性和动态范围方面有本质的局限性。即使在同一个实验室内，也必须严格遵守标准操作程序才有可能得到可重复的结果。不同实验室中即使相同样品产生的结果也很难定量比较。差分凝胶电泳(differential in gel electrophoresis，DIGE)技术基本上解决了这个复现性难题。为了克服凝胶技术的局限性，新的技术也在不断涌现，如半胱氨酸修饰的 DIGE 饱和标记、自由流动电泳(free-flow electrophoresis)、基于色谱方法的非凝胶技术、稳定同位素标记技术等。蛋白质组学项目会产生大量的数据，用自动化软件分析来自每个蛋白质组状态的数以万计的质谱数据，是解析蛋白质组分析中最耗时的部分[86]。

蛋白质组学在精准医疗领域的应用还依赖于蛋白质知识库的建设，如标准人类蛋白质组数据库、疾病相关的细胞和组织蛋白质组数据库、蛋白质-疾病相关的知识库。已经建立的人类蛋白质组草图，如约翰霍普金斯大学的草图(www.humanproteomemap.org，HPM)、慕尼黑技术大学草图(www.proteomicsdb.org，ProteomicsDB，数据量：8TB 以上)和基于抗体的人类蛋白质草图(www.proteinatlas.org，ProteinAtlas)。这些草图包括的主要字段有：组织或细胞类型(30 种)、基因、蛋白质、肽序列、氮端肽、剪切交联肽、样本、成年组织/胎儿组织、细胞类型等。

EMBL-EBI 的蛋白质组学数据库(PRoteomics IDEntifications，PRIDE)包括来自 50 多个国家 8400 多个数据集，涵盖约 8 万种蛋白质组学检测试验(assay)，数据总量超过 0.4PB。在洛桑的瑞士生物信息学研究所开发的 neXtProt 蛋白质知识库，包括超过 2 万种蛋白质的实验数据和 20 万种翻译后修饰的记录。UniProt 是最著名的蛋白质知识库，2022 年 12 月的版本涵盖 568744 条蛋白质序列，它们来自 289877 条参考文献(www.uniprot.org/help/release-statistics，截至 2023 年 1 月 26 日)。根据目前的结果，人类大约有 2 万个编码蛋白质的基因，至少可以产生 2 万多种蛋白质，基因修饰会产生更多的蛋白质。截至 2018 年 4 月 4 日，人类蛋白质组图谱包含 30057 种蛋白质。将如此多的分子与质谱(MS)等分析技术相结合，可以探索许多精细的细节，从而创造出“大数据”[87]。已知的蛋白质家族大约有 1.5 万个，同一个家族中的蛋白质有相似的结构，用 X 射线晶体学等技术和计算机建模技术确定了其中约 9000 个结构(其中只有大约 1000 个结构有很高的可信度)，余下的 6000 多个蛋白质家族的结构尚待确定[87]。

4. 代谢组数据

代谢组数据是个性化诊断和精准用药的基础。代谢组学技术为精准医学提供诊断疾病所需要的表型症状、确认特定疾病的化学标志物(代谢物)、确认药物或者内源性物质的代谢途径、确定个人代谢型基线、反映基因型对代谢型的影响、确认药物代谢物的代谢途径和毒性、评价药物代谢动力学状况等。一般认为，小分子在体液中的浓度>1mmol/L 的为高丰度，而<1nmol/L 则被视为低丰度。

代谢组学用核磁共振波谱、红外和紫外光谱、质谱、色谱-质谱联用等技术分析来自各种体液的生物样本，是现代医学大数据的主要来源之一。典型的代谢组数据获得流程如图 5-5 所示。

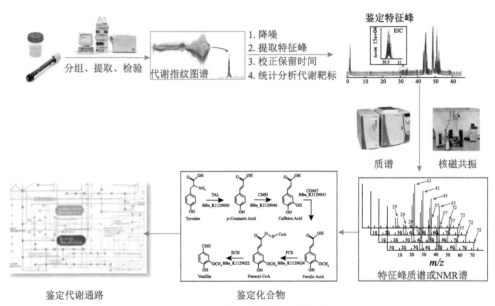

图 5-5　代谢组学数据获得流程

虽然代谢组学的研究晚于基因组学和蛋白质组学，但利用检测人体代谢物诊断疾病的概念有悠久的历史。传统中医有利用蚂蚁评估人尿中葡萄糖的浓度作为糖尿病的诊断依据。中世纪的医生也有根据尿液的颜色和气味作为诊断疾病的指证。13 世纪的阿拉伯医生伊本·纳菲斯(Ibn al-Nafis)已经有代谢的概念，意识到身体的营养物处于持续变化的状态。

20 世纪 40 年代末，威廉斯(Roger Williams)的研究表明，精神分裂症患者的尿液和唾液等体液有特殊的代谢特征。1971 年，Horning 和他的团队首次创造了"代谢概况"一词，他们发现尿液或组织提取物中的化合物可以用气相色谱-质谱(GC-MS)进行测量。核磁共振最初在 20 世纪 40 年代被发现，在 20 世纪 70 年代开始被用于代谢组学研究。随着时间的推移，由于使用了更强的磁场和魔角旋转，提高了 NMR 的灵敏度，Jeremy Nicholson 教授于 1984 年将 NMR 技术应用于糖尿病的研究。

代谢组学的软件研究工具主要分为：谱图数据处理软件(如 Thermo 的 SIEVE、Waters 的 Markerlynx、AB Sciex 的 Markerview、Agilent 的 MassHunter、Brucker 的 ProfileAnalysis)、分子结构鉴定软件(如 METLIN、TraceFinder、MassFontier)、代谢通路分析软件和数据库(如 KEGG、WikiPathways、CytoScape)。

加拿大卫生研究院、加拿大创新基金会和代谢组学创新中心(TMIC)等机构资助建立的人类代谢组数据库(HMDB)向全球免费开放(http://www.hmdb.ca)，该数据库涵盖从人体内发现的小分子代谢物详细信息，以支持代谢组学、临床化学、生物标志物的发现研究。数据库存储或链接到化学数据、临床数据、分子生物学/生物化学这三类数据，目前包含 220945 种水溶性和脂溶性代谢物记录入口、8610 个与这些代谢物相关的蛋白质序列(酶和转运蛋白)。每个 MetaboCard 条目有 130 个数据字段，其中 2/3 的信息属于化学或临床数据，其余 1/3 是酶或生化数据。许多数据字段被超链接到其他数据库(KEGG、PubChem、MetaCyc、ChEBI、PDB、UniProt 和 GenBank)和各种结构与路径查看小程序。HMDB 数据库支持广泛的文本、序列、化学结构、MS 和 NMR 光谱查询搜索。另外四个数据库 DrugBank、T3DB、SMPDB 和 FooDB 也是 HMDB 数据库体系的一部分。DrugBank 包含约 2832 种药物和 800 种药物代谢产物的信息，T3DB 包含约 3670 种常见毒素和环境污染物的信息，SMPDB 包含约 132335 种人类代谢物、药物和疾病信号传导或代谢途径，以及 60628 种其他生物途径。FooDB 包含约 7 万种食品成分和食品添加剂的信息。

数据库支持文本查询，允许用户随意地浏览数据库或重新排序查询结果(单击给定的 HMDB ID 就可以显示相应代谢产物的完整数据内容)，允许用户用 ChemSketch 小程序或用 SMILES 字符串做化学子结构或相似结构查询，允许用户对 HMDB 中超过 8299 个基因和蛋白质序列进行 BLAST 序列搜索，支持单序列和多序列 BLAST 查询等。MS 搜索允许用户用质谱文件(MoverZ 格式)检索 HMDB 的 LC-MS/MS 光谱库，允许通过 LC-MS/MS 光谱法从混合物中鉴定代谢物。1D NMR 和 2D NMR 检索允许用户分别提交 ^{1}H NMR 谱或 ^{13}C NMR 谱(纯化合物和混合物)或 2D TOCSY 或 ^{13}C HSQC 谱的峰列表，并将这些谱与 HMDB 中包含的 NMR 库进行比较，允许用户通过 NMR 光谱从混合物中鉴定代谢物。下载链接提供与 HMDB 相关的收集序列、图像和文本文件的链接[88]。

代谢组学涉及的主要数据本体有：代谢物(一般是小分子的化学结构式，用邻接表或者化学结构线性编码表示)、疾病(包括疾病描述和层次结构的分类)、生物信号通路(主要是化学反应，这类数据表示方法可参见文献[89]第 4 章)、体液类型(如血液、淋巴液、唾液、尿液等)、代谢物来源(如内源、外源，它们可有进一步的层次结构分类)、靶标(主要有蛋白质或其他生物分子)、波谱(如

NMR、MS、UV、IR 等）等。

虽然精准医疗尚在发展过程中，随着表型组、基因组、蛋白质组、代谢组等组学数据的积累以及相关数据库/知识库的完善，精准医疗将能够基于患者的临床数据和其他组学检测数据，制订出个性化的诊治方案（图 5-6）。

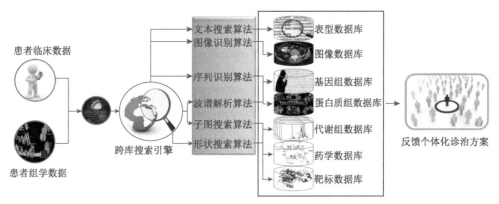

图 5-6　精准医疗的信息处理流程

5.2.3　与精准医学和大数据相关的伦理问题

精准医学关注个性化的医疗，大数据技术和知识库共享是其基础。然而，大数据的收集存储管理、大数据挖掘技术的开发和知识库的建设需要昂贵的投入。因此，有一些关键的问题需要解决。

1. 资源投入和受益范围相关的公平问题

精确医学为人类带来的益处应该超过开发和部署它的成本以及所涉及的风险。必须考虑受益规模与费用分担的平衡。大数据本质上跨越了社会的大部分群体，但是，生物医学数据的采集往往存在采样人群的不平衡问题。这将导致在大数据统计范围内，某些人群不能利用精准医学成果的情况，因为这没有足够的数据为他们提供个性化治疗。如果加大投入将这部分人群的数据纳入，其他人群将不得不为此买单。即使精准医疗能够开发出平衡成本效益的治疗方法，也要考虑为了发展精准医疗而削减其他研究事项的经费是否值得。一个典型的心灵拷问是：用 90% 的公共研究经费开发只有 0.01% 人群受益的精准医学治疗方法是否合适？精准医学的成就凝聚了社会各个行业人们的贡献，有些人贡献数据，有些人贡献税收或捐助研究基金。对精准医疗创新成果的分享是否与各人的贡献平衡？

2. 匿名化问题

为了保护个人隐私，或者避免歧视，分析基因大数据时应该匿名化。但是，精确医学的目标是个性化医疗，因为个体与其基因组是一对一的关系，如同人的指纹。精准医疗无法保证绝对匿名，因此必须在技术层面建立足够透明的公共信息的管理、分发和保护体系，建立社会信用体系。研究表明，以个人的基因组数据查询遗传数据库，可以从基因图谱中找出大多数人的族群信息[90]。因此，保护个人或族群的隐私与精准医疗必须访问个性化数据这对矛盾应该有一个解决方案。

3. 家庭或族群问题

种族特征与遗传学特性之间存在关联[91]。大数据分析可能产生对家族或种族的遗传特征与表型(性格、健康状况、易感疾病等)之间关系的新发现，这些发现属于家族或族群隐私的一部分。此类发现可能对疾病的预测、预防和治疗有益，也可能成为种族歧视的诱因。随着各种组学大数据的积累和人工智能技术应用的深入，此类问题将会变得严重，应该有解决潜在矛盾的预案。

4. 遗传歧视问题

精准医疗通过对生命组学和临床医学大数据的挖掘，发现特定患者基因或表型景观特征与特定疗法和预防性护理方案之间的关系，可制订最佳医疗方案使患者受益。但是，这种知识是双刃剑，它可能被第三方滥用，如保险公司据此对投保人制订歧视性政策，雇主据此做招聘决定[92]。这可能迫使人们找到基于大数据和组学信息的相对公平的分层医疗保险方案。当前，美国、加拿大、英国等国家已颁布政策，限制或防止基于基因特征的保险或就业中的差别待遇[93]。公众对使用此类数据可能产生的潜在危害的担忧会直接影响精准医疗和大数据的发展。

5. 使危害最小化的问题

精准医疗计划可能造成遗传歧视和族群(或某一类人群)污名化伤害，但减少这些伤害也可能以增加其他群体的保险费为代价(又是另一种伤害)。减少此类伤害的举措可能通过立法实现(如立法禁止遗传基因歧视)，也可能通过技术实现(如限制数据访问)，或给个性化数据加密。任何基因组数据的共享都有泄露相关个人(如住院的患者)数据的风险。这种数据泄露可能是恶意的(如黑客入侵)，也可能是基因信息持有者无意中泄露的。数据泄露的风险随着分享范围的增大而增加。基因组数据的泄露可能导致基因歧视，多代基因组数据集甚至可以揭示与实际生活不相符的亲子关系，因而对相关家庭造成严重破坏，对相关个人造成心理伤害。

精准医疗和它对大数据的使用既涉及科学问题也涉及伦理问题，需要认真对待。其本质是群体利益与个体利益的矛盾。使用大数据进行针对特定人群、种族或族裔的商业化药物开发行为(如罕见病治疗药物的开发),在道德上并不中立。必须考虑这些特定群体和其他群体利益的合理平衡,这一点已经超出医疗的范围。

　　一个解决办法是:制定可行的监管措施,使数据使用者确保以尊重个人和族群的方式研究数据和传播由此产生的知识,寻求对这些数据和知识的共同治理。

5.3　大数据与虚拟药物筛选

　　传统上,药物筛选是药物发现过程的起点,其目的是找到合适的先导化合物,通过成药性优化将先导化合物演化为候选药物,最终遴选出能被批准上市的药物。20 世纪 80 年代以前,药物筛选是通过实验进行的。为了降低成本、提高效率、缩短时间,人们开发了动物模型、细胞模型和分子生物学的实验模型。20世纪 80 年代后,药物筛选和合成进入高通量时代,潜在的被筛选化合物的种类从三位数以内迅速地上涨到千万级甚至亿级。显然,大规模随机实体筛选的策略不可持续,人们需要用合理的计算方法从亿级化合物库中遴选出合理数量(如100～10000 种)的化合物进入高通量实体筛选实验,这个遴选过程即为虚拟筛选(virtual screening,VS)。到 21 世纪初,VS 已经成为药物发现过程的标配,VS与 HTS 结合成为先导化合物发现的关键点。

　　VS 领域的大数据问题起源于化合物库大小的指数式增长,从基于骨架的化合物库的几百种同系物,到组合化学库的成千上万种化合物,最终到 DNA 编码库(DEL)的百亿种化合物。可能被合成出来的化合物数量的指数式增长对 VS 方法的要求日益迫切,因为简单地增加化合物库的规模不能缩短先导化合物发现所需的时间,也不会提高药物发现的效率。

　　VS 领域的大数据问题也与不断演化的药物发现范式密切相关。早期的 VS主要分为基于配体的 VS[94]和基于靶标的 VS[95],筛选所依赖的数据量较小,数据类型都是结构化的,VS 的技术基本上是从传统的 QSAR(如回归、2D 或 3D药效团)和经典的分子识别(如各种分子对接、打分函数)与机器学习(如模式分类、决策树、贝叶斯学习机、支持向量机)方法衍生出来的。

　　自从深度学习(deep learning,DL)技术在自然语言处理、图像识别领域取得巨大成功以来,DL 被迅速引进 VS 领域。随着人们对大数据集模式识别能力的不断增强,许多传统上不能用于模式识别的数据(如发表在科学杂志中的论文、专利文献)也被用于 VS。

　　由于现代 VS 技术的输入数据是大数据,大数据的处理需要高性能计算(HPC),VS 和 HPC 技术也紧密结合起来。由于计算能力的限制,传统的基于分子对接的 VS 无法考虑靶标结构的柔性和生物分子构象的动力学变化。随着 HPC

能力的增强，基于分子动力学的 VS 技术将会成熟，并成为药物发现的常规技术。各种 VS 技术组装起来，形成各种改进的虚拟筛选范式成为本领域的趋势[96]。

由于源自虚拟化合物库的 VS 结果（即苗头化合物）最终要通过实体筛选实验验证，获得苗头化合物的实体始终都是药物化学家关注的焦点。虚拟化合物库分为两大类：一类是已被人类合成或提取过的化合物，它们虽然不在研究者的仓库中，但的确在世界上存在过，它们有被合成或提取的可行性（如 ChEMBL，www.ebi.ac.uk/chembl/）；另一类是基于化学键规则在理论上能够存在的虚拟化合物，它们在世界上从未存在过（如 GDB-17）[32]，需要人工智能或者其他计算技术预测或者设计它们的合成路线，并评估合成路线的可行性。预测化合物的合成路线是化合物库合成自动化的瓶颈，需要大型化学反应数据库的支持。Elsevier 的 Reaxys®就是这种大型的数据库，它综合了药物化学家需要的各种设计化合物合成路线所需要的信息，整合了 Beilstein 数据库、Gmelin 数据库和专利化学数据库的数据，包括化学结构、化学反应（包括多步化学反应）和物理性质。Reaxys®拥有 2.60 亿条分子记录、6100 万种化学反应类型、3700 万篇文献、4400 万种生物活性物质（www.reaxys.com/，数据截至 2023 年 1 月 30 日）。

然而，预测化合物的合成路线仅仅是合成苗头化合物的第一步，针对给定合成路线预测苗头化合物的产率是更大的挑战，因为有机合成反应数据库基本不包括产物的产率数据。而对于一个苗头化合物而言，预测它可以被某个反应合成出来，不意味着它可以被该反应制备出来（产率可能低到被视为制备失败）。主要的问题是即使对同一类反应而言，反应条件也是千变万化的，而反应条件的细节在科学报告或专利文献中很难详细记录并被算法所学习。

5.3.1　早期的虚拟筛选

早期的 VS 是从化学子结构或结构相似性（可以是 2D/3D 相似性，或药效团相似性）搜索发展起来的。为了从大的化合物库选择一个相对小的数据集供实体筛选，VS 起到的是一种过滤器（如除去毒效团和不符合 Lipinski 规则的化合物）的作用。经过过滤的化合物库中的化合物，可以按照它们的化学结构与查询结构（已知的活性化合物的结构）的相似性降序排列，取前 n 个化合物供实体筛选。

20 世纪初，机器学习（ML）技术开始应用于 VS，它们不再是简单的过滤器，而是根据活性分子的结构与活性的数据建立预测模型，推断化合物的性质[97]（如与靶标的亲和力）或者化合物的成药性（吸收、分布、代谢、排泄和毒性，即 ADMET）参数。这些模型用分子描述符进行线性回归，预测潜在的苗头化合物。

早期的 VS 用的训练集较小（数百到数千个分子），未能充分地体现现代机器学习的预测能力。

5.3.2 基于共识的虚拟筛选

VS 的本质是预测配体与受体的相互作用，有许多因素影响这种相互作用，单个预测模型往往不能体现全部因素的影响。为了弥补这种缺陷，人们往往构造多个模型，希望这些模型的共识结果会提高 VS 的准确率。常用的 VS 方法有：基于 2D 或 3D 结构描述符的方法、基于受体-配体互补模型的方法、相似性匹配的方法、机器学习和分子建模的方法。基于共识的 VS 方法综合各种预测方法的结果以提高真阳性、减少假阳性、提高整体 VS 的效率[98]。

基于共识的 VS 被用于筛选 Kv1.5（电压依赖性钾通道）的阻断剂[99]、磷酸二酯酶 V（PDE5）的抑制剂[100]、11β-羟基类固醇脱氢酶 1 型（11β-HSD1）的抑制剂[101]。VS 的方法包括各种基于 2D 和 3D 的相似度搜索方法与基于 3D 分子对接的方法，这些方法表明各种 VS 方法的确有互补性。

为了评估各种 VS 方法（Glide 分子对接、Schrödinger 药效团搜索、OpenEye 的 ROCS 形状相似性叠合和 EON 静电相似性搜索）得到的 VS 结果的共识合并策略，有人在 DUD-E 数据集的 14 个靶标上对五种共识合并策略（sum rank，rank vote，sum score，Pareto ranking，parallel selection）进行了基准测试[102]。与单独运行各种 VS 方法相比，共识合并策略通常会提高已知活性物的回收率。在所有的 14 个靶标上，parallel selection 策略结果最佳。

5.3.3 迭代式虚拟筛选

迭代式虚拟筛选将不同的 VS 方法进行串联，即上一代的 VS 的输出结果作为下一代 VS 的输入数据，如此循环迭代优化以尽可能提高真阳性苗头化合物的命中率。这种虚拟筛选策略的本质是自适应优化。VS 的结果经过体外评价，将评价结果中活性最高的化合物的结构反馈给计算模型，作为新一轮筛选的起点。

在迭代式虚拟筛选模式中，上一轮筛选的苗头化合物可能不是被筛选化合物库中的最佳命中化合物，但后续的筛选将向发现更佳化合物的方向靠近。这种优化方法也可以与遗传算法相结合[103]。

5.3.4 虚拟筛选与 HTS 的整合

将 VS 整合到 HTS 过程中是先导化合物发现技术与大数据技术整合的必然趋势。美国田纳西州范德比尔特（Vanderbilt）大学的团队用 HTS 技术筛选了 14 万种化合物，以寻找代谢型谷氨酸受体 5（mGluR5）的正构调节剂（PAM），结果得到 1382 种 PAM 初级苗头化合物。这些苗头化合物与活性数据作为基于人工神经网络（ANN）的 VS 的训练集，建模预测 PAM 的 EC_{50}。该模型虚拟筛选了一个约含 45 万种化合物的虚拟数据库，得到 282 种虚拟苗头化合物，其中 232 种 (82.2%) 被实验确认[104]。

VS 用于 HTS 数据集的回顾性分析是很有价值的应用。瑞士诺华公司的团队对针对 26 个靶点 (包括信号转导蛋白、酶、蛋白质-蛋白质相互作用、激酶和其他非膜蛋白) 的点击活性库 (约含 50 万种化合物) HTS 的数据 (主要是化合物与靶点亲和力的筛选数据) 进行分析，苗头化合物的数量从数百到 1 万以上不等。他们用分子拓扑指纹和 Bemis-Murcko 骨架[105]表示分子，检查 HTS 的筛选结果是否有假阳性苗头化合物 (如 frequent hitters，无靶向频繁出现的假阳性苗头化合物)。结果显示，没有观察到此类假阳性化合物，因为大多数 (70%～90%) VS 预测的苗头化合物仅针对一种靶标。基于分子骨架的分析也得到类似的结论[106]。

因为机理不清，在不知道种子抑制剂的情况下，筛选蛋白质-蛋白质相互作用 (PPI) 抑制剂非常困难。例如，为了筛选人类免疫缺陷病毒 1 型 (HIV-1) 负调节因子蛋白 (Nef) 抑制剂，将 VS 和 HTS 相结合，先用基于分子对接和基于药效团的 VS 策略，将 VS 结果与 HTS 的结果比对，表明 VS 的结果能够显著富集阳性苗头化合物[107]。

为了筛选血管生成素抑制剂，人们比较了两种不同的分子对接的 VS 方法与两种不同的 HTS 实验结果。结果表明，通过 VS 能显著提高初级筛选结果的活性、富集度，降低假阳性率。一种基于分子对接的 VS 结果将实体筛选所需的化合物数量减少了 50 倍且保留了 42%的苗头化合物。两种 VS 方法综合结果导致实体筛选规模减少到原来的 1/4[108]。

VS 方法与 HTS 有很强的互补性。在一次基于 VS 与 HTS 整合的丝氨酸/苏氨酸激酶糖原合成酶激酶-3β (GSK-3β) 抑制剂筛选项目中，基于分子对接和基于药效团过滤的 VS 的命中率为 12.9%，而 HTS 的命中率为 0.55%，总体命中率显著增加[109]。

对 HTS 的苗头化合物数据进行"Lipinski 五规则"检验结果也显示，42%的苗头化合物遵守全部规则，大多数苗头化合物至少满足四个标准中的两个[110]。

上述案例表明，VS 与 HTS 的整合能够显著地提高先导化合物发现的效率。

5.4　小　　结

近一个世纪以来，药物发现从完全的经验学科演化为半定量、在一定范围内可预测的、理论与实验相结合的学科。作为药物发现的起点，药物筛选技术随着时间演化，经历了以下五次科学与技术的迭代：

(1) 低通量随机筛选。

    (2)基于机理的低通量筛选。

    (3)基于机理的高通量随机筛选。

    (4)虚拟筛选(VS)与高通量筛选(HTS)的串联与整合。

    (5)基于大数据人工智能建模的药物筛选与预测。

    每一次迭代都因技术革新和知识积累所引发。沿着药物应该有作用机制的思路,人类通过分析不断积累的实验数据,丰富药学知识,建立药物活性的预测模型,提高药物发现效率。20 世纪 80 年代之后,生命科学进入高通量实验(包括高通量分子制备、高通量活性/性质/信号检测、高通量数据分析)时代,人类数字化信息总量经历了多次爆发,从 1986 年的 0.02EB(1EB =1073741824GB ≈ 1×10^9GB)暴增到 2007 年的 280EB。69%的数字化信息是 2000~2007 年间产生的(en.wikipedia.org/wiki/Big_data)。用于药物发现的数据量持续增长,数据类型繁多(如数组、文本、图像、非结构化数据等),来源多样化(如科学实验、计算模拟、科技文献等)。数据分析从简单的回归分析演化为在 HPC 支持下的大数据挖掘,药物的虚拟筛选技术被不断重构(从简单的回归技术,发展到迭代式虚拟筛选,再到虚拟筛选与 HTS 的整合)。受人工智能技术的催化,药物发现模式逐渐从数据驱动的筛选演变成知识驱动的预测,它的目标是根据靶标的各种特征预测与靶标相互作用的各种可能的小分子库,根据这些小分子库的特征预测它们的合成路线(或它们的天然产物类似物)及其合成可行性(产率)。分子库的合成和可行性(本质上是化学反应条件)的预测将是药物发现自动化过程的一个瓶颈,当代的药物发现学正在向一门信息科学的方向演变。

    大数据时代也催生了精准医疗,由于每个人的基因都不同,对药物的应答不同,疗效也不同。精准医疗的目标是实现人类对个性化医疗的梦想。精准医疗需要包括表型组、基因组、蛋白质组、代谢组、药物组在内的知识库的支持,这个巨大的知识工程不仅涉及巨大的投资,与此相关的伦理问题还有待解决。

参 考 文 献

[1] Costa F F. Big data in biomedicine[J]. Drug Discovery Today, 2014, 19(4): 433-440.

[2] Feinleib D. The Big Data Landscape[M]. Big Data Bootcamp: Apress, 2014: 15-34.

[3] Hilbert M, López P. The world's technological capacity to store, communicate, and compute information[J]. Science, 2011, 332(6025): 60-65.

[4] Shen B, Teschendorff A E, Zhi D, et al. Biomedical data integration, modeling, and simulation in the era of big data and translational medicine[J]. Biomed Research International, 2014, 2014: 731546.

[5] Martin-Sanchez F, Verspoor K. Big data in medicine is driving big changes[J]. Yearbook of Medical Informatics, 2014, 9(1): 14-20.

[6] Ndiaye N C. Systems medicine in the era of 'big data': a game-changer for personalized medicine?[J]. Drug Metabolism & Drug Interactions, 2014, 29(3): 127.

[7] Bartlett J S, Stirling D. A Short History of the Polymerase Chain Reaction//Bartlett J S, Stirling D. PCR Protocols[M]. Totowa: Humana Press, 2003: 3-6.

[8] Mullis K B, Ferré F, Gibbs R A. The Polymerase Chain Reaction[M]. Boston: Birkhauser Boston Inc., 1994.

[9] Merrifield R B. Solid phase peptide synthesis. I. The synthesis of a tetrapeptide[J]. Journal of the American Chemical Society, 1963, 85(14): 2149-2154.

[10] Kolb H C, Finn M G, Sharpless K B. Click chemistry: diverse chemical function from a few good reactions[J]. Angewandte Chemie International Edition, 2001, 40(11): 2004-2021.

[11] Franzini R M, Neri D, Scheuermann J R. DNA-encoded chemical libraries: advancing beyond conventional small-molecule libraries[J]. Accounts of Chemical Research, 2014, 47(4): 1247-1255.

[12] Pereira D A, Williams J A. Origin and evolution of high throuput screening[J]. British Journal of Pharmacology, 2007, 152(1): 53-61.

[13] Lin S, Schorpp K, Rothenaigner I, et al. Image-based high-content screening in drug discovery[J]. Drug Discovery Today, 2020, 25(8): 1348-1361.

[14] Baker M. Big biology: The 'omes puzzle[J]. Nature, 2013, 494(7438): 416-419.

[15] Massarotti A, Brunco A, Sorba G, et al. ZINClick: A database of 16 million novel, patentable, and readily synthesizable 1,4-disubstituted triazoles[J]. Journal of Chemical Information and Modeling, 2014, 54(2): 396-406.

[16] Giuliano K A, Haskins J R, Taylor D L. Advances in high content screening for drug discovery[J]. Assay and Drug Development Technologies, 2003, 1(4): 565-577.

[17] Clery D. Nobel prizes. Light loophole wins laurels[J]. Science, 2014, 346(6207): 290-291.

[18] Karplus M. Molecular dynamics of biological macromolecules: a brief history and perspective[J]. Biopolymers, 2003, 68(3): 350-358.

[19] Mccammon J A, Gelin B R, Karplus M. Dynamics of folded proteins[J]. Nature, 1977, 267(5612): 585-590.

[20] van Gunsteren W F, Berendsen H J. Computer simulation of molecular dynamics: methodology, applications, and perspectives in chemistry[J]. Angewandte Chemie International Edition in English, 1990, 29(9): 992-1023.

[21] Zhang X, Yang C, Liu F, et al. Optimizing and Scaling HPCG on Tianhe-2: Early Experience// Sun X H, Qu W, Stojmenovic I, et al. Algorithms and Architectures for Parallel Processing[M]. Berlin: Springer International Publishing, 2014: 28-41.

[22] Ieong P U, Sørensen J, Vemu P L, et al. Progress towards automated kepler scientific workflows for computer-aided drug discovery and molecular simulations[J]. Procedia Computer Science, 2014, 29: 1745-1755.

[23] Tajkhorshid E, Nollert P, Jensen M Ø, et al. Control of the selectivity of the aquaporin water channel family by global orientational tuning[J]. Science, 2002, 296(5567): 525-530.

[24] Cavalli A, Ferrara P, Caflisch A. Weak temperature dependence of the free energy surface and

folding pathways of structured peptides[J]. Proteins: Structure, Function, and Bioinformatics, 2002, 47(3): 305-314.

[25] Mahdavi A, Jahandideh S. Application of density similarities to predict membrane protein types based on pseudo-amino acid composition[J]. Journal of Theoretical Biology, 2011, 276(1): 132-137.

[26] Wlodek S T, Clark T W, Scott L R, et al. Molecular dynamics of acetylcholinesterase dimer complexed with tacrine[J]. Journal of the American Chemical Society, 1997, 119(40): 9513-9522.

[27] Bogusz S, Venable R M, Pastor R W. Molecular dynamics simulations of octyl glucoside micelles: dynamic properties[J]. Journal of Physical Chemistry B, 2001, 105(35): 8312-8321.

[28] Regehr W, Stevens C, Cowan W. Synapses[M]. Baltimore: JHU Press, 2001: 135-175.

[29] Lippincott-Schwartz J. Ripping up the nuclear envelope[J]. Nature, 2002, 416(6876): 31-32.

[30] Shaw D E, Dror R O, Salmon J K, et al. Millisecond-scale molecular dynamics simulations on Anton[C]. Proceedings of the Conference on High Performance Computing Networking, Storage and Analysis, 2009: 1-11.

[31] Service R F. Biology's dry future[J]. Science, 2013, 342(6155): 186-189.

[32] Ruddigkeit L, van Deursen R, Blum L C, et al. Enumeration of 166 billion organic small molecules in the chemical universe database GDB-17[J]. Journal of Chemical Information and Modeling, 2012, 52(11): 2864-2875.

[33] Ge H, Wang Y, Li C, et al. Molecular dynamics-based virtual screening: accelerating the drug discovery process by high-performance computing[J]. Journal of Chemical Information and Modeling, 2013, 53(10): 2757-2764.

[34] White M J. Chemical Information for Chemists: A Primer[M]. London: RSC Publishing, 2013: 53.

[35] Magalhães J, Quoniam L, Ferreira V, et al. Research on Pharmaceuticals Patents in Times of Big Data: A Contribution of the Web 2.0 for Medicinal Chemistry[J]. Intellectual Properties Rights: Open Access. 2013, 1(1): 1000105.

[36] World Health Organization. International statistical classification of diseases and related health problems tenth revision (ICD-11)[EB/OL]. https://www.who.int/standards/classifications/classification-of-diseases. 2019.

[37] Genovese G, Handsaker R E, Li H, et al. Using population admixture to help complete maps of the human genome[J]. Nature Genetics, 2013, 45(4): 406-414.

[38] Xu J. GMA: A generic match algorithm for structural homomorphism, isomorphism, and maximal common substructure match and its applications[J]. Journal of Chemical Information and Computer Sciences, 1996, 36(1): 25-34.

[39] Degtyarenko K, Hastings J, Matos P, et al. ChEBI: an open bioinformatics and cheminformatics resource[J]. Current Protocols in Bioinformatics, 2009: 14.9.1-14.9.20.

[40] Marx V. Biology: The big challenges of big data[J]. Nature, 2013, 498(7453): 255-260.

[41] Collignon B, Schulz R, Smith J C, et al. Task-parallel message passing interface implementation of Autodock4 for docking of very large databases of compounds using high-performance super-computers[J]. Journal of Computational Chemistry, 2011, 32(6): 1202-1209.

[42] Shaw D E, Maragakis P, Lindorff-Larsen K, et al. Atomic-level characterization of the structural

dynamics of proteins[J]. Science, 2010, 330 (6002)：341-346.

[43] Rutherford K M, Harris M A, Lock A, et al. Canto: an online tool for community literature curation[J]. Bioinformatics, 2014, 30 (12)：1791-1792.

[44] Leming S, Gregory C, Jones G,et ai.The microarray quality control（MAQC）-II study of common practices for the development and validation of microarray-based predictive models[J]. Nature Biotechnology, 2010, 28 (8)：827-838.

[45] Xu J. Two-dimensional structure and substructure searching//Gasteiger J. Handbook of Chemoinformatics[M]. Berlin: Wiley-VCH Verlag GmbH, 2008: 868-884.

[46] Barnard J M. Substructure searching methods: old and new[J]. Journal of Chemical Information and Computer Sciences, 1993, 33 (4)：532-538.

[47] Zhang L, Zhang Y, Gu X, et al. Scalable similarity search with topology preserving hashing[J]. IEEE Transactions on Image Processing, 2014, 23 (7)：3025-3039.

[48] Bontcheva K, Tablan V, Cunningham H. Semantic Search over Documents and Ontologies// Ferro N. Bridging Between Information Retrieval and Databases[M]. Berlin, Heidelberg: Springer, 2014: 31-53.

[49] Pearson W. BLAST and FASTA Similarity Searching for Multiple Sequence Alignment// Russell D J. Multiple Sequence Alignment Methods[M]. Totowa: Humana Press, 2014: 75-101.

[50] Geyer P. Markush structure searching by information professionals in the chemical industry−Our views and expectations[J]. World Patent Information, 2013, 35 (3)：178-182.

[51]Goldreich O. P, NP, and NP-completeness: the basics of computational complexity[M]. Cambridge: Cambridge University Press, 2010.

[52] Smalter Hall A, Shan Y, Lushington G, et al. An overview of computational life science databases & exchange formats of relevance to chemical biology research[J]. Combinatorial Chemistry & High Throughput Screening, 2013, 16 (3)：189-198.

[53] Herndon W C, Bertz S H. Linear notations and molecular graph similarity[J]. Journal of Computational Chemistry, 1987, 8 (4)：367-374.

[54] Warr W A. Representation of chemical structures[J]. Wiley Interdisciplinary Reviews: Computational Molecular Science, 2011, 1 (4)：557-579.

[55] Southan C. InChI in the wild: an assessment of InChIKey searching in Google[J]. Journal of Cheminformatics, 2013, 5 (1)：10.

[56] Tenenbaum J B, Silva V D, Langford J C. A global geometric framework for nonlinear dimensionality reduction[J]. Science, 2000, 290 (5500)：2319-2323.

[57] Abdi H, Williams L J. Principal component analysis[J]. Wiley Interdisciplinary Reviews: Computational Statistics, 2010, 2 (4)：433-459.

[58] Kruskal J B. Nonmetric multidimensional scaling: a numerical method[J]. Psychometrika, 1964, 29 (2)：115-129.

[59] Kohonen T. Self-Organization and Associative Memory[M]. 3rd ed. New York: Springer-Verlag, Inc., 1989: 312.

[60] Jain A K, Murty M N, Flynn P J. Data clustering: a review[J]. ACM Computing Surveys （CSUR）, 1999, 31 (3)：264-323.

[61] Warmuth M K, Liao J, Rätsch G, et al. Active learning with support vector machines in the drug discovery process[J]. Journal of Chemical Information and Computer Sciences, 2003, 43(2): 667-673.

[62] Cramer G, Ford R, Hall R. Estimation of toxic hazard—a decision tree approach[J]. Food and Cosmetics Toxicology, 1976, 16(3): 255-276.

[63] Kohavi R. Scaling Up the Accuracy of Naive-Bayes Classifiers: A Decision-Tree Hybrid[C]. Proceedings of the Second International Conference on Knowledge Discovery and Data Mining. New York: ACM Press, 1996: 202-207.

[64] Eckert H, Bajorath J. Molecular similarity analysis in virtual screening: Foundations, limitations and novel approaches[J]. Drug Discovery Today, 2007, 12(5): 225-233.

[65] Ekins S, Freundlich J S, Reynolds R C. Are bigger data sets better for machine learning? Fusing single-point and dual-event dose response data for mycobacterium tuberculosis[J]. Journal of Chemical Information and Modeling, 2014, 54(7): 2157-2165.

[66] Van Noorden R, Maher B, Nuzzo R. The top 100 papers[J]. Nature, 2014, 514(7524): 550-553.

[67] Loeb A. Good data are not enough[J]. Nature, 2016, 539(7627): 23-25.

[68] Durrant J D, Mccammon J A. Molecular dynamics simulations and drug discovery[J]. BMC Biology, 2011, 9(1): 71.

[69] GöTz A W, Williamson M J, Xu D, et al. Routine microsecond molecular dynamics simulations with AMBER on GPUs. 1. Generalized Born[J]. Journal of Chemical Theory and Computation, 2012, 8(5): 1542-1555.

[70] Salomon-Ferrer R, GöTz A W, Poole D, et al. Routine microsecond molecular dynamics simulations with Amber on GPUs. 2. Explicit solvent particle mesh Ewald[J]. Journal of Chemical Theory and Computation, 2013, 9(9): 3878-3888.

[71] Stone J E, Hardy D J, Ufimtsev I S, et al. GPU-accelerated molecular modeling coming of age[J]. Journal of Molecular Graphics and Modelling, 2010, 29(2): 116-125.

[72] Suhartanto H, Yanuar A, Wibisono A. Performance analysis cluster and GPU computing environment on molecular dynamic simulation of BRV-1 and REM2 with GROMACS[J]. International Journal of Computer Science Issues, 2012, 4(2): 131-135.

[73] Wang L, Gu Q, Zheng X, et al. Discovery of new selective human aldose reductase inhibitors through virtual screening multiple binding pocket conformations[J]. Journal of Chemical Information and Modeling, 2013, 53(9): 2409-2422.

[74] Liu L, Liu X, Gong J, et al. Accelerating all-atom normal mode analysis with graphics processing unit[J]. Journal of Chemical Theory and Computation, 2011, 7(6): 1595-1603.

[75] Li H, Xie Y, Liu C, et al. Physicochemical bases for protein folding, dynamics, and protein-ligand binding[J]. Science China Life Sciences, 2014, 57(3): 287-302.

[76] Li C, Ge H, Cui L, et al. Molecular mechanism of action of K (D) PT as an IL-1RI antagonist for the treatment of rhinitis[J]. RSC Advances, 2014, 4(89): 48741-48749.

[77] Yan X, Li J, Liu Z, et al. Enhancing molecular shape comparison by weighted Gaussian functions[J]. Journal of Chemical Information and Modeling, 2013, 53(8): 1967-1978.

[78] Yan X, Li J, Gu Q, et al. gWEGA: GPU-accelerated WEGA for molecular superposition and

shape comparison[J]. Journal of Computational Chemistry, 2014, 35(15): 1122-1130.

[79] Zheng M, Liu Z, Yan X, et al. LBVS: an online platform for ligand-based virtual screening using publicly accessible databases[J]. Molecular Diversity, 2014: 1-12.

[80] Liu Z, Zheng M, Yan X, et al. ChemStable: a web server for rule-embedded naive Bayesian learning approach to predict compound stability[J]. Journal of Computer-Aided Molecular Design, 2014, 28(9): 941-950.

[81] Asadi N B. High performance reconfigurable computing for learning Bayesian networks with flexible parametrization[D]. Palo Alto: Stanford University, 2010.

[82] Fang J, Yang R, Gao L, et al. Predictions of BuChE inhibitors using support vector machine and naive Bayesian classification techniques in drug discovery[J]. Journal of Chemical Information and Modeling, 2013, 53(11): 3009-3020.

[83] Wang L, Chen L, Liu Z, et al. Predicting mTOR inhibitors with a classifier using recursive partitioning and naïve Bayesian approaches[J]. PLoS One, 2014, 9(5): e95221.

[84] Cafiero C. Predictive, preventive, personalised and participatory periodontology: state of knowledge and future perspectives[J]. EPMA Journal, 2014, 5(1): 1.

[85] Smith M, Saunders R, Stuckhardt L, et al. Best Care at Lower Cost: The Path to Continuously Learning Health Care in America[M]. Washington: National Academies Press, 2013.

[86] Lottspeich F: Introduction to Proteomics//Reinders J, Sickmann A. Proteomics: Methods and Protocols[M]. Totowa: Humana Press, 2009: 3-10.

[87] May M. Translating big data: the proteomics challenge[J]. Science, 2018, 360(6394): 1255.

[88] Wishart D S, Guo A, Oler E, et al. HMDB 5.0: the human metabolome database for 2022[J]. Nucleic Acids Research, 2022, 50(D1): D622-D631.

[89] Engel T, Gasteiger J. Applied Chemoinformatics: Achievements and Future Opportunities[M]. New York: John Wiley & Sons, 2018.

[90] Erlich Y, Shor T, Pe'er I, et al. Identity inference of genomic data using long-range familial searches[J]. Science, 2018, 362(6415): 690-694.

[91] Mersha T B, Abebe T. Self-reported race/ethnicity in the age of genomic research: Its potential impact on understanding health disparities[J]. Human Genomics, 2015, 9(1): 1.

[92] Blasimme A, Vayena E, van Hoyweghen I. Big data, precision medicine and private insurance: a delicate balancing act[J]. Big Data & Society, 2019, 6(1): 2053951719830111.

[93] Krajewska A. Genetic Nondiscrimination Legislation in the United States and Elsewhere-A Growing Body of Law and its Impact on Employment[M]. Hong Kong: ELS Publishing, 2017: 1-8.

[94] Ripphausen P, Nisius B, Bajorath J. State-of-the-art in ligand-based virtual screening[J]. Drug Discovery Today, 2011, 16(9-10): 372-376.

[95] Ripphausen P, Nisius B, Peltason L, et al. Quo vadis, virtual screening? A comprehensive survey of prospective applications[J]. Journal of Medicinal Chemistry, 2010, 53(24): 8461-8467.

[96] Tanrikulu Y, Krüger B, Proschak E. The holistic integration of virtual screening in drug discovery[J]. Drug Discovery Today, 2013, 18(7): 358-364.

[97] Ma J, Sheridan R P, Liaw A, et al. Deep neural nets as a method for quantitative structure-activity relationships[J]. Journal of Chemical Information and Modeling, 2015, 55(2): 263-274.

[98] Holliday J D, Kanoulas E, Malim N, et al. Multiple search methods for similarity-based virtual screening[J]. Journal Cheminformatics, 2011, 3: 1.

[99] Pirard B, Brendel J, Peukert S. The discovery of Kvl.5 blockers as a case study for the application of virtual screening approaches[J]. Journal of Chemical Information and Modeling, 2005, 45(2): 477-485.

[100] Tömöri T, Hajdú I, Barna L, et al. Combining 2D and 3D in silico methods for rapid selection of potential PDE5 inhibitors from multimillion compounds' repositories: biological evaluation[J]. Molecular Diversity, 2012, 16(1): 59-72.

[101] Xia G, Xue M, Liu L, et al. Potent and novel 11β-HSD1 inhibitors identified from shape and docking based virtual screening[J]. Bioorganic and Medicinal Chemistry Letters, 2011, 21(19): 5739-5744.

[102] Svensson F, Karlén A, and Sköld C. Virtual screening data fusion using both structure- and ligand-based methods[J]. Journal of Chemical Information and Modeling, 2012, 52(1): 225-232.

[103] Weber L, Wallbaum S, Broger C, et al. Optimization of the biological activity of combinatorial compound libraries by a genetic algorithm[J]. Angewandte Chemie International Edition in English, 1995, 34(20): 2280-2282.

[104] Mueller R, Rodriguez A L, Dawson E S, et al. Identification of metabotropic glutamate receptor subtype 5 potentiators using virtual high-throughput screening[J]. ACS Chemical Neuroscience, 2010, 1(4): 288-305.

[105] Bemis G W, Murcko M A. The properties of known drugs. 1. Molecular frameworks[J]. Journal of Medicinal Chemistry, 1996, 39(15): 2887-2893.

[106] Brown N, Zehender H, Azzaoui K, et al. A chemoinformatics analysis of hit lists obtained from high-throughput affinity-selection screening[J]. SLAS Discovery, 2006, 11(2): 123-130.

[107] Adzhubei A A, Kulkarni A, Tolstova A P, et al. Direct interaction between ABCA1 and HIV-1 Nef: molecular modeling and virtual screening for inhibitors[J]. Computational and Structural Biotechnology Journal, 2021, 19: 3876-3884.

[108] Jenkins J L, Kao R Y, Shapiro R. Virtual screening to enrich hit lists from high-throughput screening: a case study on small-molecule inhibitors of angiogenin[J]. Proteins: Structure, Function, and Bioinformatics, 2003, 50(1): 81-93.

[109] Polgár T, Baki A, Szendrei G I, et al. Comparative virtual and experimental high-throughput screening for glycogen synthase kinase-3β inhibitors[J]. Journal of Medicinal Chemistry, 2005, 48(25): 7946-7959.

[110] Lipinski C A. Drug-like properties and the causes of poor solubility and poor permeability[J]. Journal of Pharmacological and Toxicological Methods, 2000, 44(1): 235-249.

第6章 人工智能辅助药物发现与设计

人工智能(artificial intelligence，AI)发轫于 A. M. Turing 1950 年发表的题为 "Computing Machinery and Intelligence" 的文章[1]。1981 年出版了 A. Barr 和 E. A. Feigenbaum 主编的三卷本 *The Handbook of Artificial Intelligence*[2]，1982 年 N. J. Nilsson 出版了 *Principles of Artificial Intelligence* 专著[3]，标志着早期人工智能在理论和技术方面基本成熟。AI 的领域包括逻辑推理、问题求解、知识表示、机器学习、自然语言处理(NLP)、图像或信号识别、情感分析、通用智能等分支，在各行各业都有广泛的应用。AI 的研究工具也不仅仅限于深度学习的各种框架，还有其他机器学习方法、各种人工智能专用语言和开发平台。AI 及其专用工具与深度学习框架的关系如图 6-1 所示。虽然 AI 有专用的计算机语言，但是现代的 AI 研究人员一般采用脚本语言(scripting language)开发 AI 应用系统。用于深度学习编程的最流行脚本语言是 Python，因为它有大量的程序库和深度学习开源框架，如 TensorFlow、Keras 和 PyTorch，使建模和训练更加容易。R 语言和 MATLAB 也是常用于工程和科学研究的脚本语言，它们的软件包或工具箱都能帮助程序员构建和训练深度学习模型。

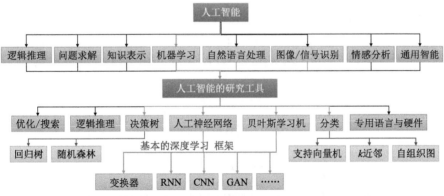

图 6-1　人工智能的研究分支、主要工具和基本的深度学习框架
RNN：循环神经网络；CNN：卷积神经网络；GAN：生成对抗网络

机器学习(ML)有很多算法，而最受关注的是基于深度神经网络(DNN)的深

度学习(DL)框架。变换器、RNN、CNN 和 GAN 一般被称为深度学习的 4 个基本框架,在实际应用过程往往被组合起来或者采用框架的变体解决具体问题。例如,GPT(generative pre-trained transformer)的核心是变换器(张量变换),也用了生成式、自注意(self-attention)、预训练的概念[4]。变换器的提出是为了取代 RNN 给序列型数据建模的,它用注意机制捕获序列中不同位置的语素单元之间的相互关系,以弥补 RNN 在处理长距离依赖关系方面的不足[5]。注意机制最初由德国不来梅雅各布大学的 Dzmitry Bahdanau、蒙特利尔大学的 KyungHyun Cho 和 Yoshua Bengio 提出[6],他们的模型选择性地关注(注意力权重,即每个输入元素对于给定输出元素的相对重要性)输入序列中与当前任务相关的部分,权重决定每个元素对最后输出的贡献。自注意是注意的变体,它计算同一输入序列每个元素的关注权重,以确定序列中每个元素的重要性,使模型学习同一序列不同部分之间的依赖关系。注意机制用于选择性地关注输入序列中与给定输出相关的部分,而且注意机制用于关注同一序列的不同部分之间的关系。

进入 21 世纪以来,药物发现方法学逐渐从经验学科演变为信息学科,它通过设计实验获得分子之间相互作用的数据,以解析药物作用的机理,然后根据机理设计和优化分子。为了研究分子作用的机制,还需要确定小分子和大分子的结构。这些研究过程的本质是信息获取、信息流动、信息重构和信息调控。

在大数据时代之前,人们满足于获取和利用分子的静态结构。随着药学和信息技术的演化,药物发现方法学更依赖于获取和利用关于受体-配体复合物在微秒时间内动态结构变化的信息。简单受体-配体复合物被组装成更复杂的分子机器,所以还需要模拟药物分子调控分子机器过程中的动态行为。随着被研究分子体系的超复杂化,传统的连续数学解析工具在解决超复杂系统的行为时遇到空前的计算复杂度问题,需要借助 AI 辅助药物发现与设计(AI aided drug discovery and design,AIDD)的工具解决新的问题[7-10]。

本章在概述深度学习底层逻辑的最新进展之后,择要介绍 AIDD 的主要应用案例,如蛋白质三维结构的从头预测,以及 AIDD 在先导化合物的发现与优化领域的应用。

6.1 AIDD 概论

2010 年以来,随着 AI 热潮的再度兴起,人工智能(主要是以 DNN 为核心的深度学习技术)辅助药物发现与设计(AIDD)也成了生物医药领域的研究热点。本节概述 AIDD 在药物靶标发现与确认、先导化合物的发现、先导化合物的优化设计和临床试验设计几个领域的应用。

6.1.1　AI 在化学与药物设计中的应用简史

AI 在化学中的应用可以追溯到 20 世纪 60 年代斯坦福大学的 DENDRAL 项目，它的主要目的是用 AI 技术根据谱图（主要是质谱、核磁共振谱）数据，依据波谱子图-子结构的规则，归纳推理出有机分子的化学结构，即计算机辅助结构解析（computer-assisted structure elucidation）[11]。1963 年，在法国巴黎第七大学 J. E. Dubois 的领导下启动了 DARC 项目，将 AI 用于基于化学信息的知识处理系统（KIPS）、专家系统、推理引擎、计算机辅助药物设计和合成路线规划、结构解析等领域[12]。1967 年，Corey 提出反向合成分析方法之后[13]，启动了 LHASA（Logic and Heuristics Applied to Synthetic Analysis）项目，项目组成员包括 W. J. Howe（Upjohn 制药公司）、D. E. Barth（哈佛商学院）、W. L. Jorgensen（普渡大学）、R. D. Cramer（Smith Kline & French 制药公司）、W. Todd Wipke（加州大学圣克鲁兹分校）、G. A. Petersson（卫斯理大学）、J. W. Vinson（哈佛大学）、H. W. Orf（哈佛大学）[14]。这些学者的工作对现代药物设计仍然有深远的影响。1986 年，Neil A. B. Gray 出版专著，总结了 20 世纪 60～80 年代 AI 在有机分子结构解析中应用的各种技术进展。同年，ACS 出版了第一本 AI 在化学中的应用的专著[15]。这些工作构成了早期 AI 在药物设计中应用的主要景观：基于知识库推理规则的专家系统、化学文献和分子结构处理、有机合成路线规划和波谱解析。

早期的 AI 方法研究重视归纳和演绎算法[16]，强调基于规则的知识库建设，希望从波谱子图-子结构的关系规则推导出分子结构图，用反向合成反应规则变换器（Transformer）推导出有机分子的合成路线。虽然早期 AI 辅助结构解析和合成设计并没有实现颠覆性的技术革命，但是，这个时期发展起来的分子结构表示、存储和检索方法为后来的化学结构数据库、计算机辅助药物设计打下了坚实的基础。20 世纪 80 年代中期，基于结构的药物设计还需要积累更多的蛋白质三维结构的实验数据，分子动力学模拟依然受到计算机速度的限制，分子建模软件尚不成熟，QSAR 和基于配体的药物设计成为这个时期的主要药物设计工具。

早期 QSAR 的主要数学工具是回归技术。随着算力的增强，很多分子描述符被开发出来[17]。为了拟合更加复杂的函数关系，提高预测精度，合理地选择算法和用于建模的描述符至关重要，为此，20 世纪 90 年代初 QSAR 的研究者们逐渐引入 AI 的方法[18]。Rogers 和 Hopfinger 最早在 QSAR 研究中引入遗传算法（genetic algorithm）[19]，通过随机选择描述符组合，优选出能产生最佳预测的描述符组合。Wikel 和 Dow 采用反向传播神经网络选择描述符，然后用回归分析来构建 QSAR 模型[20]。1992 年，Weinstein 等用神经网络技术预测抗癌药物的作用机制[21]。1994 年，Schneider 等通过用人工神经网络模拟分子演化进行基于序列的蛋白质设计[22]，与现代机器学习的基本特征已经完全一致。2000 年，Zheng

和 Tropsha 用 k 近邻(k-nearest-neighbor，kNN，一种非层次型簇分析方法)为 QSAR 选择描述符[23]。这种为 QSAR 选择描述符的神经网络方法已经与现代的深度神经网络概念接近。通过反复地从全部描述符集合删去网络中的输入节点(神经元)，调整剩余权重，保持机器学习网络的整体输入输出行为基本不变或输出结果(如预测的生物活性)的误差最小，选出最佳描述符组合用于建模[24]。

2020 年，Winkler 和 Burden 等将贝叶斯正则化与神经网络结合形成贝叶斯神经网络(Bayesian neural networks)结合，提出自动相关(ARD)的描述符选择方法。ARD 方法能确保剔除不相关或高度相关的描述符，选出对预测活性最重要的描述符[25]，估计每个输入的重要性以排除不相关的描述符。ARD 的特点是不需要人为地预选描述符，因为与活性不相关的描述符将自动减少其权重，它基于概率论且自动执行[26]。随着选择描述符的方法日益严谨与规范，QSAR 的建模、验证和应用规范逐渐形成共识，QSAR 臻于成熟[27]。

人工神经网络在药物设计中的应用最早可以追溯到 1973 年 Hiller、Golender 和 Rosenblit 的工作[28]，他们用感知器(perceptron)识别活性与非活性化合物，将化学结构表示为官能团的编码序列，这些编码被投影到感知器"视网膜"上，然后用自适应纠错机制实现分类。1991 年，青山·智夫和市川·紘用神经网络预测分子的生物活性[29]。1982 年 Teuvo Kohonen 提出的自组织神经网络[30]在 1991 年后应用于 QSAR[31]。20 世纪 90 年代后期，作为非监督学习技术的层次式[32]和非层次式[33]的簇分析方法被引入药物设计[34]。Brown 和 Martin 比较了 Ward 和 Guénoche 的层次聚类算法、Jarvis-Patrick 非层次聚类算法在虚拟筛选中的应用，发现 2D 描述符和层次聚类方法结合(尤其是 MACCS 描述符和 Ward 聚类算法的组合)可以产生最好的筛选效果。支持向量机(support vector machine，SVM)[35]和随机森林(random forest，RF)[36]方法也可以被视为无监督学习技术中的非线性回归方法，它们在同一时期被引入药物设计领域。自从 2013 年 Kaggle Merck 分子活性预测挑战赛(www.kaggle.com/c/MerckActivity，访问日期：2023-03-27)和 2015 年 Tox21 数据挑战(ncats.nih.gov/news/releases/2015/tox21-challenge-2014-winners，访问日期：2023-03-27)开办以来，深度神经网络技术已成为药物设计领域的首选方法[37]。典型的 QSAR 结果的解释范式也从"模型→描述符→结构"直接演变为"模型→结构"。

6.1.2 AI 在药物靶标发现与确认中的应用

基于生物和化学信息大数据(如基因表达数据、基因组或蛋白质组数据、蛋白质结构和化学结构数据)，机器学习方法(如回归、分类、DNN)可用于预测药物靶标和小分子与蛋白质靶标之间的亲和力。NLP 技术被用于从科技文献(如杂志与专利文献以及结构化的数据库)中提取信息，甄别潜在的药物靶标。NLP 算法可能从文本中提取基因和蛋白质名称与功能信息，结合 DNN 技术预测生物分子之间的调控关系以预测潜在的药物靶标。基于高内涵筛选、显微镜和分子成像等大数据，DNN 可能识别细胞形态和蛋白质表达的关系，然后根据这些信息识别潜在的药物靶标。DNN 可用于分析蛋白质-配体结合数据库，根据小分子的物理和化学性质预测小分子与靶蛋白结合的可能性。AI 算法用于分析生物网络(如信号转导网络、代谢反应网络和蛋白质-蛋白质相互作用网络)，识别潜在药物靶标和关键蛋白。AI 算法还可以通过整合多组学(包括基因组学、转录组学、蛋白质组学和代谢组学)数据，识别验证新靶标。AI 技术与分子对接技术结合，可以加快或优化药物靶标预测的过程。

6.1.3　AI 在先导化合物的发现中的应用

先导化合物发现的手段主要有高通量筛选、虚拟筛选(包括分子对接、分子间相互作用预测、成药性参数预测)、药物重定向和基于片段的药物筛选。可供筛选的小分子化合物库很多，包括可及(已知天然产物、可合成制备的化合物)化合物库、基于药效团模型或基于靶标活性位点的从头(*de novo*)生成的化合物库、基于理论化学规则的化合物库等。对于已经发现的先导化合物，发现它们共同的小分子骨架，设计规划它们同系物的合成路线，预测给定的组合合成反应的条件和产率都是药物化学领域尚未解决的难题。可以预期，GAN 和 GPT 类的DNN 技术在这个领域将大有用武之地。药物高通量筛选产生了大量的关于小分子与大分子或生物体系相互作用的数据，也是 DNN 类算法的重要应用领域。

6.1.4　AI 在先导化合物的优化设计中的应用

先导化合物优化是药物化学的主要内容之一，其主要问题有：聚焦化合物库(focused library)的设计、先导化合物的寻靶与鉴定、先导化合物的 QSAR 研究、先导化合物的成药性参数预测、先导化合物的合成路线设计与可行性评估。

为了用 DNN 技术解决上述问题，需要足够的样本数据，而样本数据不足是本领域的普遍现象。因此，数据增强技术、迁移学习、生成式预训练变换算法应该是解决上述问题的合理工具。

先导化合物的成药性参数众多，因果关系复杂，因果链条很长，很难实现基于机理和因果关系的预测。因此，深度学习的各种技术在本领域很有用武之处。不过，传统的机器学习方法[如 SOM、SVM、决策树(DT)]往往也很有效。

先导化合物的寻靶与鉴定需要综合靶点垂钓(target fishing)与蛋白质组学等方法，NLP 算法可以从科技文献的文本信息预测配体与靶标的关系，为先导化合物寻找靶标，预测配体的脱靶效应，也非常重要。

6.1.5　AI 在临床试验设计中的应用

化合物在进入人体测试阶段之前(称为临床前阶段)，已经经历了细胞模型和动物模型的评估，以预测它对人体的潜在影响。动物试验的过程可能长达 1～5 年，整个药物的开发所需时间可能需要长达 18 年。

如果化合物在临床前研究阶段结果良好，可以向药物监管当局申请临床试验许可，以进入人体试验阶段，称为研究型新药(investigational new drug，IND)申请。

临床试验设计中经常遇到的挑战有：①难以招募到合格的志愿者(患者或健康者)。②避免在选择志愿者和收集与分析数据过程中存在偏见。③伦理问题，包括知情同意(志愿者应充分了解他们将在试验中接受的治疗的风险和益处，必须同意自愿参与。但是，志愿者可能不完全理解提供给他们的信息，或因为疾病或社会环境而感到参与试验的压力)、随机化(一些志愿者可能反对被分配到特定的治疗组，或者对特定的治疗有强烈的偏好)、安慰剂的使用(一些志愿者可能会觉得接受安慰剂是受骗或被剥削。某些情况下，使用安慰剂也可能会引发伦理问题，因为已经存在针对所研究病症的有效治疗方法)、公平选择志愿者(虽然标准有明确定义，但执行标准时可能存在偏见，如不成比例地排除某些群体)。④数据处理和保密。⑤试验后准入(临床试验完成后，志愿者应能获得有效的治疗。但是可能存在后勤或财务障碍，引发伦理问题及药品研发者负担得起的责任问题)。⑥利益冲突[试验参与人(包括志愿者、医护人员、数据收集与管理人员、试验过程管理和审计人员等)与试验发起人(如发明人、知识产权持有人、药监机构人员等)应该没有利益相关，以保证试验结果客观、可靠、完整]。⑦退出(志愿者可能中途退出或不遵守规定造成样本量不足，引起统计错误或试验失败)。⑧数据质量(如数据不完整或不准确)。⑨资金限制。

药物临床试验是新药开发的必经之路，目的是获得与预防、检测、诊断、控制和治疗疾病、病症相关的医学知识[38]，主要分为三个阶段：Ⅰ期临床、Ⅱ期临床和Ⅲ期临床。

(1)Ⅰ期临床：药物首次被用于临床干预，20～100 名健康志愿者参与，一般需要几个月才能完成，主要任务是建立新药的安全性和剂量范围。这主要通过住院条件下频繁抽血检查血浆中的药物水平，以获取药物被人体吸收、分布、代谢和排泄[药代动力学(pharmacokinetics)]的数据，以及药效学(pharmacodynamics，PD)和毒性的数据，这部分的研究在药物开发阶段进行。新药的剂量范围是通过给一组或多组受试者递送越来越大的剂量来确定的，这些受试者被密切监测是否存在有害的副作用。目标是找到不会产生不可接受的副作用的最大耐受剂量。即使研究药物已通过临床前测试阶段，Ⅰ期临床研究也可能涉及风险，通常对受试者几乎没有或根本没有益处，因此，他们通常会得到时间和精力的补偿。虽然Ⅰ期临床试验通常由健康志愿者参与，但有时也会接受患有严重或晚期疾病（如艾滋病或癌症）的患者。大约70%的实验药物能通过Ⅰ期临床试验。

（2）Ⅱ期临床：100~300 名志愿者参与，一般数月~两年完成。其首要目标是确定实验药物对特定疾病或病症的有效性，即回答"药物 X 能改善疾病 Y 吗"的问题。次要目标是确定治疗剂量和给药频率，即回答"什么剂量（一般以毫克计）更有效？"和"每天服用几次疗效更好？"的问题。大多数Ⅱ期临床研究以随机双盲方式进行，即受试者被随机地分组，接受实验药物（试验组）、标准治疗或安慰剂（无害、无活性制剂）。接受标准治疗或安慰剂的组被称为对照组。受试者和医生都不知道正在使用哪种治疗方法，以防止因治疗知识而对研究结果产生不科学的影响（单盲研究中，只有受试者不知道所用的治疗方法）。由于本期接受治疗的患者数量比Ⅰ期研究中的患者数量多，收集到副作用信息的机会更大，受试者如果接受积极治疗，可能受益。大约 33%的药物通过Ⅰ~Ⅱ期临床试验并将进入Ⅲ期临床试验。

（3）Ⅲ期临床：数百~数千名患者在多个中心参与药物治疗，以随机双盲或单盲方式进行，一般需要数年时间。其主要目标是获取药物在持续大规模测试中的安全性、有效性数据，向药监机构提供药品在获得批准后写入包装和标签的大量信息。有 25%~30%的药物能通过Ⅰ~Ⅲ期临床试验。如果达到预期终点，主办单位可以向 FDA 提出新药物申请，简称 NDA（new drug application）。NDA 需要提交Ⅰ~Ⅲ期所收集到的所有试验数据。

临床试验设计的首要问题是如何制订志愿参与者的入选和排除标准以产生可靠的结果。允许某人参与临床试验的因素被称为纳入标准，不允许某人参与的因素被称为排除标准，其目的是科学地确定合适的参与者，确保他们的安全，并能够回答临床试验需要研究的问题。这些标准基于年龄、性别、疾病类型和阶段、既往治疗史和其他医疗状况等因素。

临床试验需要设计的因素包括：定义要研究的问题、使差异最小化、采用随机化和分层（stratification）双盲试验（确保志愿者以无偏见的方式被划分为治疗组和对照组）、安慰剂/假手术、对照组选择、目标人群选择、试验终点选择、规划样本量等。AI 技术可以为临床设计完成下述任务：

（1）招募志愿者：AI 方法可以通过分析大量数据，根据年龄、性别、疾病阶段和遗传特征等标准选出符合条件的患者。例如，用 NLP 技术分析电子健康记录（EHR）选出有特定病症的患者，分析遗传数据遴选有特殊基因突变或生物标志物的患者，提高患者招募效率，增加临床试验成功的机会。

（2）试验设计优化：通过模拟不同的场景并预测最佳的试验步骤。例如，DNN 可用于分析历史上临床试验数据，以找出并优化与试验成败相关的因子、样本量、治疗持续时间、剂量、药物递送方式、对照组设计、结果评测方案等。

（3）实时监测：在临床试验期间，AI 技术用于实时分析来自患者的可穿戴设备、传感器和其他技术的数据，及时预报不良事件，反馈治疗效果，监测治疗方案的遵守情况。例如，DNN 用于分析心率、血压和呼吸频率等生理数据，以检测可能指示不良事件或治疗效果的变化。

（4）数据分析：临床试验产生的大量数据需要 DNN 技术将患者按治疗效果、年龄、性别或疾病进展期分为亚群，为个性化精准医疗获得科学依据。

AI 可用于优化临床试验，预测哪些患者最可能从新药中获益，识别潜在的不良反应，并优化给药方案。

6.2　AI 与因果关系和统计关系

AI 的主要任务是根据事物的特征预测事物的性质。为了预测，就应该理解特征和性质两者之间的关系。而特征（即自变量）与性质（即应变量/函数）之间的关系有很多类型，AI 技术应该正确地发现这些关系、确定关系的类型、建立拟合这些关系的模型、达到预测的目标。

在药物设计领域，如果找到分子的某个特征与分子性质之间的关系，就可以根据特征值的变化预测分子的生物活性的变化。这种关系可以被分为以下两类：

（1）因果关系（cause-and-effect relationship）：自变量（原因）的变化对应变量（后果）的变化负责，这个关系是不可逆的。因果关系蕴涵了机制的概念，即存在"自变量如何改变应变量的详细机制"，该机制可以通过控制其他潜在原因的实验予以证明。

（2）统计关系（statistical relationship）：两个或多个变量之间有显著的相关性，但是变量之间没有从属关系。统计关系可以通过计算变量之间的相关系数或回归系数来建立，但是不能提供因果机制的实验予以证明。

因果关系和统计关系的主要区别在于，因果关系需要验证两个变量之间关系的机制（例如，直接还是间接的？双向的还是单向的？主从的还是平行的？），而统计关系只是表明两个变量存在相关关系，但不确认因果机制。在人类科学发展史上，统计关系用于探索可能的因果关系的起点，然后设计严谨的实验以证明因果关系的存在。

随着人类知识的爆炸式积累，事物之间因果关系随着时间演绎变得复杂化、多样化，由于实验条件或伦理方面的限制，建立因果关系十分困难。以药物发现为例，起初我们以为研究靶标与配体分子结构之间的"锁钥关系"，就能够设计和发现理想的药物。后来发现，还要研究这种"锁钥关系"随时间的变化规律（分子动力学）。再后来，我们发现，还要考虑靶标与配体在人体内调控其他分子机器，以及药物分子被代谢的变化规律。药物发现过程所涉及的参数范围一再扩充（向前移向病理学，向后移向临床研究），所涉及的层次也一再加深（从表型到系统、器官、组织、细胞、分子机器，最后到原子分辨率的分子动态结构）。

药物发现方法学已成为跨越最多科学与技术领域的学科，简单通过逻辑推理方法发现因果规律不适应大数据时代，深度学习方法的复兴成为探索自然规律的新工具，是人类认识论发展史上的转折点。基于多层人工神经网络的深度学习方法可以提升从大数据发现变量之间相关关系的能力，而探索因果关系机制的工作仍然需要采用逻辑推理方法（即演绎和归纳方法）。

深度学习方法用训练和迭代过程调整参数，拟合各种复杂的自然现象的统计规律，而不是从简单的数理原理自然演化出来的规律。由于自然规律中的因果关系有多样性和复杂性，人们需要发展各种不同的深度学习的算法与之对应，才能提高模型的预测能力。

6.2.1　变量之间关系的类型

变量 x 和 y 之间如果有相关关系，这种关系可能属于下述类型之一。

直接关系：x 的变化直接导致 y 变化。例如，蚊子叮咬是瘙痒的直接原因。

间接关系：x 的变化直接导致 x' 变化，然后 x' 变化导致 y 变化。x' 是中间变量，可以不止一个。例如，高血糖会导致脱水，脱水导致皮肤干燥，干燥的皮肤导致瘙痒。而做实验时，人们观测到高血糖导致瘙痒的因果关系，未经过深入研究，无法判断高血糖与瘙痒是直接还是间接的关系。机理就是关于高血糖最终导致瘙痒的详细因果关系的逻辑链条。

虚假关系：观察到两个变量之间存在相关性，但找不到因果关系链条，则两个变量之间可能存在的是虚假的因果关系。例如，有人观察到 O 型血人群感染新冠病毒的风险较低，而 A 型血人群感染新冠病毒的风险较高[39]。但是，如果没有找到这类关系的因果链条，血型与新冠病毒易感性的关系可能是虚假因果关系。

双向关系：如果有证据表明，x 的变化导致 y 变化，而 y 的变化也导致 x 变化，则称 x 和 y 的关系相互影响。例如，贫困会导致健康状况不佳，而健康状况不佳也会导致贫困，俗称恶性循环。数学上，这是一类循环关系（recurrent relationship）或递归关系（recursive relationship）。

必要关系：如果 x 的存在是 y 存在的必要前提条件，称 x 与 y 为一个必要性前提结论对。例如，新冠病毒是引起新冠肺炎的必要原因。

充分关系：如果 x 的存在是 y 存在的充分前提条件，称 x 与 y 为一个充分性前提结论对，x 可以直接引起后果。例如，火柴可能是引发火灾的充分原因。

促成关系：如果 x 的存在是促成 y 出现的前提条件，则 x 增加了导致结果的因果链，虽然 x 本身的存在并不必要或充分。例如，吸烟可能引起癌症。

上述关系如果伴随有机理研究的证据，则属于因果关系。如果是通过统计学分析得来的，则是统计关系。一般而言，通过人工智能技术发现的未经机理确认的变量之间的关系都属于统计关系。

6.2.2 神经网络与信息变换

人类大脑由大约 860 亿个神经元组成[40]，每个神经元接受一组信号输入（即自变量的向量矩阵，一般是模拟量，属连续数学），经细胞体（功能包括：数值计算、进程控制、信息存储与更新、信息发送）向环境或另一个神经元输出信号（作为函数的向量矩阵，一般是数字量或模拟量，属离散或连续数学）。因此，单个人工神经元的本质是一个函数，它将一组输入（自变量 $\vec{x} = \{x_1, x_2, \cdots, x_{n-1}, x_n\}$）变换为一组输出（$\vec{y} = \{y_1, y_2, \cdots, y_{m-1}, y_m\}$）。函数的内部至少有一个门控函数（如某种 S 函数），负责将 $\vec{x}$ 的值变换成 $\vec{y}$ 的值，因为 $\vec{x}$ 和 $\vec{y}$ 都可以来自离散或连续数学空间。

因此，人工神经元所执行的是"模→数"或"数→模"转换，这种转换使离散变量与连续变量互相映射。人工神经网络本质上是微型的冯·诺依曼结构的计算机，一组神经元通过输入/输出端口互相串联、并联或循环递归联结，形成神经网络，实现对复杂函数关系的拟合。网络的维度、函数节点的联结方式、各类激活函数的不同组合，产生各种深度学习的框架，与因果关系的类型相对应。这些信息变换实际上是对变量之间数学关系的详细表征。

6.2.3 DNN 与间接关系

简单的神经网络 ANN 只有一个隐藏层，它实际上是对变量之间的直接关系的拟合。变量可以是连续的或离散的。如果输入和输出变量都是连续可微的，则用线性或非线性曲线拟合这种直接关系。如果输入变量是连续可微的，输出变量是离散量（如布尔量、树或图），仍然可以用线性或非线性曲线拟合这种直接关系，在输出之前加一个激活函数将连续变量变换成离散变量。激活函数有很多种，根据问题的需要选用。下面列出常见的几种激活函数：

Sigmoid 函数：$f(x) = \dfrac{1}{1 + e^{-x}}$ (6-1)

线性整流函数(rectified linear unit，ReLU)：$f(x) = \max(0, x)$　　　　　(6-2)

渗漏线性整流函数(leaky ReLU)：$f(x) = \max(\alpha x, x)$（α 是小常数）　(6-3)

双曲正切函数(tanh)：$f(x) = \dfrac{e^x - e^{-x}}{e^x + e^{-x}}$　　　　　　　　(6-4)

SoftMax 函数：$f(x_i) = \dfrac{e^{x_i}}{\sum e^{x_j}}$　　　　　　　　　(6-5)

其中，i 是当前输出神经元的下标；j 是各个输出神经元的下标。

指数线性单位(ELU)函数：$f(x) = \begin{cases} x, & x \geq 0 \\ \alpha \times e^x - 1, & x < 0 \end{cases}$（$\alpha$ 是小常数，如 1.0）　(6-6)

Swish 函数：$f(x) = \dfrac{1}{1 + e^{-\beta x}}$　　　　　　　　　(6-7)

其中，β 是常数或可训练参数，取决于模型。如果 $\beta=1$，Swish 函数与 Sigmoid 等效。

　　DNN 的本质是拟合输入变量与输出变量之间的间接关系，隐藏层的层数就是从输入层到输出层所经历的变换(或映射)的次数。层数为 1 时，则 DNN 蜕化为 ANN(一般神经网络)，此时输入变量与输出变量为直接关系。层数大于 1 时，DNN 让输入变量到输出变量经历多次变换，故为间接关系。

　　DNN 假定输入变量与输出变量之间存在的相关关系被蕴含在训练数据集中。它们的关系不一定是因果关系。它们之间的关系可能被解析为连续空间中的直线或曲线的函数关系，也可能是离散数学空间中的点状非层次关系、树状层次关系(如决策树)或网络关系(如循环关系、递归关系)。

　　与传统的 QSAR 方法相比，DNN 的优势在于它既能拟合直线或曲线，又能拟合离散空间中的点状非层次关系、树状层次关系或者网络关系。

　　因此，如果已知变量之间是直接相关的关系(如果有证据表明它们是因果关系则更好)，可以采用传统的 QSAR 方法，DNN 也未必有很大的优势。然而，如果已知变量之间相关关系复杂，则可以选用 DNN 建模。用 DNN 建模的关键之一是厘清输入变量与输出变量之间可能的间接关系的层次，以确定隐藏层的层数。这个过程需要与领域专家的密切合作，用理性思维搭建 DNN 的架构。

6.2.4　RNN 与双向关系

　　双向关系是互为因果的循环关系，自然界中许多现象与此有关。文字是信息被编码后生成的符号序列，文字的读出是解码符号序列，解码顺序与编码顺序应该一致，如果相反就会产生意想不到的结果。

　　古代汉语按照从右向左自上而下的次序读出，现代汉语按照从左向右自上而下的次序读出(与西方拼音文字的读出次序一致)。如果将现代汉语的句子按从右向左的顺序读出，就会没有意义，或者意思完全不同。举例如下。

如果将"科学出版社"按古代汉语次序读成"社版出学科"就会出问题。

特殊情况下，也有正读和倒读意义相同的文字序列，称为回文(palindrome)现象。例如，回文词：racecar、civic、radar、level、rotor、kayak、madam、refer。回文数：1111、1001、121。回文句(中文)：蜜蜂酿蜂蜜、风扇能扇风、奶牛产牛奶。回文句(希腊文)：NIΨON ANOMHMATA MH MONAN OΨIN(公元 4 世纪的希腊回文句，意思是：洗刷你的罪而非只洗你的脸)。

正序与反序的意思不同的回文句如下。

回文句(中文)：客上天然居、人过大佛寺。

回文句(英文)：Rats live on no evil star、Live on time、emit no evil、Step on no pets。

回文诗比回文句要难做得多，而且回文诗属于"正序与反序的都有意义但意思不同"的类型，比较著名的要数宋代诗人李禺做的回文诗《两相思》：

正序读(丈夫思念妻子的诗)：

枯眼遥望山隔水，往来曾见几心知。壶空怕酌一杯酒，笔下难成和韵诗。
途路阻人离别久，讯音无雁寄回迟。孤灯夜守长寥寂，夫忆妻兮父忆儿。

倒序读(妻子思念丈夫的诗)：

儿忆父兮妻忆夫，寂寥长守夜灯孤。迟回寄雁无音讯，久别离人阻路途。
诗韵和成难下笔，酒杯一酌怕空壶。知心几见曾来往，水隔山望遥眼枯。

基因是关于生命密码的符号序列，它的次序也非常重要，正序读有意义，倒序读应该没有意义，否则就会扰乱生命系统。不过，仍然有少量的回文基因序列存在于各种生物体基因组中，这些回文基因序列的功能与转录终止有关，是限制性内切酶的酶切位点，参与 DNA 复制等生命活动。回文基因是 DNA(双链)或RNA(单链)分子中特定的核苷酸片段，其中一条链按 5′到 3′读取的序列与其互补链上按相同的 5′到 3′读取的序列一致，存在对称中心，对称中心两侧的碱基关于该中心对称，形成互补，回文基因序列能够形成发夹结构(茎环结构)。典型的回文基因序列如表 6-1 所示。

表 6-1　回文基因序列的两个实例

限制性内切酶	生物来源	回文基因序列	酶切位点
EcoR1	大肠杆菌 (*Escherichia coli*)	5′GAATTC 3′CTTAAG	5′---G　　AATTC---3′ 3′---CTTAA　　G---5′
BamH1	解淀粉芽孢杆菌 (*Bacillus amyloliquefaciens*)	5′GGATCC 3′CCTAGG	5′---G　　GATCC---3′ 3′---CCTAG　　G---5′

　　循环神经网络(recurrent neural network，RNN)的本质是拟合输入变量与输出变量之间的双向循环关系，这类关系难以用传统的 QSAR 方法建模。RNN 拟合的双向循环关系也有层次，即 RNN 循环的次数，相当于 DNN 的深度。每一轮循环对应一个输出时间节点，每个输出(y_i)可能会被下一轮循环所改变(图 6-2)。

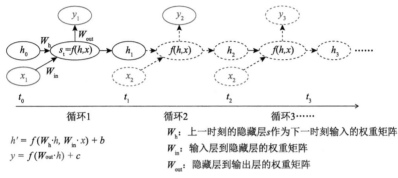

$$h' = f(W_h \cdot h, W_{in} \cdot x) + b$$
$$y = f(W_{out} \cdot h) + c$$

W_h：上一时刻的隐藏层s作为下一时刻输入的权重矩阵
W_{in}：输入层到隐藏层的权重矩阵
W_{out}：隐藏层到输出层的权重矩阵

图 6-2　RNN 的深度学习框架

　　x_i 表示在 t_i 时间的输入层，y_i 表示在 t_i 时间的输出层($i=0,1,2,3,\cdots$)，h_i 表示在各次循环的隐藏层，它是各个循环过程输入 x_i 的函数，体现上一轮循环结果对下一轮学习结果产生的影响，反映了时间序列对事件发展结果的影响。如果 x_i 输入的次序正好相反，就是 RNN 的另一个时间方向上的循环网络。如果将正、反方向学习过程相结合，就得到双向 RNN 的学习框架(参见本书第 2 章 2.5.3 节)。在科学研究的实践中，我们常常不知道变量的信息编码次序，为了保证解码的正确，一般采用双向 RNN 的学习框架。

6.2.5　RNN 与递归现象

　　RNN 分为周期性算法(recurrent algorithm)和递归算法(recursive algorithm)两大类。周期性算法反复执行一组顺序操作，其中每一个操作本身都不可循环。递归算法反复执行一组顺序操作，不过，其中至少有一个操作可以循环(自我调用)。斐波那契数列(Fibonacci sequence)生成算法就是递归算法的典型例子，其数学定义如下：

$$F(n) = F(n-1) + F(n-2) \tag{6-8}$$

该函数的 C 语言实现如下：

```
int fabonacci_seq(int n)  /*斐波那契数列*/
{
    int sum = 0;                          /* 简单操作 */
```

```
if (n = 0) sum = 0;                        /* 简单操作 */
else if (n =1) sum = 1;                     /* 简单操作 */
else sum = fabonacci_seq(n-1) +            /* 自我调用 */
            fabonacci_seq(n - 2);/* 自我调用 */
return sum;                                 /* 输出结果 */
}
```

递归过程分为三类：直接递归(函数直接自调用)、间接递归(函数不自调用，但通过其他函数调用本身)和循环递归(两个函数互相调用，又称 Crock Recursion 递归)。循环递归是死循环，应该努力避免；而间接递归容易引起循环递归，也应该限制使用。

递归现象是自然界从简单过程出发演化成复杂系统的基本规律之一，它的出发点可以很简单，下一代递归特征继承了上一代的特性(即自相似性)。自然界中的很多现象(如树的分叉、向日葵花盘的排列模式、银河系的旋涡状星云、蜗牛壳的形状、海岸线的形状等)都是通过递归过程演化产生的，一般用分形学(fractal)解释这些过程的形成机制。分形是通过由递归函数生成的自相似几何形状，使每一轮迭代循环都将形状按比例缩放而产生的复杂而详细的模式，在这个模式中，局部结构与全局结构的形状相似度是典型特点。

分形学中的递归函数常用于模拟自然界中的不规则现象，称为混沌(chaos)现象(如流体动力学、生物大分子的胶体行为、蛋白质的动态构象、原癌基因酪氨酸蛋白激酶 Src 的分形组装[41])。这类现象对初始条件高度敏感，其长期行为看似随机和不可预测，但仍然可以用分形学的递归函数描述。

通过重构 RNN 的框架，建立与自然过程的递归现象一致的 RNN 算法，将能够解决复杂生物体系中的复杂预测问题。RNN 作为深度学习的架构，特别适合处理对顺序敏感的符号序列，如蛋白质中的氨基酸序列或小分子中的原子序列。

6.2.6 分子结构信息的传递与长短期记忆机制

药物设计需要理解分子结构信息是如何在分子之间和分子结构内部传递的。分子之间信号传递的典型例子是细胞信号转导网络，如受体酪氨酸激酶(RTK)网络：RTK 与配体结合激活，导致下游信号蛋白(Ras/MAPK 和 PI3K/Akt)激活，调节细胞生长、分化和存活。分子结构内部信号传递的例子如图 6-3 所示，分子中原子外层电子云信息的传递影响分子的化学性质和生物活性。

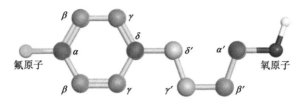

图 6-3　原子之间的相互作用的近程和远程传播的不一致现象

图 6-3 中，氟原子对分子的电子云有强烈的拉动作用，其 α 位的碳原子受影响最大，因为 α、β、γ、δ 位的原子在共轭体系上，氟原子的影响会远程传播到 δ 位置上。而氧原子也有较强的吸电子能力，由于其 α'、β'、γ'、δ' 位的原子没有共轭体系，氧原子的影响只能传播到 β 位置上就基本不再向前传播了。

无论信息在分子间还是分子内部传递，都存在这种现象：有的信号能在网络上传播很远，而有的则只能近程传播，不能"一刀切"。传统 QSAR 方法的局限性往往是因为有这种"一刀切"的问题。用信号处理的术语，这种问题被称为信号传递过程有时需要"长期记忆"，有时需要"短期记忆"的问题。

最简单的 DNN[一般称为香草 DNN（vanilla DNN）]算法架构中，没有考虑这种长短记忆问题（long-short term memory，LSTM）。虽然香草 DNN（包括 RNN）能够根据统计学频数追踪变量之间的长期相关性，但是由于学习过程中常常采用反向传播策略，加上计算精度有限，表示长期相关性的梯度值可能趋于零（即梯度消失）或者趋于无限大（即梯度爆炸）。长短期记忆机制通过给 DNN 加装记忆门、遗忘门和输出门而解决梯度消失问题，虽然不一定能解决梯度爆炸问题[42]。由于大部分分子结构图为无向图，而分子间信号转导网络的边有单向也有双向，仅仅用单向长短记忆机制可能不足以解决问题，因此，人们一般采用双向长短期记忆机制（BiLSTM）。本书第 2 章 2.5.3 节描述了 BiLSTM 机制教会机器选择性记忆和选择性遗忘的细节[43-45]。

6.2.7　CNN 与模式信号增强

实验数据总是同时载有信号和噪声，在生物和化学领域，处于长的因果链条两端的变量所承载的信号往往衰减严重。因此，如果需要构造许多层的 DNN 或者高循环/递归次数的神经网络时，应该考虑在神经网络前面增加信噪比增强措施。图像识别能力增强机制在生物界普遍存在，如人的视觉皮层用一系列过滤器，撤销复杂刺激引起的噪声，提取图像的边缘、线条和形状等特征。灵长类动物大脑有一个颞下皮层（inferotemporal cortex，IT）区以分层方式处理视觉信息来识别物体。它先提取视觉信息的边缘和线条等简单特征，然后汇集这些特征形成更复杂的图像。狗的大脑中有一个特殊区域[即狗脸区（dog face area）]能凸显人的面部轮廓，通过过滤器处理视觉信息，提取面部特征，使狗有区分不同人脸的能力。鸟类脑部有视觉信息过滤区，处理视觉信息为自己的飞行导航(包括识别太阳和星星的位置、地平线的形状和地标)。昆虫有专门处理视觉信息的小大脑，用类似于神经网络的机制过滤噪声，提取环境特征信息为自己的飞行导航、识别花朵并确定其位置。

自然界的这些现象可以用卷积(convolution)运算来拟合，其数学定义如下：

$$y(s) = \int x(t) \times h(s-t) \mathrm{d}t \tag{6-9}$$

这个卷积函数是滤波或变换信号的数学运算。在输入信号定义域内开一个小窗口[称为内核或滤波器(kernel or filter)]扫描全域，计算窗口中的值与信号中相应值的乘积之和。原始数据经卷积处理之后，消除噪声使曲线平滑，确定图像的边缘(找到图像中不同强度区域之间的边界)，识别信号特征(特征提取)。

卷积神经网络(CNN)用多个隐藏层处理输入信号，属于完全连接型 DNN，是多层感知器的正则化(regularized)版本，具有空间不变性，在图像/视频识别与分类、医学图像分析、自然语言处理、脑-机接口和金融时间序列中获得广泛的应用。一般的"全连接"网络容易产生过拟合，CNN 的正则化(例如，在训练过程中用权重衰减或调整连接等)操作防止过拟合。CNN 通过自动学习优化过滤器(核函数)，避免了特征提取过程中的人工干预。

CNN 没有规定隐藏层的数目和类型，常见的层类型如下。

卷积层(convolutional layer)：执行含滤波器的卷积操作，从输入数据提取模式特征。滤波器的尺寸是在训练期间动态调整的超参数。

汇集层(pooling layer)：简化卷积层输出的模式特征图以减少输入数据的量，保留本质的特征。常见的策略有：最大池(保留小窗口内的最大值，丢弃其余值)或平均池等。

激活层(activation layer)：与常规 DNN 激活层功能相同，即模拟非线性关系。常见的激活函数有 Sigmoid 函数、ReLU 函数和双曲正切函数等[参见函数式(6-1)～(6-7)]。

标准化层(normalization layer)：归一化上一层产生的特征向量，减少过拟合。常用的归一化技术包括批处理规范化(batch normalization)和层规范化(layer normalization)。

全连接层(fully connected layer)：一般是在 CNN 的最后层，层中神经元的数量由分类任务中的类数确定。

CNN 的架构依据被研究对象的复杂度、性质和分类任务而设计。作为一般规律，层次多、复杂度高的 CNN 更难训练，成本更高。训练 CNN 主要用反向传播机制，优化卷积层中滤波器的权重，使损失函数最小化。

6.2.8　图神经网络与图卷积网络

在生物和化学领域，很多知识是用图来表示的。典型的图如分子结构图、细胞信号转导途径，在"根据分子结构预测生物、化学、物理性质"的过程中，输入变量是分子结构图，输出变量可以是实数、整数、数组或者图。一张图可以用二维矩阵来表示，其中的每一个数据单元 $M(i,j)$ 表示图的第 i 个节点与第 j 个节点的连接性质，如 $M(i,j)$ 为 1 或者 0 表示二者"有"或者"无"连接关系，也可以是整数表示二者连接关系的类型，或者是实数表示二者之间的距离或调控强度。分子结构一般是无向图，即 $M(i,j)$ 与 $M(j,i)$ 相等。而细胞信号转导图一般是有向图，$M(i,j)$ 与 $M(j,i)$ 不相等，前者对后者有调控作用，而后者对前者可以没有调控作用。因此，表示图的矩阵是稀疏矩阵。而分子结构图不仅是稀疏矩阵，还有一半数据单元是冗余的。因此，用矩阵表示图不仅浪费存储还会降低计算效率。因此，常用邻接表(connection table，CT)表示图。邻接表主要包含节点属性特征和节点连接性特征。为了处理方便，邻接表可以被进一步地压缩为线性编码(linear notation)。例如，小分子的化学结构一般采用 SMILES 线性编码表示，蛋白质分子一般采用氨基酸序列表示(用单字母表示一个氨基酸，字母的左边被默认为氮端，字母的右边被默认为碳端，两个字母直接被默认为用肽键相连)。从图数据提取的特征也很特别，如子图或子图的组合，图中存在的环、链或者它们的组合。

由于图数据结构的特殊性，在构建 DNN 模型时需要对以图为输入变量的情况进行特殊处理，于是就有了图神经网络(graph neural network，GNN)。由此可知，DNN 与 GNN 的差别主要是输入变量的数据结构不同，从变量中提取特征的方法也不同。除此之外，还有如下差异：

(1)神经元连接：在 DNN 中，每个神经元都连接到上一层的每个神经元，通过训练算出该连接的相关关系(权重)。在 GNN 中，每个层通常仅有图中的连接节点之间有神经元连接和相关关系(权重)的更新。GNN 使用消息传递模式(message-passing scheme)聚拢连接节点的信息，以捕获图节点之间的局部相关关系模式。

(2)输出：DNN 通常用于分类或回归等任务，目标是根据输入预测数值或分类结果，输出单个标量值或向量值。而 GNN 通常用于图分类或连接性预测任务，预测节点之间的关系，输出的往往是图、边、节点，或它们的组合。

(3)训练：GNN 的训练过程通常比 DNN 更复杂。GNN 通常使用基于图的正则化技术来防止过拟合，需要特殊的优化算法。GNN 可能会遇到过度平滑问题，即随着层数的增加，节点之间的关系变得过于相似。因此，需要用跳过连接或图汇聚(graph pooling)技术，保存原始图中的信息，以避免过度平滑。

图卷积网络（graph convolutional network，GCN）是 GNN 训练阶段常用的优化算法。GCN 用简单的卷积算子来更新节点权重，用反向传播的随机梯度下降 [stochastic gradient descent（SGD）with backpropagation]方法优化训练过程[46]。GNN 在隐藏层用节点的局部环境一阶近似汇聚连接节点的特征，其卷积层的输入变量为节点的特征矩阵（节点数×节点的特征数），输出变量为节点的新特征矩阵（节点数×节点的新特征数）。计算步骤如下：

（1）线性变换：用权重矩阵将节点特征变换为新的特征矩阵。该变换相当于常规卷积层中的一组滤波器。

（2）消息传递：通过将相邻节点的变换特征与图连接矩阵相乘来汇聚这些特征。这一步骤使节点能够合并来自其连接节点的信息。

（3）非线性激活：将非线性激活函数应用于汇聚的特征以更新节点的特征。

GNN 还用了很多其他优化算法，详情可以参见综述文章[47]。

6.2.9　生成对抗网络与竞争过程的模拟

基于进化生物学的基本概念，生物只有适应不断变化的环境才能生存和繁衍。环境变化（如气温、资源竞争等）使生物面临挑战和机遇，而生物为了适应这些变化也要改变自己。生物种群把这种变化遗传给后代，形成生物种群的演化史。

生成对抗网络（GAN）[48]是受到自然界生存博弈的启示而提出来的。核心理念是：学习的过程可以是两个神经网络通过博弈而演化的过程，其本质是两个 DNN 的组合。GAN 有两个 DNN，即生成器（generator）和鉴别器（discriminator）。生成器产生带噪声或潜变量的新数据，鉴别器鉴别这些新数据的真伪。双方不断博弈，直到鉴别器无法判断生成器所产生的数据的真伪。于是，生成器能生成与真实数据不可区分的新数据样本，达到预期目标[原理细节参见图 2-10（b）]。

GAN 属于无监督学习机，它可以从未标记活性的数据中学习（当然有活性标记的数据更好），即使数据没有活性标签，只要给足样本，GAN 也可以生成一些潜在有活性的分子结构。在医学影像诊断领域，传统的生成模型[如自动编码器或可变自动编码器（VAE）]由于数据基础分布假设的限制，难以产生 GAN 所生成的高度真实和多样性的图像与声音数据。当样本数据不足时，GAN 通过对现有样本数据的变换生成新样本，以扩充样本数据，提高监督学习模型的性能；也可用于生成与原始数据不同的真实新样本，以减少过拟合。另外，GAN 还能用于生成统计上与真实数据相似但不包含任何敏感信息的合成数据，保护个人或组织的隐私。

GAN 的缺陷主要是需要大量的计算能力和时间来训练，因为它要同时训练两个神经网络，需要仔细调整超参数才能使算法收敛。当样本有限且生成的数据缺乏多样性时，有可能发生模式崩溃。GAN 可以根据训练数据和模型架构生成有偏差的数据，导致生成的数据偏向某些特征或特性，影响下游应用程序的正确性。GAN 是很难解释的复杂模型，很难理解模型如何生成数据，也不知道哪些特征对应于高质量的生成样本。

6.2.10　变换器与注意机制

传统的自然语言处理（NLP）研究（如翻译和理解）开始于 20 世纪中叶，主要是基于专家制定的语法和句法规则。到了 20 世纪 90 年代，统计机器翻译（statistical machine translation，SMT）兴起，采用统计模型来确定基于大型平行文本语料库的给定句子的最可能翻译。传统的机器学习算法[如朴素贝叶斯、支持向量机（SVM）和 RNN]曾用于 NLP，但是一直没有突破性的进展。直到 2010 年后，神经机器翻译（neural machine translation，NMT）方法才开启了 NLP 的新范式。

2014 年，Ilya Sutskever 和 Oriol Vinyals 领导的谷歌研究团队提出翻译过程的端到端（seq2seq）模型（https://arxiv.org/abs/1409.3215），取得重大突破。该方法不依赖于手工制定的语言规则和双语语料库之间的对齐，而是从大量并行数据中自动学习语言之间的映射。seq2seq 的成功导致了许多其他 NMT 模型和应用程序的开发。今天，谷歌翻译和微软的翻译方法导致机器翻译领域发生重大改变。

2015 年，Elon Musk、Sam Altman 和 Greg Brockman 等在旧金山创立了旨在以安全和有益的方式推进人工智能研究与应用的 OpenAI。如今，OpenAI 已经成为世界领先的人工智能研究机构之一。

2017 年，谷歌团队的 Vaswani 等发表题为"注意力就是你所需要的一切"（Attention is all you need）的论文[5]，提出了 Transformer 作为新的神经网络架构，处理像自然语言文本这样的序列数据，采用注意机制而非 RNN。Transformer 的注意机制允许模型关注输入序列中最相关的部分，以克服 RNN 的局限性，如梯度消失问题和无法处理长距离依赖性的问题。

Transformer 的注意机制是通过以下关键技术解决自然语言处理问题的：

（1）注意机制（attention）：Transformer 方法使用注意机制来衡量句子中不同单词对特定任务的重要性。这允许模型动态地关注给定任务的句子中最重要的部分，如预测语言生成任务中的下一个单词。

（2）多头注意机制（multi-head attention）：除了自我注意力之外，Transformer 方法还使用多头注意力，使模型同时关注输入数据的不同部分以提高精度，加快模型收敛。

（3）处理长程依赖性：传统的 NLP 模型（RNN）在捕获序列中的长程依赖关系方面遇到困难，如句子中第一个单词和最后一个单词之间的关系。Transformer

的注意机制可以随时关注输入序列的任何部分，这使得它能够更有效地捕获单词之间的长距离依赖关系。

（4）并行化计算：基于 RNN 的 NLP 模型以循序渐进的方式处理序列，因而难以并行化。Transformer 基于自注意机制，可以并行处理所有输入令牌，提高计算效率。

（5）捕获上下文关系：注意机制允许 Transformer 有选择地关注输入序列中最相关的部分，这使它能够更有效地捕获上下文单词之间的关系，使机器翻译和文本生成技术有了重大突破。

（6）迁移学习：Transformer 的预训练和微调方法，如 BERT（bidirectional encoder representations from transformers，来自 Transformers 的双向编码器表示）模型和后来的生成预训练变换器（generative pre-trained transformer，GPT）模型，支持 NLP 任务的迁移学习。迁移学习是利用预训练的模型将知识从一项任务提取到另一项任务的过程。这些预训练的模型已经学习了自然语言文本的分布，可以针对特定的下游任务进行微调。

Transformer 和注意机制（包括多头注意机制）使模型能学习输入序列中单词之间的不同关系，成为自然语言文本处理的重大突破，彻底改变了序列数据处理领域的思路。

6.2.11 从 BERT 到 ChatGPT

如前所述，Transformer 的最著名的应用之一是 BERT 模型，它是经过预训练的具有显著优越性的语言模型，立即受到了广泛关注。

2018 年，OpenAI 发布了基于 Transformer 架构的生成预训练变换器-1（generative pre-trained transformer，GPT-1）[4]；2019 年发布了在更大的文本数据语料库上训练的 GPT-2；2020 年 6 月发布了 GPT-3；2022 年 11 月 30 日，OpenAI 公司正式推出 ChatGPT。到 2022 年 12 月 4 日，ChatGPT 已经拥有超过 100 万用户[49]。2023 年 3 月 14 日，ChatGPT 的更新版——GPT-4 正式发布，成为新的人工智能技术里程碑[50]。

GPT 与 BERT 的共同之处是都基于谷歌团队原创的 Transformer 概念。然而，BERT 和 GPT 毕竟是不同的模型，有不同的优势和应用范围，它们的不同之处在于以下几方面：

（1）BERT 是一种双向语言模型，使用双向 Transformer 编码器，针对各种自然语言处理任务（如语言理解、问题解答和情感分析）。

（2）GPT 是一种单向语言模型，使用单向 Transformer 解码器，强调语言生成，目的是从文章生成摘要（实际上是模型自己做作文）。

（3）BERT 和 GPT 在训练方式和最适合的任务类型方面有不同之处。BERT 用掩蔽的语言用模建目标进行训练，而 GPT 用语言模建目标进行训练。

Transformer 取得突破的根本原因是在 NLP 领域引入了张量(tensor)的数学概念。关于张量，我们在这里插入一个有趣的故事。

> 爱因斯坦(Albert Einstein)与格罗斯曼(Marcel Grossmann)是瑞士苏黎世联邦理工学院(ETH)数学和物理系的同班同学(爱因斯坦于 1896 年入学，格罗斯曼于 1898 年入学)。他们与经典电子论创始人洛伦兹(Hendrik Lorentz)、量子力学创始人普朗克(Max Planck)属于同一个朋友圈。格罗斯曼研究张量数学。20 世纪初，爱因斯坦为了研究取代牛顿引力的理论而寻求新的数学工具，以表达他对空间和时间曲率的新观念。于是，爱因斯坦向格罗斯曼请教。格罗斯曼认为，包含了标量、向量和矩阵的张量可以表示许多不同类型的数据，因而有描述空间几何结构及其变换的能力，于是建议爱因斯坦采用张量作为他的数学工具。由于当时的张量数学还很新，爱因斯坦学起来也很吃力。然而，在格罗斯曼的帮助下，爱因斯坦终于掌握了张量数学，他和格罗斯曼一起用张量表示广义相对论的基本方程，创立了广义相对论。爱因斯坦说"如果没有他(格罗斯曼)，我会迷失在黑暗中"。

张量数学和相对论是 20 世纪最重要的科学进展，开辟了物理学和数学研究的新途径，为黑洞研究、引力波、膨胀宇宙论奠定了基础。今天，张量作为人工智能研究的核心数学基础，一定会取得更大的成就。

张量概念使 Transformer 能表示和处理长文本数据而不会遇到内存问题，存储和更新 Transformer 模型的参数，对输入的文本序列的不同部分进行动态加权，在训练时通过反向信息传递定量测度(打分)被关注词语的注意力。Transformer 的最终输出也以张量表示，用于文本分类、语言生成或机器翻译等任务。

GPT 和 BERT 的另一个共同之处是都有预训练机制。在 NLP 领域，预训练模型的主要优点有：①通过使用迁移学习从大量文本数据中学习通用语言的特征知识，然后针对特定的 NLP 任务微调这些知识，以减少训练特定任务时对大量数据的需求，提高了模型学习效率；②因为预训练的过程在大型、多样化的数据集上进行，降低了偏差风险，提高了 NLP 模型处理不同语言和方言的能力，拓宽了模型适用范围，即提升了模型的泛化能力；③预训练是初始化 DNN 权重矩阵的良好策略，可以帮助 DNN 在微调过程中收敛到优化状态；④通过对无监督或自监督模型的预训练，可以改进数据特征的表示，使模型稳定，提高模型的性能；⑤如果要训练有监督的学习模型，而有标记的训练数据不够时，用预训练初始化 DNN 权重矩阵尤其有用，可以用预训练获得的知识来提高模型的性能。

GPT 架构也有一些短板需要注意：

(1)缺乏控制机制：预训练一般在大量数据上进行，学习各种语言的特征，很难为特定的 NLP 任务进行控制或微调。

(2)缺乏领域知识：预训练的模型得到通用语言的特征，缺乏特定领域或行业的专门知识，限制了这些模型解决专门领域问题的能力。

(3)对内存需求巨大：预训练的输出结果也是张量，需要大量存储资源来存储和部署模型，因此不能在资源受限的环境中(如移动设备)应用。

(4)专门语种能力受限：虽然预训练的模型可以处理多种语言，但它们的能力可能不如专门针对每种语言训练的模型。

(5)偏见问题：预训练的模型可能因为训练数据存在偏见，而这种偏见由于技术原因不能及时更新而永久化或放大，导致人们对 NLP 的公平性、问责性和透明度等伦理道德问题的疑问。

尽管如此，预训练模型在 NLP 领域的突破仍然令人印象深刻。下面给出作者用中文与 ChatGPT 对话的实例(对话时间：2023 年 2 月 19 日下午 2 点，地点：美国加利福尼亚州圣迭戈)：

作者：你的多语种能力如何？

ChatGPT(大约 1min 等待)：作为 OpenAI 的大型语言模型，我的多语种能力是相当强的，可以用多种语言进行交流和理解。我被训练用多种语言进行对话和文本生成，包括但不限于英语、西班牙语、法语、德语、意大利语、葡萄牙语、日语、韩语、中文等等。不过，我的语言理解和生成能力仍然有限，可能会有一些特殊领域的专业术语或口语无法理解或表达。

作者：请解释：关关雎鸠，在河之洲

ChatGPT(大约 1min 等待)：这是中国古代诗歌《关雎》的开头，全文如下：

关关雎鸠，在河之洲。

窈窕淑女，君子好逑。

这首诗是《诗经》中的一篇，相传是周代文王为了缓解武力一族与姬族之间的矛盾而作的。诗中关雎和淑女之间的爱情主题表达了文王希望通过文化交流来化解族群之间的矛盾，倡导了和平、文明的价值观念。

关关雎鸠是形容两只鸟的鸣声，其中的"关关"和"雎鸠"都是鸟的名字。而"河之洲"则是指河流中的岛屿。整句话的意思是：在河流中的洲上，有两只鸟在交互鸣叫。

　　《诗经》是中华文化的标志性作品，对于这么重要的文献和知识，ChatGPT的文献调阅和翻译能力都很强，这是因为预训练的数据比较丰富。应该指出的是，ChatGPT 只能寻找知识之间简单的相关关系，也不能构建因果关系。理解ChatGPT 的技术特色，应该关注 G、P、T 代表的三个概念。

　　(1)它能根据人类的提问自己找答案，并把答案数据组织成人类可理解的句子，即生成(G：generative)答案能力。

　　(2)它找到的答案是基于先验的知识，即通过预训练(P：pre-trained)获得的知识。

　　(3)它做的作文不是按照语法规则翻译或组装的，而是用一个张量变换器(T: transformer)将信息从一个张量空间映射过来的。

　　这 G、P、T 三要素形成了 ChatGPT 颠覆性技术的核心。虽然 ChatGPT 是一个能力很强的程序，但尚未逃脱只懂统计关系不解因果关系的魔咒。它在知其"然"方面超出了人类的能力，但是，它还不知其"所以然"。当 ChatGPT 被应用到具体的领域时，它在找出大部分知识片段方面的能力远超人类，但是它还不能把这些知识片段串接起来形成有因果关系的"故事"，它不能"生成"事物发展变化的机理。

　　因此，可以认为：ChatGPT 是人类探索大千世界中因果关系的超级助手，但是它目前不能发现因果规律(causal law)。

　　回到药物设计领域，人们遇到的主要挑战如下：

　　(1)没有足够的训练数据集。为了解决这个问题，除了采用预训练策略之外，还可以用如下办法弥补：①数据增强(data augmentation)：对现有数据应用各种变换(如平移、旋转、缩放、改变次序、引入同构或同态图)以增加训练样本数目。这个策略不仅增加训练集，还有助于防止过拟合。引入噪声数据也是增加空白对照训练集的方法。②数据插补(data imputation)：在已有数据的基础上，建立包括分子结构或描述符以及目标的终点实验数据的插补预测模型，将所生成的数据加入现存的数据中。一项涉及约 13000 种化合物的研究中，针对 159 种激酶靶标，只有 5%的实验数据[51]。研究人员用数据插补方法补充 95%的数值，与传统 QSAR 方法相比，预测值的 R^2 平均增加了 0.22。③迁移学习(transfer learning)：以预训练网络为起点，用较小的数据集在目标任务上对模型进行微调，可以利用从更大的数据集中学习到的知识，提高 DNN 解决具体任务时的性能。当预训练和目标任务相关且有相似特征时，迁移学习策略尤其有效。④半监督学习(semi-supervised learning)：当既有标记数据又有无标记数据时，可以利用它们的结合训练 DNN 模型。此策略旨在建立未标记数据与标记数据的共同特征，并以该特征预测未标记样本。这样可以充分利用已知数据以提高模型的预测能力。⑤主动学习(active learning)：根据预测任务的需求和领域专家的知识，主动选择标记的或未标记的训练集样本，用已训练的结果来标记先前的无标记数据，提高标记数据的效率。⑥合成数据生成（synthetic data generation）：采用生成模型（如 GAN）或变分自动编码器（VAE）生成合成数据样本，以增加训练集的样本数。本策略的优点在于克服与数据隐私和道德相关的约束，它通过根据真实数据生成与真实数据特征高度一致的虚拟数据，既避免访问个人隐私，又产生可用来训练模型的数据样本。

（2）发现在离散数据中隐变量（implicit variable）之间的关系（即间接关系）。分子结构数据、分子之间的相关关系等数据主要用离散数学结构表示，人们可以利用 DNN 的 GPT 方法挖出这些离散数学变量之间的间接关系，但是研究这些间接关系链条的结构（树状结构，还是环状结构？还是兼而有之？）需要昂贵的投入。

（3）证明间接关系的结构和它们的因果机制。这需要更加昂贵的投入，而且简单增加数据量和多样性不会提升因果机制研究的效率。而要现代人使用一种未知药效机制的新药是不可思议的。

可以期待，在 AIDD 领域，ChatGPT 会成为证明生命科学领域的各种隐变量关系的结构和它们的因果机制的强大工具，虽然药物发现的全面自动化的时代仍然非常遥远。

6.3　AI 与蛋白质三维结构的从头预测

6.3.1　蛋白质结构预测简史

蛋白质的三维结构数据是基于结构的药物设计（structure-based drug design，SBDD）的基础。用实验方法（如 NMR、X 射线结晶学、低温电子显微镜）确定蛋白质三维结构不但成本高，而且可能需要数月到数年的努力[52]。截止到 2022 年8 月 2 日，虽然 193455 种蛋白质有了实验测定的数据（www.rcsb.org），但是它们占待测的蛋白质总数仍然不到千分之一。因此，用计算方法预测蛋白质结构往往是唯一可行的解决方案。

1961 年，美国生物化学家克里斯蒂安·安芬森（Christian Anfinsen）用实验证明：把核糖核酸酶 A（ribonuclease A）浸入尿素溶液中以破坏维持蛋白质结构的四对二硫键，导致核糖核酸酶 A 变性。然后再从溶液中清除尿素，结果核糖核酸酶 A 自动恢复了生理功能，即恢复了三维结构。因此，安芬森认为，尽管蛋白质也需要核糖体、mRNA、分子伴侣（chaperone）帮助它们正确地折叠，蛋白质的三级结构信息应该被编码在一维氨基酸序列中，称为安芬森法则（Anfinsen's dogma），成为"蛋白质结构从头预测"的理论依据[53]。

1969 年，美国分子生物学家 Cyrus Levinthal 指出，即使含 100 个氨基酸残基的小肽，如果通过随机折叠找到天然的三维折叠构象也需要花费天文时间，而生物化学实验表明，蛋白折叠只需微秒至小时的时间[54]。对这个悖论（Levinthal's paradox）的合理解释只能是蛋白质折叠不可能是完全随机的，蛋白质三维结构应该被编码在基因序列中。

从序列预测蛋白质三维结构的方法有基于物理相互作用（physical interaction）和基于统计学的实验数据拟合两种策略。

6.3.2　驱动蛋白质折叠的物理因素

按照传统的方法，为了预测蛋白质的三维结构，先要充分了解驱动蛋白质折叠的物理规律[52]，以及蛋白质构象演化的统计规律[55]。导致蛋白质从一维序列变成三维折叠的物理因素总结如下[56]：

(1) 氢键：蛋白质的 α-螺旋和 β-折叠由氢键维持[57]。

(2) 范德华力：残基之间的近距离色散作用。

(3) 立体化学规则：主骨架（backbone）上相邻残基的优势立体构型，如脯氨酸的氨基在环上、甘氨酸没有侧链、Cα 有手性，这些因素导致残基的构象选择受到限制。

(4) 静电相互作用：氨基酸因带电荷而形成的库仑吸引或排斥，极性基团也由于静电性相反而互斥或互吸。

(5) 疏水相互作用：受周围水分子的作用，疏水性氨基酸倾向于藏在蛋白质的核心，极性氨基酸倾向于在水溶剂中暴露[58,59]。

(6) 侧链熵：蛋白质折叠过程是侧链熵的减少过程，需要能量帮助蛋白质从高熵状态（随机自由构象）变成紧致有序的天然状态[58]。

由于系统庞大，计算复杂度高，影响蛋白质稳定性因素太多，基于物理规则的蛋白质三维结构预测受到计算复杂度的极大挑战。

6.3.3　蛋白质同源性与基于实验数据的结构预测

由于基于物理规则的蛋白质结构从头预测方法遇到计算复杂度的挑战，基于实验数据的结构预测方法得到普遍应用。它基于蛋白质的同源性分析，假定相似的一维序列有相似的三维结构。来自不同物种的同源蛋白质为保持它们的生物学功能就要维持其三维结构，虽然一维序列不断地变异演化，三维结构维持相对稳定[60]，因此，蛋白质的三维结构比它们的序列结构更加保守[61]。经验表明，同源相似度高于 20%的蛋白质可以有非常类似的三维结构[62]。

蛋白质序列同源性与同源建模预测的均方根偏差（RMSD）即精度之间的关系如图 6-4 所示。

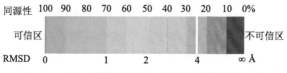

图 6-4 蛋白质序列同源性与模型可信度的关系

演化关系很远的蛋白质仍有可能有高度相似的三维结构（图 6-5，原图来自 Carlos Outeiral Rubiera 的 blog: https://www.blopig.com/blog/2021/07/alphafold-2-is-here-whats-behind-the-structure-prediction-miracle/，2022 年 6 月 20 日访问）。

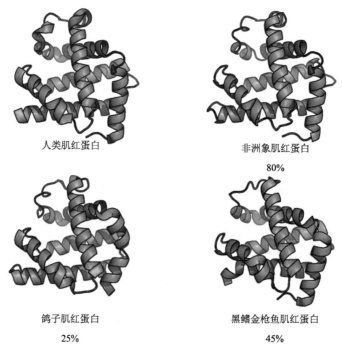

图 6-5 同源相似度高于 20% 的蛋白质可能有高度相似的三维结构

同源建模方法依赖于蛋白质氨基酸序列比对和实验测定的模板结构数据的数量与质量。传统的序列比对（sequence alignment）方法由于难免出现比对间隙（alignment gap），即查询序列的某些部分找不到对应的模板，或相反的情况。这些间隙往往是误差的主要来源。

一般地，蛋白质的同源性为 70% 时，预测模型与实验结果的 Cα 原子的均方根偏差约为 1Å；同源性大于 50% 的模型往往可靠，其侧链填充和旋转状态的误差较小，模型与实验值的总 RMSD 为 1～2Å。这种误差与核磁共振所解结构的典型分辨率相当。同源性在 30%～50% 范围内，误差扩大，其误差通常位于 loop 区。同源性小于 30% 时，可能产生严重误差，甚至有基本折叠的误判。同源性为 25%时[通常被称为"迷离区"(twilight zone)]，同源建模困难，误差增加到 2～4Å 甚至更大[63,64](图 6-5)。

loop 区主要是链接两个折叠域的柔性片段，其二级结构随机卷曲(random coil)，是同源建模最难预测的部位。另外，侧链的构象也是同源建模的难点，其柔性自由度较高，且受远程氨基酸残基共演化的影响，因此预测误差扩大[65]。

蛋白质的三维折叠由自由能最小化和蛋白质残基共演化两个因素所驱动。随着世界范围蛋白质数据库(wwPDB，网址 wwpdb.org)[66]中实验数据的稳定增长、蛋白质序列数据的激增和深度学习技术的快速发展，很多蛋白质结构预测方法由于结合了蛋白质残基共演化的数据而提高了预测精度[67-70]。

一些跨国制药企业和 Wellcome 基金会(Wellcome Trust)共同出资成立了非营利的结构基因组学联盟(Structural Genomics Consortium，SGC)，以建立高质量的蛋白质结构公共数据库，积累蛋白质各种代表性折叠的模板实验数据[71]。

为了促进蛋白质结构预测技术的发展，设立了蛋白质结构预测批判性评估(Critical Assessment of protein Structure Prediction，CASP)竞赛[72]。1994 年以来，每两年举行一次 CASP 竞赛，来自世界各地的 100 多个团队参与。竞赛以双盲的方式进行：预测者、组织者和评估者事先都不知道靶蛋白的三维结构。考题是新近或即将用实验测定的蛋白质结构(由指定的结构基因组学团队提供)。裁判方法是将预测结果与实测结构的 Cα 坐标叠合，求两者的 RMSD。组织机构还提出 GDT-TS(global distance test-total score，全局距离测试-总分)评估方法给各个团队打分，GDT-TS 表示模型中正确预测的蛋白质残基数目占总残基数目的百分比[73]。截至 2022 年，CASP 已举办了 15 届，每届的裁判标准都有变化。2022 年 6 月 28 日，作为开放分子软件基金会(OMSF)的一个非营利项目，OpenFold Consortium 宣布成立，目标是为生物学和药物发现开发免费和开源的软件工具，加速基础生物学研究并将新疗法推向市场(https://openfold.io/)。

6.3.4 同源建模的一般过程

同源建模过程包括下述步骤[60]：选择模板、多序列比对、结构域组装、loop 区建模、侧链优化、全局结构优化和模型质量评估。

模板选择依赖于多序列比对(MSA)的结果[74]。生命演化过程中，基因序列会遭遇多次基因插入或删除(insertion and deletion)，导致目标蛋白序列在数据库中找不到相应的模板，此时，需要多模板拼合或用从头计算方法为这段间隙建模[56]。

侧链构象预测是结构预测的另一个难点。晶体结构中的许多侧链由于疏水核和蛋白质晶体中单个分子的堆积中的能量因素而未处于其"能量最低"状态，一般通过搜索旋转异构(rotameric)库预测能量最低的侧链构象。

有如下三种蛋白质结构域组装方法：

（1）片段组装法（fragment assembly）：首先构建保守的核心片段，然后用已解析了结构的片段替换蛋白质的可变区域，可变区域通常从片段库中选择[75,76]。片段组装法因处理不保守或缺少模板区域的方式不同而有些变化。

（2）片段匹配法（segment matching）：将蛋白质序列切为若干片段，从数据库检索与每个片段匹配的模板。这样，序列比对在片段上而不是在全序列上进行。每个片段模板的选择基于序列相似度、$C\alpha$ 坐标的比较，以及待建结构是否与模板原子有基于范德华半径的空间冲突[77]。

（3）空间约束法（spatial restraints）：将模板对齐，构建一组几何标准，然后将这些几何标准转换为对应约束的概率密度函数。这些函数应用于蛋白质内部坐标（蛋白质骨架距离和二面角），作为蛋白质结构全局优化的基础，用共轭梯度能量最小化实现蛋白质中非氢原子位置的最优化[78]。该方法常用于 loop 区建模[79]。

不良的模板选择可能带来巨大的误差[80,81]，多模板识别、多序列比对等方法可以用来减少此类误差。当然，模板结构的实验数据本身也可能有误，PDB-REPORT 数据库的构建者曾查出 PDB 数据库中的实验模板结构中的数百万个误差（多数的误差很小）。蛋白质结构预测的最后一步是用分子动力学对结构进一步优化，但力场参数也可能引入误差[82]。

在没有实验数据比较的情况下，一般用拉氏图[83]（Ramachandran plot，也称 Rama 图、Ramachandran 图或[f, ψ]图）评估预测结构的合理性（图6-6）。

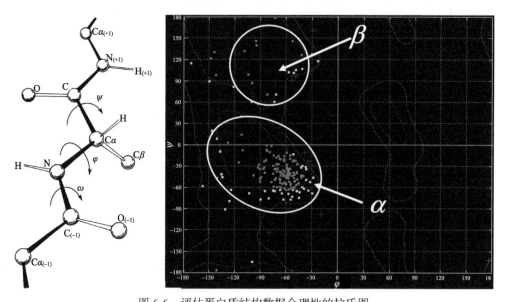

图 6-6　评估蛋白质结构数据合理性的拉氏图

左图：蛋白质骨架的两种二面角 ψ 和 φ 的定义；右图：ψ 对 φ 作图；

红色+：警示区；绿色点：能量合理区；黄色点：允许区；橙色线以外区域：不可接受的构象区；

α 区域和 β 区域：α-螺旋和 β-折叠所在的区域

蛋白质的主骨架(backbone)二面角 ψ 与 φ 的允许取值是有限的。图 6-6 的左图给出 φ 和 ψ 二面角的定义。肽键处的 ω 角通常为 180°，因为部分双键特性使肽保持平面。

图 6-6 的右图蓝色的点是被评估的蛋白质结构(PDB: 1AXC)的每个残基相应的 (ψ,φ) 坐标。理想的蛋白质结构中各残基二面角关系 (ψ, φ) 点与绿点一致、黄色点的二面角需要关注，红色点的二面角很罕见，有重大误差隐患，应该检查修正。常规的同源建模的结果精度应该在 3Å 左右。

对蛋白质结构的质量评估还可以使用半定量打分函数。

(1)静电势(statistical potential)统计打分法：基于 PDB 数据库中蛋白质结构的实验数据中的残基-残基接触频率，为被评估结构中每一对氨基酸的相互作用分配一个概率或能量打分，最后的打分从各氨基酸对的打分计算出来。有些打分方法还会把氨基酸对得分较低的区域找出来，尽管它们的整体打分挺好。这类打分方法适用于球状蛋白质，它们常有疏水核心和溶剂暴露的极性氨基酸[84]。

(2)基于物理的能量打分法(physics-based energy calculation)：这类方法采用蛋白质折叠的能量景观假说，即蛋白质的自然状态也是体系势能最低值的状态。通常用隐式溶剂化为单个蛋白质分子提供连续近似的溶剂浴，而无需显式表示单个溶剂分子，计算与溶液中蛋白质稳定性相关的原子间的相互作用(主要是范德华和静电相互作用)。由于蛋白质分子太大，即使用半经验量子力学计算也不可行，一般采用 CHARMM 有效力场(EFF)[85]计算。

这些打分方法常常与实验数据不吻合，可能与蛋白质在数据库中的代表性不足有关。2006 年，有人用支持向量机(SVM)算法综合 24 种基于静电势统计、物理能量和基于机器学习的打分函数，得出综合打分函数以改进结果[86]。

CASP 竞赛中用来考试的蛋白质是有实验数据的，所以，为参赛团队的评分直接通过比较两种蛋白质结构的均方根偏差(RMSD)就行了。不过，包括 loop 域的总体 RMSD 往往低估了模型的质量，因为非 loop 结构的正确建模才是重要的。CASP 的 GDT-TS 打分法最大限度地减少了侧链误差的影响[87]。

6.3.5　AlphaFold2 的成功经验

CASP 承办的前 13 次竞赛中，蛋白质结构预测技术水平不断进步，但一直没有颠覆性的结果，直到 2020 年的第 14 届 CASP 竞赛结果公布。谷歌旗下 DeepMind 的 AlphaFold2 团队(负责人是 John Jumper)获得第一名(图 6-7)，超过第二名(美国西雅图华盛顿大学 David Baker 领导的 Rosetta@home 团队)得分的 2 倍。

AlphaFold 2 团队的结果与其他团队终于拉开了巨大的距离，彰显了深度学习算法应用的巨大威力。大约三分之二的蛋白质得分在 90 分以上(满分为 100)[88]。

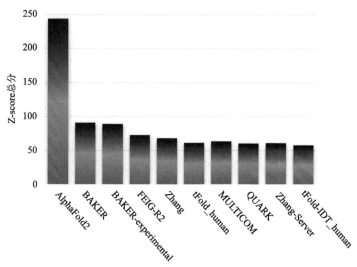

图 6-7 第 14 届 CASP 竞赛前十名得分（共有 146 个团队参赛）

2021 年 7 月 15 日，AlphaFold2 团队在《自然》杂志上发表了题为"Highly accurate protein structure prediction with AlphaFold"的论文，对应的软件也向全世界开放[89]。

AlphaFold2 是一个复杂的软件工程，对它的实现细节感兴趣的读者可以阅读参考文献[89]的原文和该文的补充材料。在此，我们总结 AlphaFold2 团队在论文中表述的成功秘诀如下：

（1）新架构。AlphaFold1 用图像分类的神经网络架构来解决蛋白质预测问题，而 AlphaFold2 采样团队从头设计蛋白质预测专属的神经网络架构。该架构将以前架构中的独立模块改为互相耦合的神经网络系统，形成单一可微的端到端模型（single differentiable end-to-end model），以单个集成结构进行训练。将蛋白质序列输入模型，然后模型直接输出蛋白质三维结构（端到端系统）。在神经网络预测结果收敛后，用 AMBER 程序对预测的蛋白质结构进行基于能量的结构优化，修正了手性方面的错误。

（2）新数据库。构建高质量的蛋白质序列数据库 BFD（big fantastic database），数据库由 6598 万多个以 MSA 和隐马尔可夫模型（HMM）表示的蛋白质家族组成，共有 22 亿多个蛋白质序列。这些数据不断地被优化，数据量也在持续增加。

（3）整合先进技术。AlphaFold2 的 MSA 搜索引擎结合了 HHBlits、HHSearch、HMMER3 技术，3D 结构优化技术采用 OpenMM v.7.3.1 和 Amber99sb 力场，人工神经网络搭建工具采用 TensorFlow、Sonnet、NumPy、Python 和 Colab。

（4）新硬件。采用谷歌自行研制的硬件，包括专用的张量处理单元（TPU），约 128 个 TPUv3 核（相当于 100～200GPU），计算能力超过其他 CSAP 参赛团队可用计算资源的总和。

（5）新算法。为了降低计算复杂度，采用仿射变换（affine transformation）实现 3D 结构组装。将残基置于坐标原点，每步迭代用仿射矩阵置换和旋转空间的残基使结构遵守物理和几何约束，同时也大大降低了计算复杂度。

（6）新变换器。提出体现蛋白质折叠演化的机器学习架构 Evoformer。这种架构由两个变换器组成，变换器之间有直接的通信通道，信息互相反馈，迭代优化。

（7）强化团队协作。科学家与工程师密切协作，科学问题被高效地转化为工程问题，由软件工程师反复发明、调试、筛选各种网络架构，直至实现最优化的程序系统。

AlphaFold2 主要用于单个蛋白质分子结构的预测，在蛋白质复合物结构预测方面，该团队也取得了显著进展[90]。人们认为，AlphaFold2 很可能是 21 世纪最重要的科学成就之一（https://www.blopig.com/blog/）。

6.3.6　尚未解决的蛋白质结构预测问题

虽然人工智能在蛋白质结构预测领域取得了令人瞩目的进展，AlphaFold2 证明了仅基于氨基酸序列的确可以相当准确地预测蛋白质三维结构，但是 AlphaFold2 只能预测最有可能在 PDB 中发现的结构，还有许多问题尚未解决：

（1）多重优势构象。在给定条件下，蛋白质可有多种构象存在[91]，不同的构象对应蛋白质不同的功能。例如，酪氨酸激酶（ABL）的活性域与非活性域（loop）的构象可发生翻转（图 6-8）；人类钾离子通道蛋白（hERG）有开放、闭合、静默三种构象，该蛋白质的突变或受小分子抑制可导致心率失常[92]。而冷冻电子显微镜或 AlphaFold2 预测技术得到的只能是平均构象[93,94]。人们已经注意到这个问题，提出了一些解决方案，如希望通过引入突变或降低多序列比对的深度来产生多样化的构象[95]。

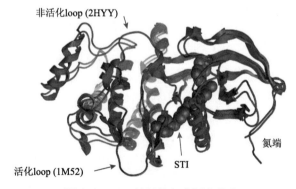

图 6-8　ABL 的活化与非活化构象

STI 是人工设计的抑制剂

(2)蛋白质修饰引起的构象变化。蛋白质性质不仅受构象翻转调控，翻译后修饰(PTM)也会导致蛋白质构象发生重大改变[96]。PTM 有很多种，如泛素化、磷酸化、硫酸化、乙酰化和甲基化。激酶和磷酸酶关键氨基酸残基的磷酸化或去磷酸化导致蛋白质激活和失活，是细胞的核心开关机制。PTM 使蛋白质结构域运动、loop 翻转、单体聚合等。这类残基修饰导致的结构变化没有简单地编码在蛋白质一维序列中。例如，人丝裂原活化蛋白激酶 1(MAPK1)具有 PTM 导致的活性和非活性构象，在 PDB 数据库收录的 113 个结构中都有反映。MAPK1 的 Thr-185 和 Tyr-187 被磷酸化后，loop 区被激活导致构象改变[97]。但是，AlphaFold2 不能区分磷酸化 MAPK1 的活性构象和非磷酸化 MAPK1 的非活性构象[98]，而这些由 PTM 引起的结构变化对药物设计而言至关重要。

(3)蛋白质复合物构象预测。蛋白质与其他蛋白质、辅因子、DNA 或 RNA 形成复合结构，内源性或外源性小分子在正构或变构位点上的结合都会调控蛋白质构象从而改变蛋白质性质，这些信息不可能都编码在蛋白质一级序列中[99]；PDB 中蛋白质结构特征不能完全体现人类蛋白质组的结构特征，超过 40%的 UniProt 蛋白质家族没有晶体结构数据；有些蛋白质家族(如激酶)有很多数据，而很多蛋白质家族则数据缺乏。这样，预测算法对未充分取样的蛋白质家族而言必然有偏差。

(4)结合模式预测。基于氨基酸序列所预测的是空蛋白状态(apo state)的结构，这种结构有很多口袋，究竟哪个是可药性结合口袋(druggable binding pocket)，由配体决定，因此，这个信息也不可能被编码在一维蛋白质序列中。最简单的情况下，蛋白质与配体结合基于形状(steric)和静电(static)互补。但是，因为蛋白质可有多种构象，配体也有多种构象，它们通过双向选择而结合；配体还可以诱导蛋白质产生新的构象变化(induced fit)[100](图 6-9)，从空蛋白结构预测配体复合物结构非常困难。

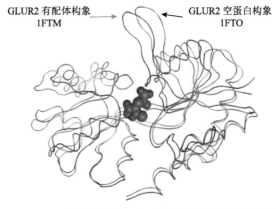

GLUR2 有配体构象
1FTM

GLUR2 空蛋白构象
1FTO

图 6-9　GLUR2 空蛋白构象与其配体结合构象有很大的差别[98]

配体诱导导致的改变

(5)蛋白质折叠动力学。单点或多点突变引起的蛋白质结构不稳定会导致遗传疾病，如囊性纤维化、泰-萨克斯(Tay-Sachs)病、克罗伊茨费尔特-雅各布(Creutzfeldt-Jakob)病、镰状细胞贫血或癌症[101]。又如 p53 突变降低热力学稳定性，干扰 p53-DNA 相互作用或引起错误折叠[102]。抗体通常需要长的 loop 和空腔，这也使蛋白质不太稳定。由于 PDB 数据库中非蛋白质分子的构象数据少，预测不稳定蛋白结构或错误折叠蛋白质结构非常困难。

自发布以来，截至 2022 年 7 月 28 日，AlphaFold2 已经预测了来自约 100 万个物种的 2 亿多种蛋白质的三维结构，涵盖了地球上几乎所有已知的蛋白质。数据存储在伦敦的人工智能公司 DeepMind 和欧洲分子生物学实验室的欧洲生物信息研究所(EMBL-EBI)共同建立的数据库中，免费对公众开放[103]。

6.4　GPT 对药物发现与设计思路的颠覆

自从基于机理的药物发现理念被广泛接受以来，人们一直寻求高效且具有靶标选择性的药物[即基于靶标的药物发现(TBDD)]，可以概括为"一药一靶治一病"。TBDD 范式认定基因产物(蛋白质)的活性与特定表型之间有直接的因果关系，特异性地调控该蛋白质的活性能修复病理表型。例如，过度活泼或过度表达的酶会引起异常的细胞增生，所有此酶的选择性抑制剂将能使细胞恢复正常，疾病得以治疗。如果这种酶的抑制剂可以调控许多蛋白质，则可能有毒。传统的药物发现与设计的思路是首先发现因果关系，为了确定因果关系，需要根据已有知识选出可能与因果关系有关的变量对，然后做各种实验以确定因和果(自变量和应变量)。早期药物发现过程中的因果链条短而简单，QSAR 等传统方法虽不理想，但仍然是药物发现与设计可行的工具。药物化学家的理想是设计合成出具有优异的药效(exquisite potency)、特异而选择性地与给定药物靶标结合、快速可追踪地递送且能进入临床试验的分子。

现在，人们认识到"一药一靶治一病"概念可能过于简单，很多药物的作用机制不会如此单一，必须研究药物分子同时调控多靶点产生的结果，于是提出了多重药理学(polypharmacology)[104,105]。有人认为，多药效的分子可能是生态演化的结果[106]。著名的例子如阿司匹林、二甲双胍、加巴喷丁、舍曲林、西酞普兰、他汀类药物等。发现多效药及其机理是发现高治疗能力药物的新方向。与高度选择性靶向药相比，多效药可能增强疗效，且不易发生耐药性突变。复杂病理往往是多基因的，形成复杂的蛋白质网络。调节最佳靶点组才能治疗此类疾病[107]。

人类基因组计划完成之后，生命科学和技术突飞猛进，高通量合成和测试的出现产生了大数据，新的变量层出不穷，因果关系链条变成复杂的网状结构。"一药一靶治一病"的理念正被多靶标、网络调控的现实所取代。厘清从大数据中提取的巨复杂变量关系网已经超出传统 QSAR 或机器学习方法的能力，全部确定这些变量的关系本质（直接关系/间接关系、因果关系/非因果关系）是传统方法不可能完成的任务。

GPT 的出现为解决上述问题提供了新的颠覆性的思路。就像 NLP 从基于语法规则编程的翻译思路切换到基于语言张量空间变换的翻译思路，药物设计思路也可以从基于简单因果关系的发现与设计切换到基于分子张量空间变换的药物发现与设计的思路。

每一种语言的基本元素（单词或词组）集形成一个张量空间（广义的矢量空间）。在该张量空间中，每对语言元素之间的距离由预训练的大数据决定，这样，语言的基本元素之间形成复杂的网络，而一句话就是语言的基本元素在网络上的一段通路。如果需要将一句话译成另一种语言，就用 Transformer 把该语句的基本元素映射到另一种语言的张量空间，并找到联通它们的路径。

以蛋白质三维结构预测为例，蛋白质的一级序列的基本元素为氨基酸，蛋白质一维序列又可以被分为许多子序列（相当于单词或词组），用大量的蛋白质一级序列数据预训练产生蛋白质一级结构的张量空间，空间中的每一个点就是一个蛋白质结构的子序列，这些子序列之间的组装规则由子序列之间在张量空间的距离决定。同理，用大量的蛋白质三维结构数据（如 RCSB-PDB 的晶体结构数据）也可以预训练产生蛋白质三维结构的张量空间。因此，蛋白质三维结构的从头预测问题则变成将一段蛋白质序列从一维蛋白质序列张量空间映射到蛋白质三维结构张量空间的变换。

为了从小分子的拓扑结构预测小分子的三维晶体结构，首先，小分子可以用一维线性编码（如 SMILES 编码）表示（相当于将每个小分子用 SMILES 语法规则写成的一句话），可以用大量的小分子的拓扑数据预训练产生小分子拓扑张量空间，张量空间的每一个点是组成小分子的子结构。同样，用大量的小分子的三维结构数据（如剑桥小分子晶体结构数据）也可以预训练产生小分子张量空间。因此，小分子三维晶体结构的从头预测问题则变成将一个 SMILES 表示的小分子从小分子拓扑张量空间映射到小分子三维结构张量空间的变换。

由此可见，基于 GPT 的建模过程不再使用传统 QSAR 的过程，即先计算并选择分子子结构或描述符，然后通过回归建立子结构或描述符之间的函数关系。

基于 GPT 的药物设计思路的主要优点是避免选择子结构或描述符过程中的不确定性或经验偏见，让自注意或多头注意的机制捕捉子结构或描述符之间的远近亲疏关系。

这样，GPT 不仅在发现事物之间的统计关系的能力远远胜过传统的 QSAR 方法，也满足药物发现从"一药一靶治一病"范式向多药-多靶标药理学范式演化过程对 QSAR 建模的新要求。

6.4.1　靶标的发现和鉴定

药物发现的首要任务仍然是找出药物疗效的因果关系，即药物分子的作用对象——生物靶标。虽然监管部门对 IND 申请要求药物必须安全有效，而没有附上药物靶标数据的强制性要求，但是，附上可靠的靶标数据会明显增加获得批准的可能性，先导化合物的设计与优化也有坚实的理论依据。因此，基于靶标的药物发现（target-based drug discovery）[又称反向药理学（reverse pharmacology）]成为主流的药物发现范式，而且很成功。1999~2018 年，FDA 批准了 326 种药，80%以上的药物基于 TBDD 范式。多效药物（如小分子激酶抑制剂）有多靶标[108]，TBDD 范式也向多靶标药理学演化。然而，药物靶标发现和鉴定是劳动密集而耗时的过程，因此，人们对用计算方法发现和鉴定靶标寄予厚望[109]。

目前，药物被分为小分子药、生物药、核酸药三种类型。

（1）小分子药。它们的靶标类型有：受体（调控方式为激动、拮抗、反向激动、调节、变构调节、敏化）、酶（调控方式为抑制、激动）、转录因子（调控方式为抑制、激动）、离子通道（调控方式为阻滞、开放）、转运蛋白（调控方式为抑制）、蛋白质-蛋白质复合物（调控方式为抑制）、核酸（调控方式为结合、烷基化、络合、插层）。

（2）生物药。它们的靶标类型有：细胞蛋白（调控方式为抗体）、跨膜受体（调控方式为重组蛋白）、细胞表面受体（调控方式为抗体药物结合物）、底物和代谢物（调控方式是酶解）、其他蛋白质（调控方式为抑制、激活）。

（3）核酸药。RNA（调控方式是干扰，如 RNAi、siRNA、miRNA、hRNA）。

近年来，很多工作都采用 GPT 的思路解决 DTI 预测问题。GPT 通过预训练使模型获得大量背景知识，然后通过预训练后的微调，或者其他方法如迁移学习或强化学习方法解决更具体和特异性的 DTI 预测问题。

GPT 方法预测 DTI 的主要过程如下：

（1）训练数据的收集和预处理：用来训练模型的数据包括基因表达数据、蛋白质-蛋白质相互作用数据和药物-靶标相互作用数据。除了收集开源数据之外，还可以挖掘公共数据库如基因表达综合数据库（GEO）、蛋白质序列或结构数据库，以及受体-配体结合数据库（如 BindingDB、DrugBank）等。数据预处理包括将分子结构数据转换为 Transformer 语言模型可接受的序列文本数据（生物大分子可以用氨基酸序列，小分子用 SMILES 化学结构线性编码），数据经过标准化和清洗[110]之后格式化为 Transformer 可接受的形式。

（2）模型构建：从原始文本数据提取 token 作为分子结构的特征向量，使用预训练的词嵌入方法（如 Word2Sec、GloVe 或 FastText）将 token 转换为数字嵌入，为 Transformer 选择模型架构（如选用 BERT 或 GPT）。架构的选用与可用的计算资源等因素有关。

(3)模型预训练：基于已知受体-配体结合标记库数据训练 Transformer，通常用无监督学习技术训练。在掩码训练过程中，一定比例的输入 token 被随机掩码，使模型预测原始掩码的 token 的相关性。这一步让模型学习小分子和大分子结构特征与 DTI 的相关关系。

(4)针对特定靶标的微调：用特定靶标数据集(较小的数据集)再训练模型，调整模型的参数，以提高预测 DTI 的精度。

(5)评估：用准确度、召回率、F1 分数或困惑度等指标评价模型预测能力。

(6)预测：数据输入到 Transformer，预测药物与靶标相互作用的可能性。

基因测序技术积累了大量的基因数据，为预测 DTI 提供了大量的生物学背景知识。基因/蛋白质序列蕴涵大量与生物特性相关的语法和语义信息，这些信息控制着基因/蛋白质的功能和对药物应答的作用机制。提取这些信息能使我们理解新序列的生化性质，在因果机制不清楚的情况下预测 DTI[111]。Transformer 的架构在 DTI 领域中有很多应用，如 MolTrans[112]、TransformerCPI[113]、DeepConvDTI、DeepDTA、DeepDTI、TransDTI[114]。

deepDTnet 是基于深度学习的靶标预测程序，它基于异源药物-基因-疾病网络(嵌入 15 种化学、基因组、表型和细胞特征数据)，预测药物靶标或小分子药物的新用途。训练数据是 732 种 FDA 批准的小分子药物。实验验证了其所预测的拓扑替康(已批准的拓扑异构酶抑制剂)的新靶标是人维甲酸受体相关孤儿受体 gt(ROR-gt)的抑制剂(IC_{50}=0.43mmol/L)，可治疗多发性硬化[115]。除了基于 Transformer 的架构外，约束玻尔兹曼机(restricted Boltzmann machine，RBM)串接构造深度信念网络(deep-belief network，DBN)的机器学习架构也用于预测小分子药物靶标[116]。训练数据来自 DrugBank 数据库，涵盖 1412 种药物、1520 个靶标、146240 个药物-靶标对。

依据生物网络结构的数据预测小分子靶标的方法可以分为基于网络和基于机器学习两类。基于网络的算法用多种替代网络方法识别靶标，从不同角度研究网络数据、解释药物作用机理[117]。基于机器学习的算法则整合异源数据(如来源于生物、化学、物理的实验数据和理论计算数据)，挖掘隐藏的特征和各种生物实体(如蛋白质、核酸、小分子、代谢物)之间的关系[118]以识别靶标[119]。

6.4.2　药物分子的自动生成与虚拟药物筛选

药物发现从筛选开始，那么有多少种化合物可供筛选呢？到目前为止，人类能够制造或筛选的化合物种类已达千万级[120]，类药小分子估计为 10^{18}～10^{200} 种[121,122]。然而，人类可能探索的虚拟化合物库受限于人类积累的有机合成知识

（已知合成反应有限、可用的合成试剂/分子片段有限）。有人根据 300 多万个已知分子，推算出约 310 万种取代基，用已知的合成方法，估计可及的有机化合物为 $10^{20}\sim10^{24}$ 种[123]。这些分子中的很大部分与药物无关。为了探索与药物相关的化合物，有人根据化学规则，从 17 个碳、氮、氧、硫和卤素原子出发，在价键规则、基团不稳定性和合成可行性条件约束之下，枚举出 1664 亿（1.664×10^{11}）个分子，建成名为 GDB-17 的纯虚拟的化合物库，用 SMILES 格式记录化合物的拓扑（二维结构）图[124]。他们宣称其中 99.9%的分子是人类从未研究过的化合物，其中有些符合类药[125]、类先导化合物[126]、类药物片段的标准[127,128]。但这些虚拟化合物数量还是太大了，即使把它们压缩到千亿，也是人类不可及的。截至目前，人类可购买的化合物约为 1.25 亿种[129]。DNA 编码库合成技术出现之后，理论上可能制备和筛选百亿种化合物[130]。

药物化学关心的是"可制备/可获得的化合物"与"药物靶标可结合的化合物"两个集合的重合部分。为了探索这个重合部分，人们发展了各种筛选和检测技术，如特定蛋白抗体（protein-specific antibody）、工程重组蛋白（engineered recombinant protein）、基因敲除（gene knockout）、基因敲入（gene knockin）、RNA 干扰（RNA interference）、体内抗体（intrabody）、蛋白质组学（proteomics）。

这些技术用来探索和证明蛋白质与疾病的因果关系[131]。为了研究蛋白质组内哪些蛋白质可能成为药物靶标，人们还发展了结构生物学技术和计算技术，具体如下：

（1）确定靶蛋白三维结构与活性位点的技术（如 X 射线结晶学、多维 NMR、冷冻电子显微镜）。

（2）测定分子相互作用的技术（如表面等离子共振、等温滴定量热法、饱和转移差谱）。

（3）研究分子识别与动态行为的计算技术（如分子对接、分子动力学模拟）。

计算方法不仅可以节省资源，也与实验技术互补。例如，蛋白质在常温溶液中的动力学行为就很难用实验观测。

GPT 燃起了一个梦想：用 Transformer 自动设计、合成、筛选类药化合物或者针对某种疾病的化合物。

根据已知类药分子设计新的类药分子，可以被视为自然语言的翻译过程（图 6-10）。这里，已知的分子被视为用规范化的 SMILES（化学自然语言）写成的化学语句，用人工神经网络构成的翻译机将该化学语句译成"语义相同"的新的化学语句。这样，离散的药物化学空间（如由 ZINC 数据库中的小分子组成的药物化学空间）可以被"翻译机"映射到三维（$\log P$、类药性[132]、合成可行性[133]）或者更高维的连续空间。

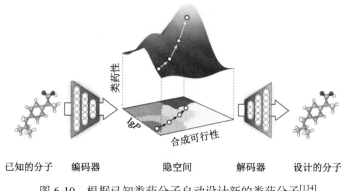

图 6-10　根据已知类药分子自动设计新的类药分子[134]

该翻译机由编码器(encoder)和解码器(decoder)组成。编码器将已知小分子 SMILES 字符串映射到一个连续空间[隐空间(latent space)],解码器读入隐空间信息"译成"新的 SMILES 字符串(预测的新分子)。编码器和解码器可以用循环神经网络(RNN)构建,执行序列到序列的学习。编码器用三个一维卷积层将数据传递给一个全连接层后输出。解码器是三层门控循环单元(GRU)网络。解码器的最后一层定义了 SMILES 字符串中每个位置上所有可能字符的概率分布。这意味着"译出"操作是随机的,根据用于采样字符的随机种子,隐空间中的同一点可能被解码为不同的 SMILES 字符串(分子)[134]。

上述"翻译机"可被称为基于化学语言或句法[45]的分子生成模型,这类分子生成模型也可用来搜索药物化学的各种子空间,如"类天然产物"[135]、化学稳定性分子[136]、探索特定靶向的药物分子[45,137]、与蛋白质有结合作用的分子[43,138]、某些反应能制备的分子[139]、特定组合合成反应制备的高产率分子[44]、基于片段组装的靶向分子[140]、特定表型的高活性分子[141]。

总之,只要用相关子集训练这类模型,就可以生成与其训练数据相似的新分子,模型所习得的是各种分子性质的值域分布和具有某类性质的分子结构特征值的分布。有人对基于化学语言的分子生成模型进行了评估,发现此类模型能力非常强,应该得到更广泛的应用;缺点是不能编码分子的几何特征,而这种特征对化学家很重要[142]。

2021 年,纽约大学的一个团队提出分子生成的掩码图模型(masked graph model),通过捕捉给定原子与其他原子和键连接的条件概率来学习分子的结构特征,用迭代掩蔽和替换初始图的不同部分来训练模型[143],用 ChEMBL[144]和 QM9[145]数据集评估该模型。据该团队的报道,该模型似乎优于基于图的和基于 SMILES 的方法。

由程序设计的分子需要通过合成路线规划(synthetic planning)以实际上制备

出分子实体。人工智能辅助合成路线规划的早期理论工作可以追溯到 20 世纪 60 年代 E. J. Corey 提出的基于合成子(synthon)概念的逆反应推导模式[13]。这也是人工智能应用的标志性成果，20 世纪 70～80 年代属于第一次鼎盛期。21 世纪初以深度学习为代表的新一波人工智能再次兴起以来，人工智能辅助合成路线规划又一次引起人们的兴趣[146]。

评估一个设计出来的分子的制备可行性分为以下两个层面：

(1)有合适的化学反应(或路线)组装该分子吗？(合成路线规划问题)。

(2)该合成反应(或路线)的条件(如温度、压力、催化剂、pH 等)是什么？(合成可行性或合成产率预测问题)。

问题(1)的解决并不自动解决问题(2)，而且两个问题必须都要解决。目前的大多数工作集中于解决问题(1)，因为有大量的数据可以用。问题(2)的难点在于可靠的数据(包括反应条件数据、产率的定量数据)非常缺乏。为了解决问题(2)，需要做反应条件的筛选并对同类反应进行大量的基于取代基结构多样化的反应产率的采样[44]。

合成路线规划工作需要建立反应物分子到产物分子的原子及化学键映射。Nugmanov 团队最近报道了 GraphormerMapper，它基于 Transformer 神经网络将分子图直接处理为原子和键集，结合 Transformers(BERT)网络的双向编码器提取与原子和键相关的分子特征，有助于解决问题(1)[147]。

6.4.3　AIDD 的任务类型与算法的架构选择

AI 辅助药物发现与设计主要涉及三类任务：分类、预测和设计。

(1)分类的任务是为一组分子贴上标签(如有毒/无毒、有活性/无活性等)，常用于药物虚拟筛选。输入数据类型一般为字符串，输出数据类型一般为布尔，或其他离散型标签。

(2)预测的任务是为一个分子指定一个量化的性质指标(如 $\log P$、IC_{50}、pK_a 等)，常用于药物成药性预测、先导化合物优化和机理研究。输入数据类型一般为字符串，输出数据类型一般为实数。

(3)分子设计的任务是根据靶标或已知活性分子生成一组分子，常用于先导化合物发现和优化。输入数据类型可以为字符串，输出数据类型是新的字符串。

(4)其他复杂的设计任务，如针对一个目标分子规划合成路线、针对特定药物设计临床试验过程或选择合规的志愿者。

目前深度学习的四种基本架构中，RNN 和 CNN 比较适合完成第(1)～(2)类的任务，它们根据输入的分子结构数据(无论是小分子还是大分子，都可以被转化为字符串序列数据)，从这些数据提取特征向量，然后根据特征向量的统计学分布与分类标签或量化的性质指标关联起来。这两类架构适合预测药效活性、毒性，以及其他 ADME 参数。这类参数的特点是与分子结构的因果关系多为间接关系，而且关系的链条结构不明确，甚至有可能是网络关系。

GAN 和 Transformer 比较适合完成第 (3) 类任务，因为它们都是通过学习序列数据产生新的序列数据的端到端 (end2end) 变换方法。GAN 基于竞争性演化的理念，不断地试图生成适合给定约束条件的新分子结构。而 Transformer 的思路完全不同，它把分子设计的任务变成将旧的分子群 (训练集) 从一种张量空间映射到新的具有特定性质的张量空间。根据任务的特点，可以加入各种提取特征的机制，如注意机制或者长短期记忆 (LSTM) 机制，将输入序列映射到固定维度的向量，然后使用另一个 LSTM 从向量中解码目标序列。

Transformer 的代表性架构是 BERT 和 GPT。它们的优势往往体现在处理非传统的药物设计任务，如药物分子从头设计、预测蛋白质-蛋白质相互作用、药物再利用、药物寻靶、从科学文献等文本数据提取药物与靶标的关系，甚至药物治疗的预后及精准治疗。

BERT 或 GPT 可以在现有化合物的数据集上训练，以学习数据中的模式和结构，然后生成相似或不同的新化合物。在"采样"阶段生成具有特定药物靶点所需性质的新分子。构建新分子的过程是根据学到的预测概率选择下一个连接原子加入结构中，然后评估生成的分子是否达标。自然地，它可用于药物分子的基于靶标的从头设计，将靶标的结合位点特征与训练集中的配体结构特征结合起来，转换为序列数据，从头生成期望靶向化合物。当然，分子的生成模型不限于小分子从头设计，也适合蛋白质设计 (protein design)，它可能生成具有独特或改进功能的新的酶或者其他功能蛋白质。

GPT 特别适合完成药物再利用 (drug repurposing) 的任务，其本质是为已有的药物寻找新的药物靶标，而这个靶标对应于新的疗效，从而使药物资源得到充分的利用。按照 GPT 的一般规程，对于任何药物，应该先在全部药物靶标集上进行预训练，使模型学到广泛的可药性靶标与此类分子相互作用的背景知识，然后再用迁移或者强化学习等机制提取与特定配体骨架结合的靶标分子的特征，把当前的分子映射到与之最近的靶标特征张量空间。

文本挖掘 (text mining) 是另一个 GPT 模型可以发挥优势的领域，因为文本挖掘的任务本来就是自然语言理解问题，目的是从科学和专利文献或数据库中提取药物与靶标、药物与疗效、药物与代谢之间关系的线索。前提是，有巨量的数据来训练模型。

第 (4) 类任务有临床试验设计、疾病诊断和预后 (disease diagnosis and prognosis)、个性化医疗 (personalized medicine)。这些设计任务涉及复杂的过程，不仅仅是简单的科学问题，还涉及伦理、社会观点、监管制度等问题。其涉及的数据类型包括患者病历、医疗记录、基因组、蛋白质组、代谢组、各种器官的不同物理方法的成像数据、生化检验数据、病史等数据。为了保护隐私，需要联邦学习(federated learning)机制才能保证医学大数据合规共享。在大数据集上训练模型，由于数据种类繁多，研究终点非常不同，可能需要综合各种 DNN 的架构和机制。

深度学习的各种架构在药物设计和发现领域的各个阶段都有大量的应用，关于最新进展和展望可以参见 ETH 团队 2021 年发表的综述[148]。

6.5　小　　结

人工智能有许多研究方向，在药物设计与发现领域主要是各种机器学习技术的应用。这些机器学习技术大致可以分为传统的技术，如回归、SVM、SOM、DT/RT、基于贝叶斯定理的算法和遗传算法等方法。这些传统的机器学习方法可以被视为现代机器学习方法的基础版，它只有输入层、隐藏层、输出层。

机器学习方法虽然很多，但是神经网络方法在近年来迅速发展，通过扩展简单神经网络的隐藏层，产生深度神经网络(DNN)，成为深度学习的核心。DNN可被视为广义的数学公式，用简单的神经网络逼近(或拟合)各种复杂的自变量与应变量之间的关系[149]，其本质是将不同的自变量进行线性组合形成新的变量，这些新变量还可以被组合形成后续变量，最终组合后产生输出。传统的方法也用变量的线性组合形成公式来模建药物发现中的分子结构与活性的关系，这些关系可以是定性(SAR)或定量(QSAR)的关系，自变量和应变量可以是连续的或离散的。而 DNN 可以被训练为定性或定量模型。因此，DNN 模型可以涵盖各种药物设计或筛选的任务，完全取代传统 QSAR 方法只是时间问题。

药物设计的基本信条是分子的结构决定其性质，分子结构的表征决定 DNN模型的效率。DNN 继承了传统的 QSAR 的分子结构表示方法，如矩阵、邻接表(CT)、线性编码(如 SMILES)、描述符和分子指纹。像蛋白质和核酸之类的大分子一般用组成它们的小分子重复单元(氨基酸或核酸，一般用单个字母表示一个单元)的序列来表示。表示分子结构的矩阵是稀疏矩阵，一般采用 CT 或SMILES 作为药物设计模型的输入数据格式。由于 SMILES 本质上是描述分子拓扑结构的语言，一个分子可以用一个 SMILES 字符串表示，而一个化合物库就是 SMILES 字符串的集合。因此，用 DNN 为小分子建模时，一般采用 SMILES作为输入格式。

DNN 的基本架构类型有 RNN、CNN 和 GAN。SMILES 类似 NLP 领域的序列数据，用 RNN 处理比较合适。由于 QSAR 的本质是子结构(substructure)与活性的关系，为了让 DNN 模型发现子结构-活性之间的关系，需要训练一种神经网络，从分子结构数据中提取与活性有关的子结构集合，CNN 就是一种适合完成这些任务的神经网络。如果化合物不是用 SMILES 表示的，而是用描述符或分子指纹表征的，CNN 也可以被用来提取特征向量、滤去原始数据中与活性无关的"噪声"。因此，RNN 和 CNN 可以串联起来使用以达到既提取分子拓扑图信息，又能发现子结构-活性关系且滤去干扰信息的目的。不同的神经网络架构也可以并联起来使用。在一个神经网络模型中，前一个神经网络可以被设置为编码器，将输入数据转换为新的表示（如一组子结构）。新的表示可以被另一个神经网络用于还原成原来的表示，即解码器，用于从前面的新的表示数据生成新的分子。可以并联两个神经网络，一个给出有特定活性的真分子结构（作为阳性数据），另一个随机生成分子结构（作为背景噪声数据），两种数据传送给一个称为鉴别器的 DNN 以学习辨别真伪。当鉴别器的能力足以辨别真伪时，停止训练。一个能针对特定活性的分子生成结构生成器就建成了，它就是 DNN 的 GAN 架构。因此，GAN 是将 DNN 方法并联后再串联的架构，模拟自然竞争过程中生成器和鉴别器共同迭代演化过程。生成器生成样本努力蒙骗鉴别器，而鉴别器努力识别真假样本。GAN 被用于医学图像处理、分子结构生成。当训练集不够时，可以被用来作为数据增强手段，也可用于联邦学习避免伦理问题或利益冲突。GAN 的主要问题是不良生成器、弱的鉴别器或不平衡的损失函数可能导致模型崩溃，即生成器陷入局部最小，无法生成多样化样本。GAN 的另一个缺陷是成本较高，这是因为要训练若干个 DNN。

GNN 通常用于图分类或连接性预测任务，预测节点之间的关系。输出的往往是图、边、节点，或它们的组合。GNN 的训练过程通常用基于图的正则化技术防止过拟合。随着层数的增加，GNN 的节点之间的关系可能变得过于相似（过度平滑），需要用跳过连接或图汇聚技术保存原始图中的信息来避免。生物学和化学的问题多涉及分子图数据，适合于 GNN 处理。GNN 的隐藏层之间通常仅有图中的连接节点之间有神经元连接和权重的更新，用消息传递模式聚拢连接节点的信息以捕获图节点之间的局部相关关系模式。GNN 在隐藏层用节点的局部环境一阶近似汇聚连接节点的特征。其卷积层的输入变量为节点的特征矩阵（节点数×节点的特征数），输出变量为节点的新特征矩阵（节点数×节点的新特征数）。含卷积网络的 GNN 被称为 GCN。

最近获得巨大成功的 GPT 方法是 DNN 的基于张量概念的另一种架构。通过嵌入注意机制的预训练从原始的分子结构数据导出子结构类型（或称化学基元）可以形成一个张量空间。这样以 CNN 为代表的卷积神经网络机制不再需要了。按照原作者的说法："Attention is all you need"[5]，因为在张量空间中化学基元之间的关系已经被涵盖在各基元之间的张量距离之中了，不再需要 LSTM 机制。

注意机制有自注意、多头注意等多种变体，其特点有：①通过赋予输入数据中的各部分的权重，凸显一些自变量与应变量之间的关系，用统计数据选出重要的关联；②可被嵌入多种神经网络架构，成为从原始数据中挖掘自变量、建立自变量之间短程或长程相关关系、过滤噪声信号的通用工具。注意机制为模型的可视化、可解释性提供统计学数值依据。注意机制也有它的缺陷：①用大量数据训练时需要高昂的计算成本；②在样本不足、数据分布不平衡的情况下，注意机制的性能增益有限，甚至可能有更差的表现；③注意机制与小数据集一起使用时，可能产生过拟合或者导致模型的泛化性差。

GPT 的核心思路来自谷歌原创的基于张量变换的 Transformer 架构，BERT 就是基于 Transformer 的双向编码器的语言生成模型，是 GPT 的前身。2022 年 11 月，ChatGPT 正式发布之后，把以 Transformer 为核心的技术推向新的高潮。AlphaFold2 是 DNN 在药物发现与设计领域应用的标志性事件，与 BERT 和 GPT 一脉相承。这些算法的成功基于大数据、算力和算法，它们擅长于从大量数据中找到各种变量间的统计学相关关系。虽然这类统计关系不一定是直接或间接的、单向的或双向的因果关系，也不一定是真的或虚假的因果关系。而药物创新只能基于经过验证的因果关系。2023 年 3 月 24 日，GPT-4 正式发布，被视为人工智能技术新的里程碑。

RNN、CNN 和传统的机器学习方法都可以用来建立虚拟药物筛选的模型和预测成药性参数。分子设计的问题涉及将已知分子按照给定的条件变换成新的分子结构，属于根据语言元素生成句子的同类问题。GAN、BERT 和 GPT 架构都可以完成这样的工作。在不知道变换规则和因果关系的情况下，大数据预训练加上微调后生成的分子对先导化合物发现有一定的意义。AI 自动生成的化合物的主要问题是合成可行性。为了制造这些虚拟的化合物，需要设计合理的化学合成路线，即使有了合成路线，可能还是难以制造出来，因为每一步合成反应的产率可能太低、合成原料可能难以获得。最后是证明所生成分子是否具有预期的活性、选择性和成药性。这些问题需要 AI 技术与其他信息学技术和试验技术相结合才能予以解决。

AI 技术已经渗透到药物发现与设计过程的各个方面，虽然已经在 QSAR、从头分子设计和合成路线设计等方面有很多应用，但是人们仍然期待其提高药物创新效率的证明[10,150]。传统的分子描述符与 GNN 和基于 SMILES 的 RNN 的分子表征方法在建模效果上目前还未见显著差别。将三维结构信息纳入 DNN 模型的方法尚在起步，这些方法至少可以作为量子力学方法的补充，因为基于第一原理的方法在计算上还未具有可行性。

传统方法与 AI 方法的差别本质上是基于因果规则的方法与基于统计规则（无因果规则）方法的差别。人们看到两种方法的消长与互补。AI 辅助合成设计有许多工作出现，其实用处不大，因为更重要的问题还没有解决。合成反应产率预测、副产物形成和合适反应条件的预测才是药物从头设计的瓶颈，但是探索的人很少[44]，成本也很高。

AIDD 未来的突破在于帮助研究者证明药效的因果关系，可解释机制[151]与特征的归因技术[152]可能是突破点。数据量不足的问题具有普遍性，但是，这个问题还是有一些解决办法，如数据增强、数据插补、生成合成数据、迁移学习、半监督学习、主动学习等。

参 考 文 献

[1] Turing A M. Computing Machinery and Intelligence[J]. Mind, 1950, 236: 433-460.

[2] Barr A, Feigenbaum E A, Cohen P R. The Handbook of Artificial Intelligence[M]. New York: William Kaufmann, 1981.

[3] Nilsson N J. Principles of Artificial Intelligence[M]. Berlin, Heidelberg, New York: Springer-Verlag, 1982.

[4] Radford A, Narasimhan K, Salimans T, et al. Improving language understanding by generative pre-training[EB/OL]. https://s3-us-west-2.amazonaws.com/openai-assets/research-covers/language-unsupervised/language_understanding_paper.pdf. 2018.

[5] Vaswani A, Shazeer N, Parmar N, et al. Attention is all you need[C]. Advances in Neural Information Processing Systems, 2017, 30: 5998-6008.

[6] Bahdanau D, Cho K, Bengio Y. Neural machine translation by jointly learning to align and translate[J]. arXiv Preprint arXiv:1409.0473, 2014.

[7] Tripathi N, Goshisht M K, Sahu S K, et al. Applications of artificial intelligence to drug design and discovery in the big data era: a comprehensive review[J]. Molecular Diversity, 2021, 25(3): 1643-1664.

[8] Lee J W, Maria-Solano M A, Vu T N L, et al. Big data and artificial intelligence (AI) methodologies for computer-aided drug design (CADD)[J]. Biochemical Society Transactions, 2022, 50(1): 241-252.

[9] Yang X, Wang Y, Byrne R, et al. Concepts of artificial intelligence for computer-assisted drug discovery[J]. Chemical Reviews, 2019, 119(18): 10520-10594.

[10] Schneider P, Walters W P, Plowright A T, et al. Rethinking drug design in the artificial intelligence era[J]. Nature Reviews Drug Discovery, 2020, 19(5): 353-364.

[11] Gray N A. Computer-Assisted Structure Elucidation[M]. New York: Wiley, 1986.

[12] Dubois J E, Sobel Y. DARC system for documentation and artificial intelligence in chemistry[J]. Journal of Chemical Information and Computer Sciences, 1985, 25(3): 326-333.

[13] Corey E J. General methods for the construction of complex molecules[J]. Pure and Applied Chemistry, 1967, 14(1): 19-38.

[14] Pensak D A, Corey E J. LHASA—Logic and heuristics applied to synthetic analysis[M]. Wipke W T, Howe W J. Computer-Assisted Organic Synthesis. ACS Symposium Series. Washington:

American Chemical Society, 1977: 1-32.

[15] Pierce T H, Hohne B A. Artificial intelligence applications in chemistry[R]. American Chemical Society, Washington, DC, 1986.

[16] Gelernter H, Rose J R, Chen C. Building and refining a knowledge base for synthetic organic chemistry via the methodology of inductive and deductive machine learning[J]. Journal of Chemical Information and Computer Sciences, 1990, 30(4): 492-504.

[17] Kier L B, Hall L H. Molecular Connectivity in Structure-activity Analysis[M]. New York: Wiley, 1986.

[18] Shahlaei M. Descriptor selection methods in quantitative structure-activity relationship studies: a review study[J]. Chemical Reviews, 2013, 113(10): 8093-8103.

[19] Rogers D, Hopfinger A J. Application of genetic function approximation to quantitative structure-activity relationships and quantitative structure-property relationships[J]. Journal of Chemical Information and Computer Sciences, 1994, 34(4): 854-866.

[20] Wikel J H, Dow E R. The use of neural networks for variable selection in QSAR[J]. Bioorganic & Medicinal Chemistry Letters, 1993, 3(4): 645-651.

[21] Weinstein J N, Kohn K W, Grever M R, et al. Neural computing in cancer drug development: predicting mechanism of action[J]. Science, 1992, 258(5081): 447-451.

[22] Schneider G, Schuchhardt J, Wrede P. Artificial neural networks and simulated molecular evolution are potential tools for sequence-oriented protein design[J]. Bioinformatics, 1994, 10(6): 635-645.

[23] Zheng W, Tropsha A. Novel variable selection quantitative structure-property relationship approach based on the k-nearest-neighbor principle[J]. Journal of Chemical Information and Computer Sciences, 2000, 40(1): 185-194.

[24] Castellano G, Fanelli A M. Variable selection using neural-network models[J]. Neurocomputing, 2000, 31(1): 1-13.

[25] Burden F R, Ford M G, Whitley D C, et al. Use of automatic relevance determination in QSAR studies using Bayesian neural networks[J]. Journal of Chemical Information and Computer Sciences, 2000, 40(6): 1423-1430.

[26] Burden F, Winkler D. Bayesian regularization of neural networks[J]. Methods in Molecula Biology, 2008, 458: 25-44.

[27] Tropsha A. Best practices for QSAR model development, validation, and exploitation[J]. Molecular Informatics, 2010, 29(6-7): 476-488.

[28] Hiller S A, Golender V E, Rosenblit A B, et al. Cybernetic methods of drug design. I. Statement of the problem—The perceptron approach[J]. Computers and Biomedical Research, 1973, 6(5): 411-421.

[29] Aoyama T, Ichikawa H. Reconstruction of weight matrices in neural networks: a method of correlating outputs with inputs[J]. Chemical and Pharmaceutical Bulletin, 1991, 39(5): 1222-1228.

[30] Kohonen T. Self-organized formation of topologically correct feature maps[J]. Biological Cybernetics, 1982, 43(1): 59-69.

[31] Gasteiger J, Zupan J. Neuronale netze in der Chemie[J]. Angewandte Chemie International

Edition, 1993, 105 (4): 510-536.

[32] Murtagh F. Multidimensional clustering algorithms[M]//McQuitty L L.Compstat Lectures 4. Wuerzburg: Physika-Verlag, 1985.

[33] Willett P, Winterman V, Bawden D. Implementation of nonhierarchic cluster analysis methods in chemical information systems: selection of compounds for biological testing and clustering of substructure search output[J]. Journal of Chemical Information and Computer Sciences, 1986, 26 (3): 109-118.

[34] Brown R D, Martin Y C. Use of structure-activity data to compare structure-based clustering methods and descriptors for use in compound selection[J]. Journal of Chemical Information and Computer Sciences, 1996, 36 (3): 572-584.

[35] Liu H X, Zhang R S, Yao X J, et al. QSAR Study of ethyl 2-[(3-methyl-2,5-dioxo(3-pyrrolinyl)) amino]-4-(trifluoromethyl) pyrimidine-5-carboxylate: an inhibitor of AP-1 and NF-κB mediated gene expression based on support vector machines[J]. Journal of Chemical Information and Computer Sciences, 2003, 43 (4): 1288-1296.

[36] Svetnik V, Liaw A, Tong C, et al. Random forest: a classification and regression tool for compound classification and QSAR modeling[J]. Journal of Chemical Information and Computer Sciences, 2003, 43 (6): 1947-1958.

[37] Soares T A, Nunes-Alves A, Mazzolari A, et al. The (Re)-evolution of quantitative structure-activity relationship (QSAR) studies propelled by the surge of machine learning methods[J]. Journal of Chemical Information and Modeling, 2022, 62 (22): 5317-5320.

[38] Evans S R. Fundamentals of clinical trial design[J]. Journal of Experiment Stroke & Translational Medicine, 2010, 3 (1): 19-27.

[39] Hoiland R L, Fergusson N A, Mitra A R, et al. The association of ABO blood group with indices of disease severity and multiorgan dysfunction in COVID-19[J]. Blood Advances, 2020, 4 (20): 4981-4989.

[40] Azevedo F A, Carvalho L R, Grinberg L T, et al. Equal numbers of neuronal and nonneuronal cells make the human brain an isometrically scaled-up primate brain[J]. Journal of Comparative Neurology, 2009, 513 (5): 532-541.

[41] Hernández N E, Hansen W A, Zhu D, et al. Stimulus-responsive self-assembly of protein-based fractals by computational design[J]. Nature Chemistry, 2019, 11 (7): 605-614.

[42] Calin O. Deep Learning Architectures[M]. Berlin: Springer, 2020.

[43] Zheng S, Li Y, Chen S, et al. Predicting drug-protein interaction using quasi-visual question answering system[J]. Nature Machine Intelligence, 2020, 2 (2): 134-140.

[44] Su S, Yang Y, Gan H, et al. Predicting the feasibility of copper (I)-catalyzed alkyne-azide cycloaddition reactions using a recurrent neural network with a self-attention mechanism[J]. Journal of Chemical Information and Modeling, 2020, 60 (3): 1165-1174.

[45] Zheng S, Yan X, Yang Y, et al. Identifying structure-property relationships through SMILES syntax analysis with self-attention mechanism[J]. Journal of Chemical Information and Modeling, 2019, 59 (2): 914-923.

[46] Kipf T N, Welling M. Semi-supervised classification with graph convolutional networks[J].

arXiv Preprint arXiv:1609.02907, 2016.

[47] Soydaner D. A comparison of optimization algorithms for deep learning[J]. International Journal of Pattern Recognition and Artificial Intelligence, 2020, 34(13): 2052013.

[48] Goodfellow I. Nips 2016 tutorial: generative adversarial networks[J]. arXiv Preprint arXiv:1701.00160, 2016.

[49] Aydın Ö, Karaarslan E. OpenAI ChatGPT generated literature review: digital twin in healthcare[J]. Available at SSRN 4308687, 2022: 22-31.

[50] Katz D M, Bommarito M J, Gao S, et al. GPT-4 Passes the Bar Exam[J]. Available at SSRN 4389233, 2023.

[51] Irwin B W J, Levell J R, Whitehead T M, et al. Practical applications of deep learning to impute heterogeneous drug discovery data[J]. Journal of Chemical Information and Modeling, 2020, 60(6): 2848-2857.

[52] Thompson M C, Yeates T O, Rodriguez J A. Advances in methods for atomic resolution macromolecular structure determination[J]. F1000 Research, 2020, 9: 25097.

[53] Anfinsen C B. Principles that govern the folding of protein chains[J]. Science, 1973, 181(4096): 223-230.

[54] Naganathan A N, Muñoz V. Scaling of folding times with protein size[J]. Journal of the American Chemical Society, 2005, 127(2): 480-481.

[55] Sippl M J. Calculation of conformational ensembles from potentials of mena force: an approach to the knowledge-based prediction of local structures in globular proteins[J]. Journal of Molecular Biology, 1990, 213(4): 859-883.

[56] Dill K A, Maccallum J L. The protein-folding problem, 50 years on[J]. Science, 2012, 338(6110): 1042-1046.

[57] Pauling L, Corey R B, Branson H R. The structure of proteins: two hydrogen-bonded helical configurations of the polypeptide chain[J]. Proceedings of the National Academy of Sciences of the United States of America, 1951, 37(4): 205-211.

[58] Dill K A. Theory for the folding and stability of globular proteins[J]. Biochemistry, 1985, 24(6): 1501-1509.

[59] Kamtekar S, Schiffer J M, Xiong H, et al. Protein design by binary patterning of polar and nonpolar amino acids[J]. Science, 1993, 262(5140): 1680-1685.

[60] Martí-Renom M A, Stuart A C, Fiser A, et al. Comparative protein structure modeling of genes and genomes[J]. Annual Review of Biophysics and Biomolecular Structure, 2000, 29(1): 291-325.

[61] Kaczanowski S, Zielenkiewicz P. Why similar protein sequences encode similar three-dimensional structures?[J]. Theoretical Chemistry Accounts, 2010, 125(3): 643-650.

[62] Chothia C, Lesk A M. The relation between the divergence of sequence and structure in proteins[J]. EMBO Journal, 1986, 5(4): 823-826.

[63] Baker D, Sali A. Protein structure prediction and structural genomics[J]. Science, 2001, 294(5540): 93-96.

[64] Blake J D, Cohen F E. Pairwise sequence alignment below the twilight zone [J]. Journal of Molecular Biology, 2001, 307(2): 721-735.

[65] Kabir M N, Wong L. EnsembleFam: towards more accurate protein family prediction in the twilight zone[J]. BMC bioinformatics, 2022, 23(1): 1-20.

[66] Burley S K, Berman H M, Kleywegt G J, et al. Protein Data Bank: the single global archive for 3D macromolecular structure data[J]. Nucleic Acids Research, 2019, 47(D1): D520-D528.

[67] Shindyalov I, Kolchanov N, Sander C. Can three-dimensional contacts in protein structures be predicted by analysis of correlated mutations?[J]. Protein Engineering, Design and Selection, 1994, 7(3): 349-358.

[68] Weigt M, White R A, Szurmant H, et al. Identification of direct residue contacts in protein-protein interaction by message passing[J]. Proceedings of the National Academy of Sciences of the United States of America, 2009, 106(1): 67-72.

[69] Marks D S, Colwell L J, Sheridan R, et al. Protein 3D structure computed from evolutionary sequence variation[J]. PLoS One, 2011, 6(12): e28766.

[70] Jones D T, Buchan D W, Cozzetto D, et al. PSICOV: precise structural contact prediction using sparse inverse covariance estimation on large multiple sequence alignments[J]. Bioinformatics, 2012, 28(2): 184-190.

[71] Williamson A R. Creating a structural genomics consortium[J]. Nature Structural Biology, 2000, 7(11): 953.

[72] Moult J, Pedersen J T, Judson R, et al. A large-scale experiment to assess protein structure prediction methods[J]. Proteins: Structure, Function, and Bioinformatics, 1995, 23(3): ii-iv.

[73] Zemla A. LGA: A method for finding 3D similarities in protein structures[J]. Nucleic Acids Research, 2003, 31(13): 3370-3374.

[74] Kaur K, Chakraborty S, Gupta M K. Accelerating smith-waterman algorithm for faster sequence alignment using graphical processing unit[C]. Journal of Physics: Conference Series, 2022: 012028.

[75] Greer J. Comparative model-building of the mammalian serine proteases[J]. Journal of Molecular Biology, 1981, 153(4): 1027-1042.

[76] Wallner B, Elofsson A. All are not equal: a benchmark of different homology modeling programs[J]. Protein Science, 2005, 14(5): 1315-1327.

[77] Levitt M. Accurate modeling of protein conformation by automatic segment matching[J]. Journal of Molecular Biology, 1992, 226(2): 507-533.

[78] Šali A, Blundell T L. Comparative protein modelling by satisfaction of spatial restraints[J]. Journal of Molecular Biology, 1993, 234(3): 779-815.

[79] Fiser A, Šali A. Modeller: generation and refinement of homology-based protein structure models[J]. Methods in Enzymology, 2003: 461-491.

[80] Venclovas Č, Margelevičius M. Comparative modeling in CASP6 using consensus approach to template selection, sequence-structure alignment, and structure assessment[J]. Proteins: Structure, Function, and Bioinformatics, 2005, 61(S7): 99-105.

[81] Ginalski K. Comparative modeling for protein structure prediction[J]. Current Opinion in Structural Biology, 2006, 16(2): 172-177.

[82] Flohil J A, Vriend G, Berendsen H J C. Completion and refinement of 3-D homology models

with restricted molecular dynamics: Application to targets 47, 58, and 111 in the CASP modeling competition and posterior analysis[J]. Proteins: Structure, Function, and Bioinformatics, 2002, 48(4): 593-604.

[83] Ramachandran G N, Ramakrishnan C, Sasisekharan V. Stereochemistry of polypeptide chain configurations[J]. Journal of Molecular Biology, 1963, 7(1): 95-99.

[84] Sippl M J. Recognition of errors in three-dimensional structures of proteins[J]. Proteins: Structure, Function, and Bioinformatics, 1993, 17(4): 355-362.

[85] Lazaridis T, Karplus M. Discrimination of the native from misfolded protein models with an energy function including implicit solvation [J]. Journal of Molecular Biology, 1999, 288(3): 477-487.

[86] Eramian D, Shen M Y, Devos D, et al. A composite score for predicting errors in protein structure models[J]. Protein Science, 2006, 15(7): 1653-1666.

[87] Gollery M. Bioinformatics: sequence and genome analysis[J]. Clinical Chemistry, 2005, 51(11): 2219-2220.

[88] Service R F. 'The game has changed.' AI triumphs at protein folding[J]. American Association for the Advancement of Science, 2020, 370: 1144-1145.

[89] Jumper J, Evans R, Pritzel A, et al. Highly accurate protein structure prediction with AlphaFold[J]. Nature, 2021, 596(7873): 583-589.

[90] Callaway E. What's next for AlphaFold and the AI protein-folding revolution[J]. Nature, 2022, 604(7905): 234-238.

[91] Zweckstetter M. NMR hawk-eyed view of AlphaFold2 structures[J]. Protein Science, 2021, 30(11): 2333-2337.

[92] Hedley P L, Jørgensen P, Schlamowitz S, et al. The genetic basis of long QT and short QT syndromes: a mutation update[J]. Human Mutation, 2009, 30(11): 1486-1511.

[93] Zhou P Z, Babcock J, Liu L Q, et al. Activation of human ether-a-go-go related gene (hERG) potassium channels by small molecules[J]. Acta Pharmacologica Sinica, 2011, 32(6): 781-788.

[94] Wang W, Mackinnon R. Cryo-EM structure of the open human ether-à-go-go-related K^+ channel hERG[J]. Cell, 2017, 169(3): 422-430. e10.

[95] Stein R A, Mchaourab H S. Modeling alternate conformations with alphafold2 via modification of the multiple sequence alignment[J]. Cold Spring Harbor Laboratory, 2021.

[96] Nishi H, Shaytan A, Panchenko A R. Physicochemical mechanisms of protein regulation by phosphorylation[J]. Frontiers in Genetics, 2014, 5: 270.

[97] Huse M, Kuriyan J. The conformational plasticity of protein kinases[J]. Cell, 2002, 109(3): 275-282.

[98] Schauperl M, Denny R A. AI-based protein structure prediction in drug discovery: impacts and challenges[J]. Journal of Chemical Information and Modeling, 2022, 62(13), 3142-3156.

[99] Laskowski R A, Gerick F, Thornton J M. The structural basis of allosteric regulation in proteins[J]. FEBS Letters, 2009, 583(11): 1692-1698.

[100] Csermely P, Palotai R, Nussinov R. Induced fit, conformational selection and independent dynamic segments: an extended view of binding events[J]. Nature Precedings, 2010: 1.

[101] Zhu G, Pan C, Bei J X, et al. Mutant p53 in cancer progression and targeted therapies[J]. Frontiers in Oncology, 2020, 10: 595187.

[102] Chaudhuri T K, Paul S. Protein-misfolding diseases and chaperone-based therapeutic approaches[J]. FEBS Journal, 2006, 273(7): 1331-1349.

[103] Callaway E. 'The entire protein universe': AI predicts shape of nearly every known protein[J]. Nature, 2022, 608(7921): 15-16.

[104] Peters J U. Polypharmacology-foe or friend?[J]. Journal of Medicinal Chemistry, 2013, 56(22): 8955-8971.

[105] Anighoro A, Bajorath J, Rastelli G. Polypharmacology: challenges and opportunities in drug discovery[J]. Journal of Medicinal Chemistry, 2014, 57(19): 7874-7887.

[106] Jalencas X, Mestres J. On the origins of drug polypharmacology[J]. MedChemComm, 2013, 4(1): 80-87.

[107] Lu J J, Pan W, Hu Y J, et al. Multi-target drugs: the trend of drug research and development[J]. PLoS One, 2012, 7(6): e40262.

[108] Li Y H, Wang P P, Li X X, et al. The human kinome targeted by FDA approved multi-target drugs and combination products: a comparative study from the drug-target interaction network perspective[J]. PLoS One, 2016, 11(11): e0165737.

[109] Santos R, Ursu O, Gaulton A, et al. A comprehensive map of molecular drug targets[J]. Nature Reviews Drug Discovery, 2017, 16(1): 19-34.

[110] Hähnke V D, Kim S, Bolton E E. PubChem chemical structure standardization[J]. Journal of Cheminformatics, 2018, 10: 1-40.

[111] Jurtz V I, Johansen A R, Nielsen M, et al. An introduction to deep learning on biological sequence data: examples and solutions[J]. Bioinformatics, 2017, 33(22): 3685-3690.

[112] Huang K, Xiao C, Glass L M, et al. MolTrans: molecular interaction transformer for drug-target interaction prediction[J]. Bioinformatics, 2021, 37(6): 830-836.

[113] Chen L, Tan X, Wang D, et al. TransformerCPI: improving compound-protein interaction prediction by sequence-based deep learning with self-attention mechanism and label reversal experiments[J]. Bioinformatics, 2020, 36(16): 4406-4414.

[114] Kalakoti Y, Yadav S, Sundar D. TransDTI: Transformer-based language models for estimating DTIs and building a drug recommendation workflow[J]. ACS Omega, 2022, 7(3): 2706-2717.

[115] Zeng X, Zhu S, Lu W, et al. Target identification among known drugs by deep learning from heterogeneous networks[J]. Chemical Science, 2020, 11(7): 1775-1797.

[116] Wen M, Zhang Z, Niu S, et al. Deep-learning-based drug-target interaction prediction[J]. Journal of Proteome Research, 2017, 16(4): 1401-1409.

[117] Chen L, Wu J. Bio-network medicine[J]. Oxford: Oxford University Press, 2015: 185-186.

[118] Muzio G, O'bray L, Borgwardt K. Biological network analysis with deep learning[J]. Briefings in Bioinformatics, 2021, 22(2): 1515-1530.

[119] Camacho D M, Collins K M, Powers R K, et al. Next-generation machine learning for biological networks[J]. Cell, 2018, 173(7): 1581-1592.

[120] Gong Z, Hu G, Li Q, et al. Compound libraries: recent advances and their applications in drug

discovery[J]. Current Drug Discovery Technologies, 2017, 14(4): 216-228.

[121] Drew K L, Baiman H, Khwaounjoo P, et al. Size estimation of chemical space: How big is it?[J]. Journal of Pharmacy and Pharmacology, 2012, 64(4): 490-495.

[122] Bohacek R S, Mcmartin C, Guida W C. The art and practice of structure-based drug design: a molecular modeling perspective[J]. Medicinal Research Reviews, 1996, 16(1): 3-50.

[123] Ertl P. Cheminformatics analysis of organic substituents: identification of the most common substituents, calculation of substituent properties, and automatic identification of drug-like bioisosteric groups[J]. Journal of Chemical Information and Computer Sciences, 2003, 43(2): 374-380.

[124] Weininger D. SMILES, a chemical language and information system. 1. Introduction to methodology and encoding rules[J]. Journal of Chemical Information and Computer Sciences, 1988, 28(1): 31-36.

[125] Lipinski C A, Lombardo F, Dominy B W, et al. Experimental and computational approaches to estimate solubility and permeability in drug discovery and development settings[J]. Advanced Drug Delivery Reviews, 1997, 23(1): 3-25.

[126] Teague S J, Davis A M, Leeson P D, et al. The design of leadlike combinatorial libraries[J]. Angewandte Chemie International Edition, 1999, 38(24): 3743-3748.

[127] Congreve M, Carr R, Murray C, et al. A 'rule of three' for fragment-based lead discovery?[J]. Drug Discovery Today, 2003, 8(19): 876-877.

[128] Rees D C, Congreve M, Murray C W, et al. Fragment-based lead discovery[J]. Nature Reviews Drug Discovery, 2004, 3(8): 660-672.

[129] Lucas X, GrüNing B R A, Bleher S, et al. The purchasable chemical space: a detailed picture[J]. Journal of Chemical Information and Modeling, 2015, 55(5): 915-924.

[130] Favalli N, Bassi G, Scheuermann J, et al. DNA-encoded chemical libraries-achievements and remaining challenges[J]. FEBS Letters, 2018, 592(12): 2168-2180.

[131] Lipinski C, Hopkins A. Navigating chemical space for biology and medicine[J]. Nature, 2004, 432(7019): 855-861.

[132] Bickerton G R, Paolini G V, Besnard J, et al. Quantifying the chemical beauty of drugs[J]. Nature Chemistry, 2012, 4(2): 90-98.

[133] Ertl P, Schuffenhauer A. Estimation of synthetic accessibility score of drug-like molecules based on molecular complexity and fragment contributions[J]. Journal of Cheminformatics, 2009, 1(1): 1-11.

[134] Gómez-Bombarelli R, Wei J N, Duvenaud D, et al. Automatic chemical design using a data-driven continuous representation of molecules[J]. ACS Central Science, 2018, 4(2): 268-276.

[135] Zheng S, Yan X, Gu Q, et al. QBMG: quasi-biogenic molecule generator with deep recurrent neural network[J]. Journal of Cheminformatics, 2019, 11(1): 1-12.

[136] Li X, Yan X, Gu Q, et al. Deepchemstable: chemical stability prediction with an attention-based graph convolution network[J]. Journal of Chemical Information and Modeling, 2019, 59(3): 1044-1049.

[137] Segler M H S, Kogej T, Tyrchan C, et al. Generating focused molecule libraries for drug

discovery with recurrent neural networks[J]. ACS Central Science, 2018, 4(1): 120-131.

[138] Zhang J, Chen H M. *De novo* molecule design using molecular generative models constrained by ligand-protein interactions[J]. Journal of Chemical Information and Modeling, 2022, 62(14): 3291-3306.

[139] Zheng S, Rao J, Zhang Z, et al. Predicting retrosynthetic reactions using self-corrected transformer neural networks[J]. Journal of Chemical Information and Modeling, 2019, 60(1): 47-55.

[140] Yang Y, Zheng S, Su S, et al. SyntaLinker: automatic fragment linking with deep conditional transformer neural networks[J]. Chemical Science, 2020, 11(31): 8312-8322.

[141] Liu Z, Huang D, Zheng S, et al. Deep learning enables discovery of highly potent anti-osteoporosis natural products[J]. European Journal of Medicinal Chemistry, 2021, 210: 112982.

[142] Flam-Shepherd D, Zhu K, Aspuru-Guzik A. Language models can learn complex molecular distributions[J]. Nature Communications, 2022, 13(1): 3293.

[143] Mahmood O, Mansimov E, Bonneau R, et al. Masked graph modeling for molecule generation[J]. Nature Communications, 2021, 12(1): 3156.

[144] Gaulton A, Hersey A, Nowotka M, et al. The ChEMBL database in 2017[J]. Nucleic Acids Research, 2017, 45(D1): D945-D954.

[145] Ruddigkeit L, van Deursen R, Blum L C, et al. Enumeration of 166 billion organic small molecules in the chemical universe database GDB-17[J]. Journal of Chemical Information and Modeling, 2012, 52(11): 2864-2875.

[146] Wang Z, Zhang W, Liu B. Computational analysis of synthetic planning: past and future[J]. Chinese Journal of Chemistry, 2021, 39(11): 3127-3143.

[147] Nugmanov R, Dyubankova N, Gedich A, et al. Bidirectional graphormer for reactivity understanding: neural network trained to reaction atom-to-atom mapping task[J]. Journal of Chemical Information and Modeling, 2022,14: 3307-3315.

[148] Jiménez-Luna J, Grisoni F, Weskamp N, et al. Artificial intelligence in drug discovery: recent advances and future perspectives[J]. Expert Opinion on Drug Discovery, 2021, 16(9): 949-959.

[149] Hornik K. Approximation capabilities of multilayer feedforward networks[J]. Neural Networks, 1991, 4(2): 251-257.

[150] Bender A, Cortés-Ciriano I. Artificial intelligence in drug discovery: what is realistic, what are illusions? Part 1: ways to make an impact, and why we are not there yet[J]. Drug Discovery Today, 2021, 26(2): 511-524.

[151] Jiménez-Luna J, Grisoni F, Schneider G. Drug discovery with explainable artificial intelligence[J]. Nature Machine Intelligence, 2020, 2(10): 573-584.

[152] Nicolaou C A, Brown N. Multi-objective optimization methods in drug design[J]. Drug Discovery Today: Technologies, 2013, 10(3): e427-e435.

第7章 药物治疗学与药物发现学的演化

人生活在世界上，受到周围的物理、化学和生物环境的影响。环境的改变可以使人生活得舒适，也能使身体的某些功能失调而生病，而人类也利用自然资源或改变环境使生病的身体恢复平衡以治愈疾病。人们饥渴时饮水、受曝晒时找庇护所等现象可以视为最早的治疗。治疗学(therapeutics)随着人类社会和科学技术的演化而不断发展。最初，治疗学指的是化学疗法(chemotherapy)或药物疗法(pharmacotherapy)。实际上，物理疗法(physiotherapy)、生物疗法(biotherapy)和心理疗法一直伴随着我们，并且随着时代的发展而演化，它们在世界各民族发展史上都有迹可循，从未间断。治疗学与药物发现学在互相促进的过程中共同沿着时间轴演化。

7.1 化学疗法的演化

化学疗法是最早的治疗方法，是主要借助化学物质治疗疾病的各种方法。用天然产物(来自矿物、植物、动物、真菌和细菌)的称为天然药物疗法，用人工合成产物的称为化学药物疗法。

7.1.1 天然药物疗法

天然药物疗法可以细分为两类，即传统医学中的天然药物疗法和经过化学技术提炼的天然产物疗法。前者简称传统天然药物疗法，它直接利用来自自然界的未经化学技术加工的材料；后者简称天然产物药物疗法，来自天然产物的提纯化合物，本质是化学药。

传统天然药物疗法也被称为自然疗法，是世界各民族传统疗法的一部分，最初用食物或佐料(或香料)。非食用且有治疗作用的植物称为药用植物。

在张仲景的《伤寒杂病论》中，甘草、芍药、姜、大枣、桂枝/桂皮是古代处方中最常用的成分。甘草和姜也在印度传统的阿育吠陀(Ayurveda)疗法中被广泛使用。姜黄是印度人喜爱的佐料，也有抗炎止痛的功效。草药疗法是印度传统医学

(阿育吠陀)中最常用的治疗方法之一。古希腊人用芦荟(*Aloe vera*)治疗烧伤和皮肤炎,洋甘菊(chamomile)镇痛消肿,薰衣草(lavender)止痛杀菌,鼠尾草(sage)、圣约翰草(St. John's wort)和百里香(thyme)抗菌消炎。这些用法一直传承到现代。

18 世纪,中国最悠久的中药饮片制造和药材供应商天津达仁堂和北京同仁堂一直传承至今,主营传统天然药物。日本武田制药成立于 1781 年,已发展成现代化学疗法的全球性药企。

16 世纪和 17 世纪的科学革命使天然产物药物从传统天然药物疗法分离出来。作为化学疗法一部分的天然产物药物,寻求从药材中提取活性成分,精准测定分子结构,以保证疗效和质量的一致性。例如,治疗疟疾的金鸡纳树提取物的活性成分是奎宁;有麻醉作用的罂粟的活性成分是吗啡和可待因;有退烧和止痛作用的柳树皮的活性成分是水杨酸(salicylic acid)。

天然产物药物疗法是有确切分子机制的现代疗法。虽然天然产物药物的本质是化学药物,但是它们与来自人工合成产物的化学药仍然有明显的不同。

(1)天然产物药物分子的特性不遵守 Lipinski "五规则"(参见本章 7.1.3 节),它的分子量比典型的化学药大很多。

(2)它们来自真菌、细菌、植物甚至是动物的代谢物,往往是非常成功的口服药,因为演化使它们"学会"与生物微环境相容。这些化合物具有特殊的结构特征,一般具有高度的复杂性和丰富的立体生成中心。与合成药物相比特别引人注目的是,它们很少含有氮[1]。这些化合物是自然优化的结果,通过细胞主动转运,因此不遵守 Lipinski "五规则"表达的与被动扩散相关结构参数限制[2]。

(3)天然产物药物疗法已经涵盖许多治疗领域,包括抗癌[3]、抗感染[4]、抗衰老[5]、抗炎[6]、抗过敏[7]、抗代谢[8]、抗糖尿病[9]、镇痛[10]、抗非酒精性脂肪性肝病[11]等。

(4)天然产物药物分子的某些子结构特征可能与传统的药物化学经验规则冲突。例如,美国化学会杂志 JMC 的编辑部不愿接受含有 PAINS[12]子结构过滤器列出的不受欢迎子结构化合物的研究工作。他们认为与 PAINS 子结构相关的泛干扰化合物会产生假阴性或假阳性,这些问题可能来源于分子自聚、螯合、产生单线态氧、产生荧光效应、有氧化还原活性、膜破坏、巯基氧化、与蛋白质发生非选择性反应、干扰荧光素酶等。如图 7-1 所示,大部分天然药物小分子不能通过 PAINS 设定的标准。

很多天然产物分子结构有复杂的环系、一个以上手性中心、高活性官能团、含烯炔甚至共轭烯炔基团等化学合成药物分子努力避免的官能团。但是,这些天然产物小分子常常有高效的细胞毒作用,具有很好的抗癌、抗菌和抗病毒效果。经过成千上万年的进化,它们可能有很高的生物选择性,简单地排除它们,就可能与良好的天然产物疗法失之交臂[13,14]。

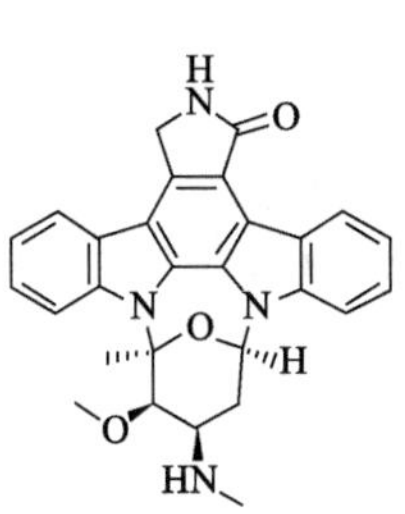

十字孢菌素
(staurosporine)

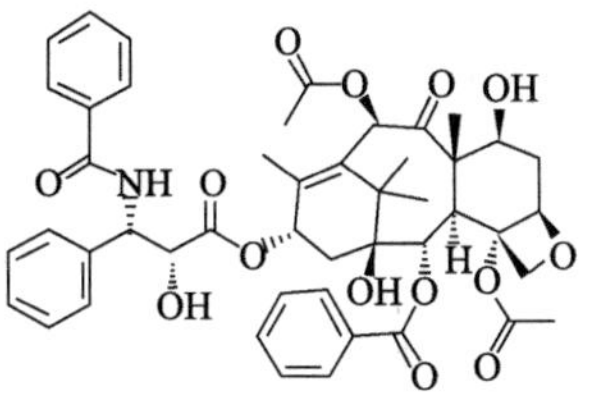

紫杉醇
(taxol)

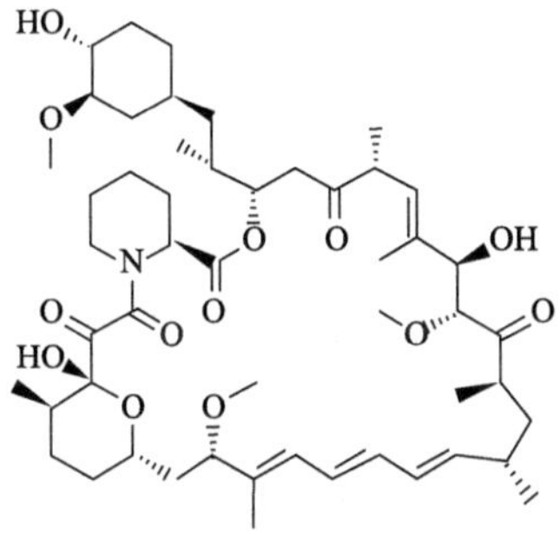

雷帕霉素
(rapamycin)

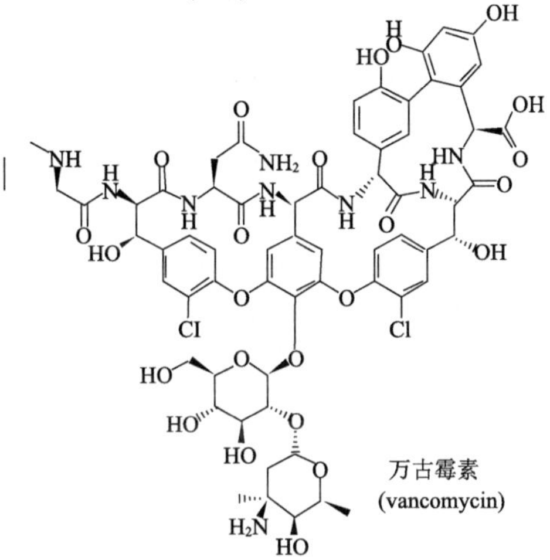

万古霉素
(vancomycin)

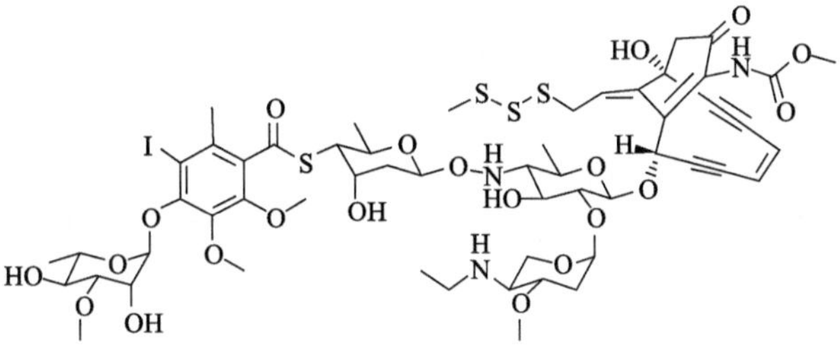

卡奇霉素
(calicheamicin)

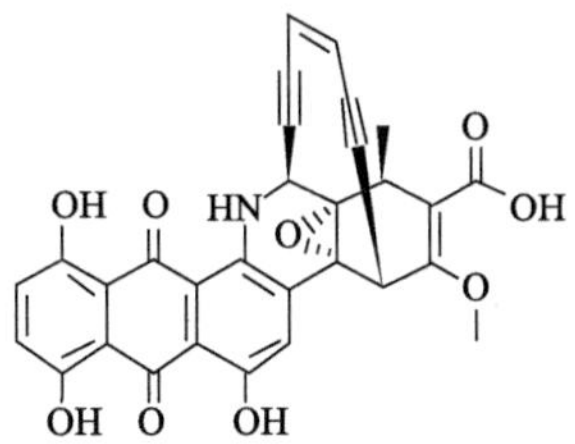

卡奇霉素 A
(calicheamicin A)

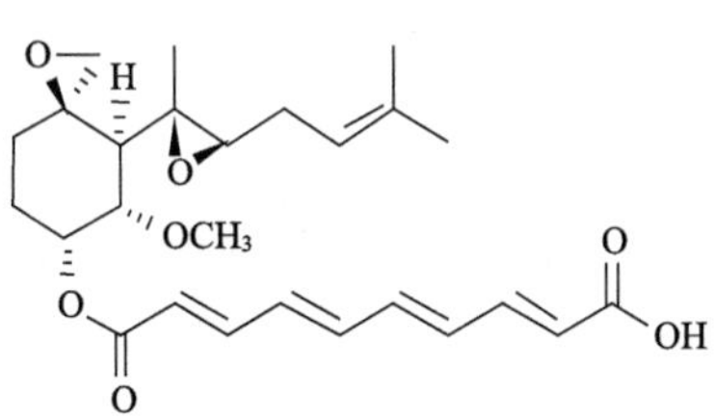

福马洁林
(fumagillin)

图 7-1 典型天然产物小分子药物的分子结构

进入 20 世纪之后，天然产物疗法进入基于机理的时代，与传统的疗法(如中药或阿育吠陀疗法)分道扬镳。作为第一种抗菌素的青霉素于 1928 年被发现之后，基于机理的天然药物疗法进入黄金时代。抗癌药长春新碱、抗菌药红霉素和毛地黄类强心药都是 20 世纪 50～60 年代发现的。1981～2002 年，877 个小分子新化学实体(NCE)中，有 49%是天然产物、半合成天然产物类似物或基于天然产物药效团设计的合成化合物。

20 世纪 90 年代，这种趋势逐渐下降[14]。造成这种现象的主要原因如下：

(1)基于靶标的药物发现逐渐成为主流模式，天然产物的种类和数量不能满足基于靶标的高通量大规模药物筛选的需求。

(2)天然产物往往是稀缺资源，提取、分离、纯化成本高，规模化困难。

(3)化学合成在 20 世纪 70～80 年代再度兴起，提高了复杂分子的合成能力，降低了合成化合物库的成本。

(4)分子生物学、细胞生物学和基因组学的发展增加了药物靶标的数量，缩短了先导化合物发现的时间。

(5)21 世纪初，由于高通量合成(组合化学、点击化学、DNA 编码库技术)的兴起，制药界对合成药物抱有更高的期待，极大地降低了对天然药物合成的兴趣。

21 世纪 10 年代以后，由于合成药物没有达到工业界的过高预期，人们转而关注生物疗法。加上基因组和宏基因组技术的进步促进了合成生物学的兴起，有可能从以前难以获得的来源(如海洋生物和土壤细菌)中发现新的天然产物，天然小分子药又一次受到重视。

天然药物的兴衰与科学技术的发展水平密切相关。化学疗法起源于天然产物，它们启发了对合成药物的探索，仍然是药物疗法的主要物质基础。

7.1.2 芳香疗法

人有嗅觉、视觉、听觉、味觉和触觉，它们分别来自挥发性小分子与鼻黏膜的作用、分子聚合体发射或反射的光线与视觉细胞的作用、物质低频振动(20～2 万 Hz)对听觉细胞的作用、分子与味蕾的结合作用，以及物体与触觉细胞的作用。这些作用信号传递到大脑，能够调控人的行为和身体的各种状态的平衡。因此，各民族的早期医药学都探索过调控五官感觉(嗅觉、视觉、听觉、味觉和触觉)而治疗疾病的方法。

芳香疗法(aromatherapy，以下简称香疗)应是天然药物疗法的特殊分支，只是在香疗实践中不用常规的药物递送途径(如口服或注射)，而是通过嗅觉(递送挥发性芳香物质)或经皮肤(递送亲脂性芳香物质)到体内而起到治疗作用。花香使人愉快，食物香使人胃口大开，芳香物质有治疗或辅助治疗的证据。

由于鼻腔与大脑之间有嗅神经通道传递嗅觉信息，使芳香性分子进入鼻腔后部，穿过血脑屏障（blood-brain barrier，BBB）（由血管内皮细胞和神经胶质细胞形成的屏障，防止血液中的毒素和其他有害物质进入脑部），从而绕过胃肠道和肝脏的代谢过程，可以更快地到达大脑[15,16]，因此，香疗更广泛地用于治疗或辅助治疗神经系统疾病。循证医学研究表明，芳香疗法按摩具有温和、短暂的抗焦虑作用[17]。

1. 香疗简史[18]

香疗是传统自然疗法的一种，已有几千年的历史，早期的香疗与宗教、神秘主义和魔法关联。香水（perfumum）的拉丁文原意是"经烟雾"。人类的焚香和吸烟行为最初都可能与香疗有关，香气的止痛、安神、消炎作用对患者有精神抚慰作用。很多民族有烧香祭祖的仪式，古埃及人焚香（芳香的木材、草药或香料）来纪念他们的神。

《黄帝内经》收集了 300 多种药用植物，很多植物都有芳香性。传统中医药学文献（如《伤寒杂病论》《金匮要略》《本草纲目》《千金方》《普济方》《肘后备急方》）都有记载芳香疗法。传统中医早已记录芳香开窍药有开窍、醒脑的功效，可以治疗头痛、昏迷、晕厥，改善精神状态，提高注意力和记忆力。经方提到的芳香开窍药有很多，如薄荷、香薷、苏叶、桂枝/桂皮、藿香、丁香、八角、陈皮等。经方中的芳香中药主要用法是内服，与这里讨论的香疗采取的药物递送途径不同。

香料与宗教密切相关，这可能与它们的精神治愈作用相关，而宗教是关于精神世界的。佛教和道教对中国历史影响深远，都有焚香礼拜的传统[19]。佛教传统用香（按贵重程度）主要有龙涎香（主产于印尼的稀有香料）、沉香[20]（主产于东南亚印尼、马来西亚、越南等地）、檀香（主产于印度和斯里兰卡）、乌木香（主产于缅甸和印尼）、竹香（主产于中国云贵广西）。道教传统用香主要有黄芪香、龙涎香、沉香、羚羊角香、竹香。

香料的贵重程度可能与稀缺性有直接关系，与香疗疗效可能没有直接关系。道教首推黄芪香（主要成分为黄芪、白芷、陈皮），与制作的复杂性、香气的独特性和香火的历史传承等因素有关。

中国的佛教和道教都重视沉香。中国的广东省香山县（现更名为中山市）就是以种植沉香树著名，离中山市不远的香港也因作为香料集散地而得名。《本草纲目》记载："其积年老木，根经长年，其外皮俱朽，木心与枝节不坏，坚黑沉水者，即沉香也。"沉香精油主要含有苯基丙酮、倍甲氧基及植物纤维素等。中国古代有熏沉香，焚烧艾草、白芷、薄荷等方式防治瘟疫的传统。

公元前 2650 年的埃及第三王朝开始用香料(乳香、没药、高良姜、桂皮、雪松、杜松子和松柏)防腐保存尸体。乳香和没药是橄榄科植物的树脂,原产于非洲索马里和埃塞俄比亚及印度等地,在 2000 多年前通过丝绸之路运到中国作为香料,价值相当于宝石和黄金。

公元前 1500 年之后,埃及香水就誉满世界。亚述人、巴比伦人和希伯来人都向埃及人学习香疗知识。公元前 300 年左右,埃及帝国崩溃。公元前 3 世纪亚历山大入侵埃及后,香料、草药和香水的使用在希腊流行。欧洲成为传统医学中心,香疗逐渐发展成治疗体系。现代医学之父,希腊人希波克拉底(Hippocrates,公元前 460—前 377 年)是第一位否定埃及的香疗是超自然力的医生。他采用温和的物理疗法、沐浴、输液按摩,或使用茴香、欧芹、金丝桃或缬草等治疗疾病,外科手术只作为最后的治疗手段,他是最早将身体视为完整体系的医学家之一。

希腊雅典的哲学家亚里士多德的学生兼植物学创始人 Theophrastus 研究了植物的气味如何影响情绪。他写的《植物史》流行了几个世纪。在尼禄的军队中服役的希腊军医 Dioscorides(约 40—90 年)写了 5 卷本的《药物学》(*De Materia Medica*),其是史上最具影响力的植物学书籍之一,也是 1500 年来欧洲植物学医学从业者的必读书。书中记录了上千种药用植物和约 600 种香料并配有插图,包括杏仁、芦荟、茴香、洋甘菊、小豆蔻、肉桂、香菜、番红花、莳萝、龙胆、姜、杜松、薰衣草、亚麻籽、甘草、锦葵、马郁兰、没药、橄榄油、胡椒、薄荷、罂粟、大黄、芝麻和百里香的药用性质。Dioscorides 被后世尊为药理学之父。古罗马医生 Claudius Galenus(129—199 年)17 岁时就开始学医,28 岁行医。他用草药治疗角斗士的伤口,后来成为罗马皇帝 Marcus Aurelius 的医生。在 Galenus 生前,罗马是一个繁荣的学术中心,因此是他进行进一步研究的理想场所。Galenus 写了一本《植物志》(*De Simplicibus*),描述植物生长地区和治疗用途,为多种疾病制定了植物疗法,并发明了含蜂蜡、橄榄油、玫瑰花瓣和水的美容霜。他去世 100 年后,罗马帝国开始衰落,欧洲进入黑暗时期。罗马人撤出英国后,他们的大部分医学知识都散失,西方医学停滞了数百年。

公元 529 年后香疗经波斯人传承和发展。德黑兰人 Al-Razi(865—925 年)是当时最好的波斯医生之一,他写了一部名为 *Al Kitab al Hawi* 的医学百科全书,共 25 卷,一直用到 20 世纪初。接下来的最有影响力的医生是波斯的伊斯兰人 Ibn Sina(980—1037 年),欧洲人称他为阿维森纳(Avicenna)。他 16 岁习医,20 岁任宫廷医生,写了 20 本书,涵盖神学、形而上学、天文学、文献学、哲学和诗歌,还写了 100 篇医学论文。他的 14 卷史诗《医学经典》(*Al Qanun fi Al Tibb*)有 100 多万字,涵盖当时全部医学知识,包括希波克拉底和盖伦的医学知识，成为整个西欧和伊斯兰世界七百年来的权威医学教科书和教学指南。

中世纪(公元 9 世纪)的《伯德医书》(*Bald's Leechbook*)是现存最古老的药用植物学的古英文(Anglo-Saxon English)手稿。"Leech"是古英语，意为治疗师。手稿内容包括 500 种草药性质(用于护身符、沐浴或内服)、魔法、萨满教(shamanism)等知识。

十字军(拉丁文：Cruciata，1096～1291 年)东征带回了玫瑰水、香水、香料和未知的药物，芳疗大受欢迎，芳草花环装饰房屋，玫瑰水洗手。香疗在欧洲又传承了几百年。

整个中世纪(公元 5 世纪后期到公元 15 世纪中期)的欧洲，医学几乎完全由天主教会控制。统治阶层认为疾病是上帝的惩罚，牧师们的标准治疗方式是祈祷或放血疗法。1347 年黑死病首次出现时，约 50%伦敦居民在头一年内死亡，三年内 40%的欧洲人死亡。盎格鲁-撒克逊植物疗法(如戴干薰衣草香包或百里香护身符)未能对抗瘟疫。1603 年黑死病第二次袭击时，人们几乎在房屋和街道上燃烧所有的芳香料(如苯偶姻、安息香、乳香和各种香料油)以遏制瘟疫，但收效甚微。只有香料和香水从业人员没有死于鼠疫，看来香精油在抗烈性传染病方面是有价值的。

1597 年，英国人 John Gerard 出版了《草药或植物通史》(*Herball，or General Historie of Plantes*)。其中没有包括杜松子、薰衣草、迷迭香和鼠尾草等最早的精油原料，因为这些香疗尚未传入英国。该书出版后，英格兰各地开始出现新型药剂师，他们为患者配药。

Nicholas Culpeper(1616—1654 年)是英国著名草药学家，他的著作《英国内科医生》(*English Physician*，1652 年出版)描述草药和香疗精油的用途。另外，Joseph Miller 和 John Parkinson 也是当时著名的草药学家，他们的贡献是为欧洲的制药和香料工业铺平了道路。

现代香疗(aromatherapie)一词是由法国化学家 René-Maurice Gattefossé(1881—1950 年)提出的。有一次，香水实验室发生爆炸，他的手严重烧伤，他把手伸进一个纯薰衣草油的容器里，立即减轻了伤口肿胀并加速愈合。作为精油的热情研究者，他在 1937 年出版了香疗领域开创性的著作《香疗：精油植物激素》(*Aromathérapie: Les Huiles Essentielles Hormones Vegetales*)。

奥地利的生物化学家 Madame Marguerite Maury(1895—1968 年)读了Chabenes 于 1838 年出版的《芳香疗法-植物精华》(*Les Grandes Possibilités par les Matières Odoriferantes*)之后，对香疗产生了兴趣，1961 年出版了香疗著作《年青的资本》(*Le Capital Jeunesse*)，在法国发行。1964 年，该书在英国以"生命与青春的秘密"(The Secret of Life and Youth)[21]为题发行，获得广泛认可。

第二次世界大战期间，法国医生 Jean Valnet(1920—1995 年)用洋甘菊、丁香、柠檬和百里香精油治疗坏疽和战伤。战后，他受到 Dr Chabenes 于 1838 年出版的书《芳香疗法-植物精华》的启发，成为史上第一个用精油治疗精神疾病的医生。英国人 Robert Tisseland 于 1977 年出版了第一本英文香疗专著《芳香疗法的艺术》(*The Art of Aromatherapy*)[22]。

2. 香疗的物质基础与未来展望

香疗的物质基础主要是植物精油(也有来自动物的精油，如龙涎香、麝香)，它们分布在植物不同部位的微型分泌结构中：叶(如桉叶)、浆果(如刺柏)、花顶(如薰衣草)、花瓣(如玫瑰)、根(如当归)、果皮(如橙子)、树脂(如乳香)和木质部(如雪松)。典型的芳香精油含有 100 多种化合物，许多精油有抗菌或抗病毒性质，但所抗的病原体的类型不同。

提取精油的主要方法有：蒸汽蒸馏[一般称为提取物(extract)]、冷榨[如柑橘类水果精油，一般称为精油(essential)]、萃取或超临界萃取[如提取娇嫩花中的脂类，称为绝对油(absolute)，而不称为精油]。娇嫩的花朵中的芳香物质可能无法承受蒸汽蒸馏的高温，所以低温提取有助于保护高挥发、易氧化、易分解的有效成分。

普通大众对上述不同的提取物(extract、essential 和 absolute)一般不加区别，统称它们为精油。虽然成分和功能都不同，但它们都是高度浓缩的亲脂性、挥发性液体。

香疗要求的精油从经过植物学鉴定的原产地已知的单一植物物种提取，并且不向其中添加其他物质或进一步纯化。他们采用气相色谱/质谱(GC/MS)分析精油以确定其纯度(注意：这个纯度指的是整个精油完全来自天然产物，不是某种化合物的纯度)。精油的化学成分极其复杂，典型的精油含有醇、醛、酯、酮、内酯、酚、萜烯和倍半萜。香疗界认为精油的天然成分配比形成特定疗效。例如，桉叶油提神醒脑、缓解肌肉酸痛、抗菌功效不是单一成分决定的。

标准化精油(standardized essential oil)是经过加工以使其符合所需的气味"特征"的精油，一般加入合成化学物质或去除非芳香成分。"标准化"是香水和香料行业的普遍做法，以保持气味的一致性。然而，这在香疗行业是不可接受的，被视为掺假。

香疗被用于健康保健、缓解疼痛、安定情绪、抗菌/抗病毒、改善皮肤质量。但是，正确使用精油才能取得预期的疗效，如用鼻子吸入精油对缓解背部疼痛没有效果。常用的香疗方法类型有：按摩、沐浴、足浴、热敷或冷敷、吸入、焚香、漱口等。

精油是高浓度提取物，不能将未稀释的精油直接涂抹在皮肤上，不能用在割伤、烧伤或昆虫咬伤的伤口上，应远离眼部、无人看管的儿童、宠物和所有高度抛光的表面。茶籽油虽然是化妆品通用的基质材料，但有些人可能对其仍然过敏。香疗的疗效和毒副作用还有大量的研究工作要做。

按照活性成分的产生机制，香疗的香料可以分为两大类：①植物细胞本身产生的化合物（如玫瑰香精油、迷迭香精油、桉叶油）；②动植物受刺激的分泌物经过微生物发酵后进一步产生的代谢物（如沉香、龙涎香、麝香）。第②类香的组成成分更加复杂，资源更加稀缺。由于结构成分是动态的，对它们的品质分级、质量控制一直是难题。其后果是，功效和疗效很难满足现代药理学评价体系的基本要求（如活性成分的确定性、疗效的一致性、结果的可重复性）。再加上香疗的功效主要与中枢神经系统的健康和治疗有关，往往很难排除安慰剂效应。这些问题是香疗未来发展的主要挑战。由于这些问题，香疗被列为补充疗法（complementary therapy）。一方面，人们在健康生活方面离不开香疗和香料；另一方面，主流药学对香疗的重视不够，甚至难免有些偏见。随着香疗继续与现代科学技术一起演化，新的技术和理念将逐渐克服这些挑战，香疗在人类药物治疗史上应会做出越来越多的贡献。

7.1.3　化学合成药物疗法

19 世纪末和 20 世纪初是世界制药工业大发展时期，现代最著名的制药企业都诞生于这个时期，如 Pfizer Inc.、Novartis、Bayer、Eli Lilly、Johnson & Johnson、Boehringer Ingelheim、Merck、Roche、日本药品株式会社、Sanofi、GSK、AstraZeneca。很多重要的小分子药物都是这个时期开发出来的，如退热止痛药阿司匹林、镇静催眠药苯巴比妥、青霉素、抗精神分裂症药氯丙嗪、抗抑郁三环类和单胺氧化酶抑制剂药、抗焦虑药安定和 Xanax、抗抑郁药百忧解和佐洛夫特[23]。

典型的化学药遵守 Lipinski "五规则"（RO5）[24,25]：即类药化合物的分子结构有如下四个与 "五" 相关的特性：

分子量≤500：太大的分子难以在体内被动扩散而被吸收。

油水分配系数 $C\log P$≤5：应该是两亲（亲水又亲脂）分子，亲水多一点较好。

氢键供体数（含活泼氢原子基团数目）≤5：在水中不要产生太多的质子。

氢键受体数（氮原子和氧原子数之和）≤10：不要形成太多的氢键。

注意：不要求遵守全部四条规则，只要不违反两条以上即可。更重要的是，来自天然产物的抗癌、抗病毒或抗菌药物一般不遵守 RO5。

后来，有人又补充了以下两条规则[26]。

极性表面区（PSA）≤140，A2 或氢键供体与受体之和≤12：极性不能太强。

可旋转键数目≤10：分子柔性太强要么选择性差、毒性大，要么活性差。

化学疗法中的每一个药物分子都有作用机理，每个机理至少有一个生物靶标

（一般是蛋白质）。作为化学药的靶标也需要遵守如下成药性要求。

可成药基因组（druggable genome）：基因与疾病相关且能被小分子调控[27]。

可成药蛋白质（druggable protein）：蛋白质有特别的结构且能被配体选择性结合，结合亲和力强（<10mmol/L）（解读：配体应该显著调节蛋白质的功能，否则就是无药效结合）。

药物可追踪基因组（pharmaceutically tractable genome）：能编码蛋白质的基因组，相关蛋白可被药用小分子、抗体或重组蛋白靶向结合[28]。

工业革命后的 19 世纪是化学疗法成熟的时代，法国化学家 Charles Frederic Gerhardt 用化学方法修改天然药物，合成了乙酰水杨酸。拜耳公司的 Felix Hoffmann 发现它比水杨酸的药效更好，百年神药阿司匹林（Aspirin）由此诞生。天然产物经过化学修饰成为化学合成药物逐渐成为化学合成药物的主流。据统计，20 世纪 40 年代至 2012 年，在癌症治疗领域，175 个化学疗法中，有 131 个（74.8%）不是化学合成产物，其中 85 个（48.6%）实际属于天然产物或来自天然产物的化学修饰。抗感染治疗药物也主要依赖于天然产物[13]。

新出现的趋势，加上当前研发战略未实现的预期，促使人们重新对天然产品产生兴趣，将其作为化学多样性和潜在药物的来源。如本文所述，技术进步，特别是分离和结构测定技术的关键突破，正在解决导致天然产品药物研究减少的各种难题。

信息时代开始于 20 世纪后半叶，化学疗法进入成熟后期，生物疗法逐渐勃兴。20 世纪中叶，新的化学疗法产出了很多所谓的"神奇药物"（wonder drugs），包括治疗细菌感染的磺胺类药和抗生素、治疗关节炎和其他炎性疾病的皮质类固醇、治疗精神疾病的镇静剂和治疗高血压的利尿剂。"神奇药物"给制药公司带来了利润丰厚的新产品，促使政府完善监管体系，重塑了医疗保健体系。遗传学、生物技术和其他领域的进步导致了靶向疗法、免疫疗法和基因编辑等新疗法的发展，化学疗法的概念被进一步拓展。

1. 靶向非酶分子或蛋白质相互作用

大多数药物靶标是酶（如激酶、蛋白酶、表观遗传修饰酶、代谢酶等）、GPCR、核受体、离子通道之类的蛋白质[29,30]，它们与配体结合有足够深的口袋或深槽，易与类药小分子结合。大部分可成药蛋白质靶标是酶。然而，非酶类蛋白在人体内也为数众多（如参与信号通路、保持结构完整性、组装/分解蛋白质复合物、分子伴侣、亚细胞转运、转录、翻译功能的各种蛋白质），它们的作用方式不是催化化学反应，而是通过蛋白质-蛋白质相互作用（PPI）形成短暂或稳定的分子识别[31]以调控生命体系的功能。

因此，药物靶标的概念应该是不断演化的，药物分子的作用对象可以是非酶靶标或非常规靶标[32]。常见的非酶靶标如下：

（1）受体（如 GPCR、核受体、酶联受体）：位于细胞表面或细胞内部的跨膜蛋白，通常参与调节细胞生长、分化和代谢的信号通路。靶向受体的药物可以是激动剂或拮抗剂。

（2）离子通道（如离子泵）：调控离子在细胞膜内外穿越的膜蛋白，在神经元和肌肉细胞中产生和传输电信号。靶向离子通道的药物可以是阻断剂或打开剂。

（3）转运蛋白：调控分子主动进入细胞的膜蛋白，参与药物和其他分子的吸收或流出，改变这些分子在细胞内的浓度。靶向转运蛋白的药物可以是抑制剂。

（4）结构蛋白：维持细胞形状、参与细胞运动和分裂，或在信号通路和基因表达中发挥作用。靶向结构蛋白的药物可以影响细胞形状和运动，或干扰细胞骨架的组装。

（5）DNA/RNA：参与基因表达和调控。靶向 DNA 或 RNA 的药物可以作为抑制剂，阻止基因的表达或复制；也可以作为修饰剂，改变基因的表达和功能。

（6）脂质分子：参与形成细胞膜的结构和实现细胞膜的功能，以及参与细胞信号的转导和细胞代谢活动。靶向脂质的药物可以通过影响膜流动性、脂质代谢或脂质信号通路而调控生命体系。

（7）黏附分子（adhesion molecule）：介导细胞-细胞和细胞-基质相互作用的蛋白质。它们在免疫反应、炎症和伤口愈合中发挥重要作用。靶向黏附分子的药物可影响细胞黏附和迁移，并可用于治疗炎症或自身免疫性疾病。

（8）病毒蛋白（viral protein）：由病毒产生并参与病毒生命周期的蛋白质，抗病毒药物可以抑制病毒复制、组装或释放。

（9）参与蛋白质-蛋白质相互作用的蛋白质：许多细胞过程都涉及蛋白质-蛋白质的相互作用，药物可以阻止信号通路上的同源或异源蛋白形成聚合体以阻止信号转导。

（10）细胞外基质的结构元素（structural element of the extracellular matrix）：细胞外基质（ECM）是蛋白质和碳水化合物的网络，为细胞和组织提供结构支持。ECM 可以是胶原蛋白和弹性蛋白。药物靶向作用于这些分子以治疗纤维化和皮肤老化等疾病。

（11）转录因子：与 DNA 结合以促进或抑制转录来调节基因表达。药物作用于转录因子以改变基因表达，治疗癌症或自身免疫性疾病。

（12）伴侣蛋白（chaperone protein）：帮助其他蛋白质折叠成正确三维结构的蛋白质，药物可以破坏伴侣蛋白的折叠和稳定性，用于治疗囊性纤维化和某些类型的癌症等疾病。

（13）肿瘤相关蛋白：许多肿瘤表达正常细胞中没有的独特蛋白。靶向这些肿瘤相关蛋白的药物有可能选择性地靶向并杀死癌细胞，同时不影响正常细胞。

(14)炎症介质(inflammatory mediator)：炎症是许多疾病的关键组成部分，包括自身免疫性疾病和心血管疾病。靶向炎症介质(如细胞因子或酶)的药物有可能改变免疫反应并产生治疗效果。炎症介质有很多种类，常见的如细胞因子(cytokine，一组在免疫系统中担任化学信使的蛋白质，如白介素、干扰素和肿瘤坏死因子α)、趋化因子(chemokines，一组将免疫细胞吸引到炎症部位的细胞因子，如CXCL家族或CCL家族等)、组胺(histamine，肥大细胞释放的一种化学物质，导致血管扩张，增加流向该区域的血液流量并导致肿胀)、前列腺素(prostaglandin，一组促进炎症和疼痛的脂质分子)、白三烯(leukotriene，促进炎症并参与感染免疫反应的脂质分子)、一氧化氮(帮助调节血液流动和免疫功能的气体分子)、活性氧(reactive oxygen species，ROS，免疫反应过程中产生的活性分子，导致炎症和组织损伤)、血小板活化因子(platelet-activating factor，PAF，脂质分子，通过活化血小板和增加血管通透性导致炎症反应)、缓激肽(bradykinin，在炎症过程中释放，可引起疼痛、肿胀和血管通透性)、补体系统(complement system，一组有助于清除体内病原体和受损细胞的蛋白质家族，也可能引起炎症)、基质金属蛋白酶(matrix metalloproteinases，MMPs，在炎症过程中分解细胞外基质成分并促进组织重塑的酶)、黏附蛋白(adhesion protein，帮助免疫细胞黏附到血管壁并迁移到炎症部位的蛋白质)。

(15)microRNA：调节基因表达，广泛参与生物过程如细胞增殖、分化和凋亡，影响癌症、心脏病和神经退行性疾病的进展。通过靶向特定的微microRNA，阻断信使RNA转化为蛋白质来调节基因表达，药物有可能改变基因表达并产生治疗效果。

靶标概念的拓展可能为开发新药拓宽了道路，然而，新的靶标类型的调控机制需要被更深入地研究，挑战性可能更大。

这些新靶标大多数与PPI相关，因此，以PPI为靶标的药物发现模式受到广泛关注。与之相配合的技术手段也不断涌现，如酵母双杂交分析、蛋白质阵列和基于质谱的方法可用于鉴定PPI。

以PPI为靶标的药物类型有如下几种：

(1)小分子抑制剂：特异性地结合到两种蛋白质之间的界面以阻止PPI。

(2)抗体：通过与PPI中的蛋白质之一结合以抑制PPI。此类抗体已被广泛用于治疗癌症和自身免疫性疾病，一般被分类为生物药。

(3)RNA干扰(RNAi)：小RNA分子与特定信使RNA(mRNA)分子结合以阻止蛋白质翻译过程。RNAi通过减少参与相互作用的蛋白质的表达来靶向特定PPI。这种方法已用于抗癌药物的研发。

(4)靶向蛋白降解嵌合体(PROTAC)：PROTAC分子由A、B、L三个片段组成，其中A与特定靶蛋白结合，B与E3泛素连接酶结合，L连接A和B。这样，PROTAC 将靶蛋白招募到 E3 泛素连接酶附近，并引发靶蛋白被 E3 泛素连接酶降解。

PPI 靶向抑制剂往往是分子量大的小分子，它们不遵守 Lipinski "五规则"。

2. 靶向 CYP450 酶家族或内源性代谢产物

细胞色素 CYP450(含血红素的蛋白质超家族)主要参与药物的代谢。五种人类 CYP450 亚型(1A2、2C9、2C19、2D6、3A4)代谢了约 95%的 CYP 介导的药物[33]，它们的活性变化直接影响药物代谢动力学、药物相互作用、药物毒性。例如，CYP3A4 亚型代谢 50%以上的临床药物，参与许多内源性化合物的代谢，如类固醇和胆汁酸。利福平诱导 CYP3A4 加速代谢他汀类药物和抗逆转录病毒药物，降低这些药物的血浆浓度。又如，CYP2D6 亚型代谢许多 CNS 类药物。5-羟色胺选择性再摄取抑制剂和三环抗抑郁药可以抑制 CYP2D6 活性，导致相关药物血药浓度升高，产生潜在毒性[34]。因此，传统上，以 P450 作为药物靶标是罕见的。只有 CYP19A1(芳香化酶，将雄激素转化为雌激素)是药物靶标。CYP19A1 抑制剂如阿那曲唑、依西美坦和来曲唑对雌激素依赖性肿瘤(乳腺、子宫内膜)有疗效。CYP19A1 抑制剂的主要缺点是特异性问题，这是因为 CYP19A1 在全身(如脂肪、类固醇组织)表达。

虽然传统上尽量不以 CYP 酶为靶标，在特殊情况下，CYP 可以被用作药物靶标以达到治疗的目的[35]。

例 1：环孢霉素(cyclosporin)作为免疫抑制剂，治疗银屑病或类风湿性关节炎或辅助器官移植时，为了保证药效，用 CYP3A4 抑制剂减缓环孢霉素在体内代谢。

例 2：利托那韦(ritonavir)作为 CYP3A4 的抑制剂，与 Atazanavir、Darunavir、Lopinavir、Saquinavir、Tipranavir 等抗艾滋病毒药物联用，以减缓这些药物在体内的代谢，延长药效。

例 3：帕克洛维德(Paxlovid)也是 Nirmatrelvir(新冠病毒主蛋白酶抑制剂)与利托那韦联用药。因为 Nirmatrelvir 很容易被 CYP3A4 在体内降解，与利托那韦(Ritonavir)联用后，延长 Nirmatrelvir 的抗病毒药效。

例 4：CYP5A1 是血栓素合成酶，它的抑制剂可能阻止血小板栓塞，因此，CYP5A1 可以作为抗血栓药物的潜在靶标[36]。

例 5：基因测序实验揭示了人类病原体结核分枝杆菌有 20 个 CYP 基因[37]，其中 CYP128A1 是结核分枝杆菌生长必需的，因而是潜在的抗生素靶标。

内源性代谢产物参与各种生理过程，如能量产生、神经递质合成和免疫系统调节，因此也可以作为药物靶标。靶向内源性代谢产物的药物通过抑制或增强与之相关的酶催化活性，或直接靶向代谢产物本身发挥药效。

例 1：治疗糖尿病的药物可以靶向体内葡萄糖代谢(增强胰岛素分泌、增加胰岛素敏感性、抑制葡萄糖生成)。二甲双胍就是通过降低肝脏中的葡萄糖生成和胰岛素增敏而靶向葡萄糖代谢的。他汀类药物通过抑制胆固醇合成酶而靶向胆固醇代谢。

例 2：预防血栓的药物华法林(warfarin)通过抑制凝血因子的维生素 K 依赖性合成酶来靶向维生素 K 代谢。

例 3：退热止痛药布洛芬(ibuprofen)靶向内源性代谢产物前列腺素。环氧合酶(COX，有 COX-1 和 COX-2 两种亚型)催化花生四烯酸转化成前列腺素。COX-1 在许多组织中组成性表达，有维持胃黏膜的完整性和调节肾血流的功能。炎症发生时 COX-2 被诱导表达，产生前列腺素而引起疼痛发烧。布洛芬抑制 COX-2 阻止前列腺素 H2(PGH2)转化为引起疼痛和发烧的前列腺素(如 PGE2)。布洛芬对 COX-1 的作用远弱于 COX-2，引起胃肠道副作用(如溃疡和出血)的机会小。然而，高剂量布洛芬会过度消耗谷胱甘肽(保护肝细胞免受氧化应激的天然抗氧化剂)而损伤肝脏。

3. 靶向细胞微环境

疾病会导致细胞微环境偏离正常状态，药物疗法也能以此为靶标达到治疗效果。细胞微环境主要涉及细胞膜外的温度、压力和 pH。这些条件影响酶和其他蛋白质的活性，进而影响信号转导、基因表达、药物摄取和消除等细胞过程。

人体各器官的生物物理化学参数也各不相同(如 pH，小肠为 7.5～8.0、大肠为 6.0～7.0、肾脏为 7.3～7.5、肺为 7.3～7.4、心脏约为 7.4、内皮细胞约为 7.4、皮肤为 4.5～5.5)。例如，鼻黏膜和上呼吸道 pH 为弱碱性(pH 7.0～7.5)，而呼吸道病毒颗粒的表面平均 pH 为弱酸性(pH 约 6.5)。因此，弱碱性可以保护鼻组织。然而，鼻黏膜的 pH 可能受到各种因素的影响(如感染、过敏和环境因素)而变成弱酸性并容易受到病毒感染。已经有文献报道 SARS-CoV-2 病毒需要酸性 pH 环境(平均 pH 约 6.5)来感染人类细胞[38]，如果鼻黏膜严重过敏受损或受感染，酸性物质(主要是乳酸和酮酸类)蓄积，pH<6.5 时称为代谢性酸中毒。这种酸性体内微环境又促进新冠病毒的繁殖，造成恶性循环导致病情加重。因此，无论是预防还是治疗，都要维持鼻黏膜处于健康的弱碱性水平(pH>6.5)。所以，理想的抗感染喷鼻剂的 pH 应该大于 7。临床上，碳酸氢钠(正常血液中碳酸氢钠的平均浓度为 24～28 mmol/L)、柠檬酸钠、柠檬酸钾、碳酸钙用来中和体内多余的酸，它们被称为抗代谢性酸中毒药物。

SARS-CoV-2 病毒进入宿主后，人体内的环境情况包括以下几种。

宿主细胞：病毒感染呼吸道细胞，利用宿主机制复制并导致疾病。

炎症反应：人体免疫系统应答病毒导致炎症反应，加重基础疾病。

氧含量：严重的呼吸窘迫和缺氧(低氧水平)影响肺和心脏等各种器官的功能。

酸碱平衡：代谢性酸中毒(碳酸氢盐不足，无法中和体液的酸)，影响各种器官的功能，加重病情。

凝血：增加血栓形成的风险，影响肺、心脏和大脑等器官的功能。

脱水：脱水增加体内酸的浓度，并导致代谢性酸中毒。

肾脏损害：肾脏排泄过量酸的能力减弱会导致代谢性酸中毒。

药物：治疗重症新冠病毒感染者的某些药物(如皮质类固醇)也可能导致代谢性酸中毒。

与正常健康细胞相比，癌细胞的 pH 往往更偏酸性，这种 pH 的变化可能来自乳酸生成增加、癌细胞代谢的变化以及肿瘤中微环境的改变。即使在单个肿瘤中，癌细胞的 pH 也可能变化很大，并且随着疾病进展也可能发生更大的变化。此外，并非所有类型的癌细胞都显酸性，有些癌症可能显碱性。

除了 pH 环境改变外，肿瘤微环境还包括以下几个。

基质细胞：存在于肿瘤中并与癌细胞相互作用的成纤维细胞、免疫细胞和血管。

细胞外基质：形成结构蛋白和碳水化合物的网络，为肿瘤细胞提供物理支持。

炎症反应：在癌症的发展和进展中发挥关键作用。

氧含量：肿瘤微环境中的氧含量可能会发生显著变化，可能影响癌细胞的生存和对药物的应答。

血管生成：肿瘤中可以形成新的血管，为其提供氧气和营养。这一过程被称为血管生成，它们由肿瘤微环境中的信号分子调控。

药物可以靶向细胞或组织内的酸度、温度、细胞膜渗透性、敏感性来调节细胞过程。

例 1：癌症化疗药阿霉素(doxorubicin)增加细胞膜的渗透性，以将更多的药物输送到癌细胞中。

例 2：靶向细胞温度的疗法称为热疗(hyperthermic therapy)，一般是物理方法，如射频消融法用高频电流产生热量以摧毁癌细胞，微波消融法用电磁波产生热量以破坏癌细胞，激光诱导间质热疗用激光能量加热破坏癌细胞，磁性纳米粒子热疗用磁性纳米粒子注入体内被外部磁场激活产生热量以破坏癌细胞，超声诱导热疗用高强度超声波产生热量以破坏癌细胞。一般热疗与化学药物结合，如顺铂。

例 3：巴弗洛霉素 A1(Bafilomycin A1)是靶向细胞 pH 的潜在的癌症、骨质疏松症和神经退行性疾病治疗药物。它抑制液泡型 H^+-ATP 酶(V-ATP 酶，一种质子泵)，导致质子在细胞浆中积聚，引起细胞死亡。

例 4：抑制 P-糖蛋白(P-gp)药物外排，典型例子如维拉帕米(Verapamil)：钙通道阻滞剂，减缓化疗药外排，增加化疗疗效；环孢素 A(Cyclosporine A)：免疫抑制药，也能抑制 P-gp 外排药物，增加化疗药物在细胞内的浓度。类黄酮槲皮素抑制其他药物外排泵并刺激癌细胞的凋亡。

例 5：化疗药物增敏剂(chemosensitizer)，如白藜芦醇、姜黄素、丁酸钠使癌细胞对化疗敏感。

例 6：质子泵抑制剂(proton pump inhibitor)，以降低胃的酸度为靶标，都是 H^+/K^+-ATP 酶的抑制剂，主要有奥美拉唑(Omeprazole)、埃索美拉唑(Esomeprazole，奥美拉唑的 S-异构体)、兰索拉唑(Lansoprazole)、右旋兰索拉唑、泮托拉唑(Pantoprazole)、雷贝拉唑(Rabeprazole)。它们都以相同的方式与质子泵共价结合酶的巯基，不可逆地抑制 H^+/K^+-ATP 酶，减少胃酸分泌。

4. 靶向细胞膜融合机制

病毒引起的新发和再发传染病的风险日益增加，加速开发特异性抗病毒药物在时效和经济上都不可行。开发有效的广谱抗病毒药物才是可行的策略。绝大多数通过呼吸道传染的病毒是包膜病毒，因此，病原体与宿主细胞的膜融合机制可以作为广谱抗病毒药物的靶标。这种靶向机制针对病毒融合过程的共同理化性质，而不是特定的受体-配体相互作用，增加了广谱治疗的潜力。病毒的包膜源自宿主的细胞膜，膜融合主要发生在脂质分子表面，由于病毒对其包膜无修复能力，因此是抗病毒药物的理想靶标。

各种病毒如冠状病毒、流感、副流感、腮腺炎、腺病毒、诺如病毒、轮状病毒和 DNA 肿瘤病毒，已经进化出借助宿主细胞表面的各种小分子或与细胞膜组成小分子，使病毒质膜与人类宿主细胞的细胞膜融合的机制[39](图 7-2)。以冠状病毒为例，其跨膜 S 蛋白或 H 蛋白的碳端在宿主细胞表面的小分子(如糖蛋白的天然配体：黏多糖)的介导下与宿主糖蛋白的氮端对接，多聚体之间形成二硫键，借助二硫键的强大力量，两种胞膜融合，融合的结果是病毒将自己的遗传物质(RNA)注入宿主细胞。

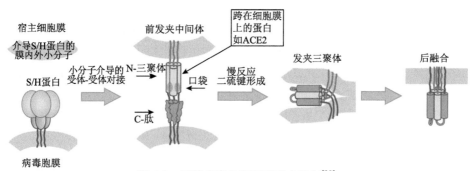

图 7-2　冠状病毒的细胞膜融合机制[39]

病毒为了进攻宿主细胞,其包膜表面也被包裹一层此类小分子(如黏多糖)。其他类型的病毒或病菌也可能利用宿主细胞表面的其他小分子作为融合媒介。这些小分子也包括组成细胞膜的各种小分子,如饱和/不饱和磷脂、胆固醇等,如图 7-3 所示。

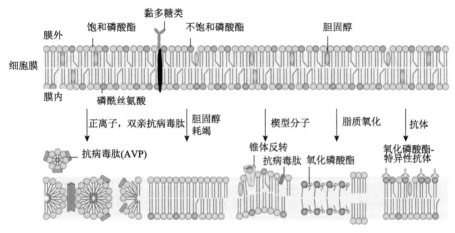

图 7-3　可能作为病毒进攻宿主细胞媒介的胞内外各种小分子[40]

靶向细胞膜融合机制的药物具有广谱性。以冠状病毒为例,无论是 SARS、MERS,还是 SARS-CoV-2,都采用黏多糖代谢物(神经氨酸)作为细胞融合的媒介。因此,针对神经氨酸的抗病毒抑制剂具有抗冠状病毒的广谱性,可以抑制各种冠状病毒的感染。这样,即使新药在疫情过后才获批使用,它们在下次新的疫情出现时,依然有效,满足人类对病毒防疫的长期需求。

7.2　生物药疗法的演化

生物药疗法采用生物制品(biologics)作为药品实现治疗目的。生物制品是通过生物体,如细菌、酵母、动物或人类细胞,制备获得的医疗产品。生物制品模拟天然蛋白质(如激素、酶和抗体)的功能以治疗各种疾病。目前,生物药疗法治疗的疾病包括类风湿性关节炎、牛皮癣、癌症、传染病、遗传病、免疫性疾病等。由于其有效成分多含有蛋白质/多肽,难以通过口服给药途径,通常经注射给药,一般来说其也比传统化学药物昂贵。生物药主要类型有单克隆抗体、细胞因子、疫苗、基因疗法和细胞疗法等。它们已经成为一个重要且快速增长的药物类别,每年都有许多新的生物制品被开发和批准使用,与化学药分庭抗礼。

7.2.1 传统的生物药

生物药疗法逐渐勃兴于 20 世纪后半叶。作为生物制品的血清制品最早于 19 世纪末推出。20 世纪 30～50 年代，激素和酶可以在实验室中通过培养微生物或哺乳动物的细胞而制备出来。20 世纪 70～80 年代，由于基因工程和重组 DNA 技术的进步，诞生了由基因克隆技术生产的胰岛素和生长激素。1982 年，美国食品药物监督管理局（FDA）首次批准了 Genentech 的重组 DNA 药物，即 Humulin（人胰岛素）。FDA 于 1986 年建立了生物药物批准的监管体系。到了 21 世纪初，单克隆抗体的发展彻底改变了生物药领域，一大批用于治疗癌症和自身免疫性疾病的抗体药物，如利妥昔单抗（Rituxan）、赫赛汀（Herceptin）和瑞米卡得（Remicade）获得批准。21 世纪 10 年代，生物药有盖过化学药的势头，成为各大制药企业药物开发的重点。虽然比传统的小分子药物更昂贵，每年都有新生物药和适应证获批上市。2020 年以来，新冠疫情的肆虐给生物制品带来了发展机遇，尤其是核酸检测试剂大量使用，一些单克隆抗体和疫苗得到了世界各地监管机构的紧急使用授权。基因疗法和新的生物疗法加速演化，成为药物创新的新领域。2022 年，美国的新药审批量下降了约 25%，降至 2016 年以来的最低水平。然而，生物药，如抗体-药物偶联物、双特异性蛋白、细胞和基因疗法等新生物疗法占 2022 年批准数量的约三分之一，生物药获批数首次超过化学药[41]。

传统的生物药有很多类型，这里列出主要的生物药种类。

单克隆抗体（mAbs）是蛋白质，能与体内特定靶点（如癌细胞或炎症分子）结合。单克隆抗体可以阻断靶点的活性并触发免疫系统攻击它。例如，利妥昔单抗（治疗非霍奇金淋巴瘤）、曲妥珠单抗（治疗 HER2 阳性乳腺癌症）、阿达木单抗（治疗类风湿性关节炎）。

融合蛋白结合两种不同分子的功能。例如，将靶向分子（如抗体）与毒素结合，使其能够特异性靶向并杀死癌细胞。也有将靶向分子与细胞因子或生长因子结合，以刺激或抑制细胞生长，或者阻止靶蛋白转导细胞信号。融合蛋白的例子如地诺单抗（denosumab，治疗骨质疏松症）、布伦妥昔单抗（brentuximab vedotin，治疗霍奇金淋巴瘤）。

细胞因子抑制剂：细胞因子抑制剂阻断特定细胞因子（如肿瘤坏死因子 α、白介素-6 或白介素-17）的活性，以抗炎或治疗类风湿性关节炎和炎症性肠病等。通过阻断细胞因子的活性以减轻疼痛、肿胀以及对关节和组织的损伤。细胞因子抑制剂的例子包括依那西普、英夫利西单抗和乌司奴单抗。

疫苗有很多种类，旨在刺激免疫系统对特定病原体（如病毒或细菌）产生免疫反应。疫苗可以是含有弱化或灭活的病原体，或部分病原体（如蛋白质或糖），或病原体的遗传物质。一旦接种了疫苗，免疫系统就可以产生抗体和记忆细胞。如果患者将来接触到类似的病原体，这些细胞可以识别并攻击病原体，如新冠病毒疫苗、流感疫苗和人乳头瘤病毒疫苗。

酶替代疗法治疗由特定酶缺失或缺乏而引起的遗传性疾病。使用所缺失酶的合成替代品以恢复正常的代谢功能。酶替代疗法的例子包括 α-葡萄糖苷酶[治疗庞贝氏（Pompe）病]和拉罗尼酶（laronidase，治疗 Huller 综合征）。

激素和生长因子通过替代或补充相应的激素或生长因子治疗生长激素缺乏、糖尿病和甲状腺功能减退等疾病。例如，胰岛素、胰高血糖素样肽-1（GLP-1）激动剂（治疗糖尿病）和生长激素。

核酸药是 DNA 或 RNA 制品，用于治疗遗传性疾病或靶向参与疾病过程的特定基因。例如，反义寡核苷酸（治疗脊髓性肌萎缩）、siRNA（治疗遗传性甲状旁腺淀粉样变性）、mRNA 疫苗（如新型冠状病毒疫苗）。

免疫检查点抑制剂是被称为免疫检查点的蛋白质，它们通过阻断免疫细胞上的某些蛋白质而发挥治疗作用。免疫检查点的蛋白质可以阻断免疫系统识别和攻击癌症细胞的能力，通过抑制这些免疫检查点蛋白质将激活免疫系统，提高身体抵抗癌症的能力。伊普利单抗、尼沃单抗和培美布仑珠单抗都是免疫检查点的抑制剂。

血浆制品来源于从人类血浆中提取的抗体、凝血因子和其他蛋白质，用于治疗出血性疾病和免疫缺陷等疾病。这些产品包括凝血因子（如因子Ⅷ或因子Ⅸ治疗血友病 A）、免疫球蛋白[如静脉注射人免疫球蛋白（IVIG）]和白蛋白。凝血因子用于治疗出血性疾病。血浆疗法还用于治疗免疫缺乏、出血障碍和某些感染等疾病。

7.2.2　基因疗法

基因疗法将遗传物质（DNA 或 RNA）递送到细胞内部，通过用功能性基因替换或纠正突变或功能失调的基因，或产生治疗蛋白，或用 RNA 沉默致病基因以治疗或预防疾病。基因疗法可用于治疗遗传性疾病或某些癌症。

1. 基因疗法简史

UCSD 的 Theodore Friedmann 和麻省总医院的 Richard Roblin 于 1972 年联名在 Science 杂志上发表了一篇题为"人类遗传病的基因治疗？"的论文[42]，标志着基因治疗技术即将到来。人类基因疗法实验始于 20 世纪 80 年代。1984 年，人们采用逆转录病毒载体系统有效地将外源基因插入哺乳动物染色体[43]。1989 年对腺苷脱氨酶缺乏症患者进行了第一次人类基因疗法试验。20 世纪 90 年代，人们用病毒载体将基因递送到靶细胞。基因疗法的临床试验也针对多种疾病进行，包括囊性纤维化、血友病和帕金森病。

1990 年，美国首次批准了基因治疗临床研究。患有腺苷脱氨酶缺乏症的四岁的 Ashanti DeSilva 接受基因治疗获得部分成功。癌症的基因治疗始于 1992 年，采用胰岛素样生长因子 1(IGF-I)反义的抗肿瘤机制，开启了癌症免疫基因治疗。

1992 年，Claudio Bordignon 第一次使用造血干细胞作为载体，递送纠正遗传性疾病的基因[44]。

Jesse Gelsinger 患有一种较为温和的遗传病，他的鸟氨酸转氨甲酰酶(ornithine transcarbamylase)基因在部分细胞中发生突变(称为体细胞嵌合体)。由于是部分遗传缺陷，他可以通过限制饮食和特殊药物生存。然而，他加入了宾夕法尼亚大学开展的一项临床试验，于 1999 年 9 月 13 日被注射了一种携带修正基因的腺病毒载体，以测试手术的安全性。病毒载体将基因转移到细胞中而引发了大规模免疫反应，导致多器官衰竭和脑死亡，他不幸于 9 月 17 日去世，享年 18 岁。这个事件使美国的所有基因治疗试验一度停止。

2002 年，反义 IGF-I RNA 基因治疗策略进入临床试验，该方法在治疗六种不同的恶性肿瘤(胶质母细胞瘤、肝癌、结肠癌、前列腺癌、子宫癌和卵巢癌)方面显示出良好的效果，其机制是：在翻译和转录水平上同时阻止 IGF-I 的表达，增强抗肿瘤免疫和凋亡。

2003 年，聚乙二醇的聚合物首次将基因递送到大脑，这种聚合物与病毒载体不同，体积小到足以穿过血脑屏障。

自 2006 年以来的临床成功案例，基因治疗重新引起了业界的注意，基因治疗涵盖各种免疫缺陷疾病、视网膜疾病、肾上腺脑白质营养不良、慢性淋巴细胞白血病、急性淋巴细胞白血病、多发性骨髓瘤、血友病、帕金森病。

2003 年，中国批准了第一种商业基因疗法今又生(Gendicine)，用于治疗某些癌症。2011 年，新血管生成素(Neovasogen)在俄罗斯注册为第一种治疗外周动脉疾病(包括严重肢体缺血)的基因治疗药物。

2012 年，脂蛋白脂肪酶缺乏症的基因疗法，在获得欧盟委员会批准后，成为首个在欧洲和美国获批临床应用的基因疗法。

2021 年以来，基因疗法日益成熟，更有效安全的药物递送技术、更多的临床案例增加了人们对基因疗法的信心。

虽然基因治疗被公认为现代医学的重要领域，迄今，还没有人由于基因治疗成果获得诺贝尔奖。2002 年，Sydney Brenner、H.Robert Horvitz 和 John E. Sulston 因其在理解细胞发育和程序性细胞死亡的遗传基础方面的工作而获得了诺贝尔生理学或医学奖，他们的工作为基因疗法奠定了基础。2020 年，

Emmanuelle Charpentier 和 Jennifer A.Doudna 因开发 CRISPR-Cas9 基因编辑技术而获得诺贝尔化学奖。虽然 CRISPR-Cas9 主要用于基因编辑而不是基因治疗，但它有可能通过使基因治疗更精确和更有效来彻底改变基因治疗。

2. 基因疗法面临的困难

虽然基因疗法潜力很大，可能引发医学的重大变革，但仍然有如下困难需要克服：

(1)药物递送：将遗传物质安全有效地递送给靶细胞或组织，且不会对患者的细胞或免疫系统造成伤害，是对基因疗法的很大的挑战。主要的递送方法有：①经过改造的病毒载体，其是基因治疗最常用的递送方法。它们被除去了复制和致病能力，只将治疗基因携带到靶细胞中。一般用安全性高的腺相关病毒(AAV)，可以广泛地靶向体内的细胞和组织。其他病毒载体还有慢病毒和逆转录病毒。②非病毒载体，其是合成材料，它们通常由脂质、聚合物或纳米颗粒组成。非病毒载体有比病毒载体更安全和免疫原性更低的优势，可以设计成靶向体内的特定细胞和组织，但是比病毒载体的递送效率低。③裸 DNA。递送方法就是直接将遗传物质注入体内或通过电穿孔递送 DNA。电穿孔是一种利用电场在细胞膜上产生临时孔隙，使 DNA 进入细胞的技术。与病毒或非病毒载体相比，裸 DNA 在将遗传物质输送到细胞中的效率较低，但它有简单易制的优点。④CRISPR-Cas9 是一种基因编辑技术，用于原位修饰基因，这种方法有高度精确的优点，但是它仍需要更多的研究来充分了解其安全性和有效性。CRISPR-Cas9 可以通过病毒或非病毒载体或通过直接注射来递送。在基因治疗中，CRISPR-Cas9 用于纠正导致疾病的基因突变。例如，它可以用来修饰免疫细胞中的基因，使其对人类免疫缺陷病毒(HIV)感染具有抵抗力。⑤RNA 干扰利用小 RNA 分子抑制基因表达。RNAi 可以通过病毒或非病毒载体或直接注射来递送。RNAi 可用于治疗由过度活跃或异常基因引起的疾病。例如，它可以通过抑制突变亨廷顿蛋白基因的表达来治疗亨廷顿病。

(2)靶向特定细胞：基因治疗需要靶向受遗传病影响的特定细胞或组织。在影响全身多个器官或细胞的疾病中，靶向性将面临巨大挑战。一种正在开发的新技术是用特定启动子激活靶向细胞中的基因。

(3)免疫反应：当外来的遗传物质被引入体内时，会引发免疫反应，导致患者的细胞或组织发炎和受损。目前还没有很好的策略。

(4)长期影响：基因疗法仍然很新，需要进一步观察它是否能确保基因治疗具有长期的有益影响，且不会造成任何副作用(如不会引起癌症或其他遗传异常)。

(5)伦理学问题：如生殖系统的基因编辑可能会给后代带来意想不到的后

果。还需要确保所有患者，无论其社会经济地位如何，都能公平地获得基因治疗。

7.2.3 细胞疗法

细胞疗法是将活细胞注射、移植或植入患者体内，以达到药物效果的治疗方法。例如，在免疫治疗过程中，可以通过细胞介导免疫来移植能够对抗癌症细胞的 T 细胞，或移植干细胞以再生病变组织。

细胞疗法起源于 19 世纪，当时科学家通过注射动物材料来尝试预防和治疗疾病，尽管这样的尝试没有产生积极的结果。20 世纪以后，研究发现人类细胞可用于防止器官移植的免疫排斥。这种细胞疗法已经成为骨髓抑制治疗或辅助放疗或化疗的常见做法[45]。近几十年来，干细胞和细胞移植发展成为一种潜在的、新的治疗神经退行性疾病或免疫性疾病的重要策略。

1. 细胞疗法简史

细胞疗法可以追溯到 19 世纪，Charles-Édouard Brown-Séquard 试图通过注射动物睾丸提取物抗衰老[46]。1931 年，Paul Niehans 试图通过注射小牛胚胎中的物质来治疗一名患者。1956 年，E. Donnell Thomas 成功地通过双胞胎的骨髓移植治疗了一名白血病患者[47]。1968 年，人类骨髓移植在美国明尼苏达州获得成功[48]。一般来说，对于骨髓受损或破坏的患者，如在急性髓性白血病（AML）的化疗和/或放疗后，骨髓来源的细胞可以被注入患者的血液流。注射的细胞能够进入受影响的骨髓，整合、增殖并恢复或重建其生物学功能。

骨髓移植曾是临床上唯一采用的细胞疗法。20 世纪 90 年代以来，细胞疗法已被广泛用于各种病理和疾病。细胞疗法提供了一种实现治疗效果的新方法。此前，药物只能通过引导和诱导患者自身细胞来发挥作用。然而，在许多疾病和病症中，细胞受到损害，如衰老、血液供应受限（缺血）、炎症或细胞数量减少。细胞疗法提供了一种新的策略，支持引入新的活性细胞，以恢复先前受损或恶化的组织和器官结构。

近年来，细胞疗法已被公认为治疗人类疾病的一个重要领域，人们希望细胞疗法逐渐被用来治疗关节软骨、脑组织、脊柱、心脏、癌症等疾病。

作为新崛起的疗法，细胞治疗已吸引了大量投资，发展前景广阔。

2. 细胞疗法的主要机制

细胞疗法主要有以下两种作用机制：

（1）受损细胞被干细胞、祖细胞或成熟细胞替换。通过局部或全身给药，多能或单能细胞到达损伤组织部位后，分化为特定的细胞类型。这些细胞随后被整合到损伤部位，替换受损组织，从而促进器官或组织功能的改善，如心肌梗死后使用诱导性多能干细胞替代心肌细胞[49]，促进缺血性肢体的血管生成。

（2）释放细胞因子。递送到体内的细胞释放可溶性细胞因子（如趋化因子和生长因子）以旁分泌或内分泌方式发挥治疗作用。这些因子通过诱导局部（干）细胞或吸引细胞向移植部位迁移，促进器官或区域的自我修复。早期的传代细胞比后期传代细胞有更高效的旁分泌活性[50]。通过局部或全身给药被递送到体内的细胞，在相对较短的时间（几天至几周）内保持存活，然后死亡。这包括自然分泌相关治疗因子的细胞，或经历表观遗传变化或基因工程导致细胞释放大量特定因子的细胞。这方面的例子包括分泌促进血管生成、抗炎和抗凋亡的因子的细胞[51,52]。基于这个机制，黏附基质细胞或成熟内皮细胞可以用来治疗外周动脉疾病和动脉/静脉相关的并发症[53,54]。

3. 干细胞疗法

干细胞疗法（stem-cell therapy）用干细胞治疗或预防疾病[55]。作为广泛应用的干细胞疗法，造血干细胞移植（HSCT）一直被用于治疗白血病和淋巴瘤等疾病[56]。美国 FDA 批准了五种源自脐带血的造血干细胞产品以治疗血液和免疫疾病[57]。化疗药物不能很好区分肿瘤细胞和骨髓中的造血干细胞，造成大量骨髓干细胞死亡。干细胞疗法是逆转这些副作用的有效策略。被移植的细胞也可能引起免疫反应（虽然这也有助于杀死癌症细胞），导致移植物抗宿主病，这是这种干细胞疗法的副作用风险[58]。另一种名为 Prochymal 的干细胞疗法于 2012 年在加拿大获得有条件批准，用于治疗对类固醇无反应的儿童的急性移植物抗宿主病。这是一种基于成人骨髓间充质干细胞（MSCs）的同种异体干细胞疗法。2014 年，欧洲药品管理局（European Medicines Agency，EMA）建议批准角膜缘干细胞用于因眼部烧伤导致严重角膜缘干细胞缺乏症的患者。

干细胞疗法的主要潜在应用领域如下：

（1）骨髓移植：骨髓移植通常用于治疗血液相关疾病（如白血病、淋巴瘤和镰状细胞贫血等）。细胞可以来自捐献者的骨髓或血液的干细胞。新的干细胞进入患者的骨髓，可以生成健康的血细胞。

（2）皮肤移植：皮肤干细胞通常用于为严重烧伤或其他皮肤损伤的患者培育新皮肤。从患者身上取一小块健康皮肤样本，分离出干细胞在体外培养，然后移植到患者受损的皮肤上。

（3）软骨修复：软骨是缓冲关节，使关节平稳移动的结缔组织。软骨受损会引起疼痛、僵硬和活动受限。干细胞可以通过直接注射到关节中来修复受损的软骨。干细胞可以分化为软骨细胞。

(4)视网膜修复：用干细胞修复黄斑变性和其他视网膜疾病患者受损的视网膜组织。用健康的细胞替换受损的细胞，恢复视力。

(5)器官再生：用干细胞再生受损或患病的器官，如心脏、肝脏和胰腺。虽然仍然处在早期研究阶段，但在动物研究和早期临床试验中已经取得了可喜的结果。一般采用骨髓细胞，也可以从脐带血中提取干细胞。这将用于神经退行性疾病、糖尿病、心脏病等疾病的治疗[59]。

4. 细胞重编程与诱导多能干细胞

John Gurdon 在 1962 年证明了分化的体细胞可以重编程回到胚胎状态[60]。2006 年，山中伸弥发现体细胞核转移或基于卵母细胞的重编程过程，可以通过一组转录因子(Oct4、Sox2、Klf4 和 c-Myc)在小鼠体内实现，因此，他首次获得诱导多能干细胞。Gurdon 和山中分享了 2012 年诺贝尔生理学或医学奖[61]。

细胞重编程的最终产物在形态学、增殖、基因表达、多能性和端粒酶活性方面相似，因此可以用遗传学和形态学标记来确定重编程发生的阶段(即启动、成熟和稳定)[62,63]。

细胞重编程的一个应用是生产治疗性蛋白质。胰岛素、生长因子和抗体等蛋白质通常用于药物治疗。传统上，这些蛋白质是通过生物反应器批量生产的，这可能是昂贵和耗时的。然而，细胞可以被重新编程以直接生产这些蛋白质，从而不需要大规模的制造设施。例如，细胞可以被重新编程以生产治疗糖尿病的胰岛素。

细胞重编程的另一个应用是开发基于细胞的疗法。细胞可以被重新编程以分化成特定的细胞类型，如神经元或肌肉细胞，然后这些细胞可以用来替换受损或患病的细胞。这种方法已用于治疗帕金森病和脊髓损伤等疾病。细胞重编程也可用于创建个性化的基于细胞的治疗。通过对患者自身的细胞进行重新编程，可以创造出专门针对个人需求的细胞，从而降低排斥反应的风险，提高治疗的有效性。例如，可以对细胞进行重新编程，以产生针对患者特定癌症细胞的 T 细胞，从而创建个性化的癌症治疗。

然而，与细胞重新编程相关的挑战仍然存在，如确保治疗的安全性和有效性，以及大规模生产细胞的需求。此外，开发基于细胞的疗法的成本通常很高，监管障碍可能会减缓审批过程。

成体细胞(如皮肤细胞)可以被重编程为多能干细胞，即诱导多能干细胞(iPSC)。这些细胞能够分化为任何其他类型的细胞，使其成为研究和潜在治疗的工具。iPSC 在治疗中有许多潜在的应用。例如，iPSC 可以用来替代体内受损或患病的细胞，如大脑中的神经元或糖尿病患者的胰腺细胞。它们还可以用于开发个性化的药物方法，通过从患者自身细胞中创建 iPSC，并利用它们开发和测试适合其特定基因组成的药物。基于 iPSC 的疗法可能治疗黄斑变性、心脏病和脊髓损伤，但这些疗法尚不成熟。

目前，大部分细胞重编程试验在体外进行。但是，在体外培养的细胞能否适应体内环境仍然未知。一种解决办法是体内原位(in situ)细胞重编程，这是将细胞在体内转化而不将细胞从其自然组织环境中移除的过程。可以通过多种技术实现，如基因工程或将重编程因子直接输送到组织内的细胞。原位重编程允许在其自然环境中研究细胞，提供更准确的细胞行为和生理学表现，但可能受限于进入特定组织，技术上有很大的挑战性。原位重编程可能不适用于所有细胞类型，并且可能在可转换的细胞类型方面具有有限的特异性。

原位重编程是再生医学和细胞生物学领域中一个快速发展的新领域。它有可能彻底改变我们对细胞重编程的理解，为治疗各种疾病开辟新的途径。

5. 其他细胞疗法

(1) T 细胞疗法：用 T 细胞增强免疫系统，以抗击癌症或其他疾病。T 细胞可以从患者自身的血液或供体获得，然后在体外培养或修饰，以识别和靶向癌症细胞，然后将其注入患者体内实现治疗目的。

(2) 自然杀伤(NK)细胞治疗：用 NK 细胞靶向并杀死癌症细胞。NK 细胞可以从患者自身的血液或供体获得，在体外培养或修饰以增强其抗癌能力，然后将其注入患者体内。

(3) 树突状细胞治疗：用树突状细胞刺激免疫系统来对抗癌症或其他疾病。树突状细胞可以从患者的血液或供体获得，然后培养或修饰，向 T 细胞呈现特定抗原，激活免疫系统以对抗疾病。

(4) 间充质干细胞治疗：用间充质干细胞治疗骨关节炎、多发性硬化症和炎症性肠病等疾病。干细胞可以从骨髓或脂肪组织中获得，然后将干细胞注入患者体内，在那里它们分化成所需的组织类型并促进组织再生。

(5) 造血干细胞疗法：用造血干细胞来治疗血液疾病，如白血病和镰状细胞贫血。干细胞可以从患者自己的骨髓或供体获得，然后将干细胞注入患者体内，在那里它们分化成不同类型的血细胞。

(6) 嵌合抗原受体(CAR)T 细胞治疗：基因工程化患者的 T 细胞，使之表达能识别癌症细胞的嵌合抗原接收器，达到靶向消灭癌细胞的目的。患者的 T 细胞在实验室中被收集和修饰，然后再注入患者体内，识别摧毁癌症细胞。

(7) 胚胎干细胞疗法：用胚胎中的干细胞治疗各种疾病和损伤。胚胎干细胞可以分化为体内任何类型的细胞，使其成为再生医学的一个有前途的工具。然而，胚胎组织的使用所涉及的伦理问题尚未解决。

(8) 脐带血干细胞疗法：用婴儿出生后从脐带收集的干细胞治疗疾病。脐带血干细胞可以分化成不同类型的血细胞，是治疗的宝贵工具。

(9)肿瘤浸润淋巴细胞(TIL)治疗：从患者肿瘤中提取 T 细胞，然后在实验室中进行扩增和激活。激活的 T 细胞随后被注入患者体内，以识别和靶向患者的癌症细胞。

(10)脂肪干细胞疗法：用从脂肪组织(脂肪)中提取的干细胞。脂肪来源的干细胞能够分化成各种细胞类型，包括骨、软骨、肌肉和脂肪细胞。它们在一系列疾病的治疗中具有潜在的应用，包括骨科损伤和伤口愈合。

(11)神经细胞疗法：用干细胞治疗神经疾病，如阿尔茨海默病、帕金森病和脊髓损伤。干细胞可以分化成各种类型的神经细胞，并可以促进新神经组织的生长。然而，干细胞在神经源性细胞治疗中的应用仍处于早期发展阶段。

(12)自体软骨细胞移植(ACI)：从患者自身身体中提取健康的软骨细胞，然后在体外培养。培养的细胞随后被植入患者受损的关节，在那里它们可以促进新软骨组织的生长。ACI 用于治疗骨关节炎和膝关节损伤等疾病。

(13)胰岛细胞移植：将供体胰腺中的胰岛素生产细胞(胰岛细胞)移植到 I 型糖尿病患者体内。移植的胰岛细胞可以产生胰岛素并调节患者的血糖水平。然而，胰岛细胞移植的使用受限于供体胰腺的可用性。

(14)基因修饰细胞疗法：基因修饰细胞治疗涉及使用产生治疗蛋白的基因修饰的细胞。细胞可以是自体的(源自患者)或同种异体的(源自供体)。这些细胞在体外被修饰以产生所需的蛋白质，然后被输回患者体内，在那里它们可以产生蛋白质并治疗疾病。

(15)细胞外囊泡(EV)治疗：用细胞外囊泡(细胞释放的小膜结合颗粒)所含有的分子(蛋白质、RNA 和脂质)治疗疾病。EV 可以从多种来源获得，包括干细胞和免疫细胞，在治疗多种疾病(包括癌症和炎症)方面具有潜在应用。

7.3 个性化医疗

总体上，治疗方法可以被分为化学疗法(chemotherapy)和非化学疗法。化学疗法通过向身体递送药物(天然产物、合成产物、生物制品、遗传物质、细胞制品)而恢复到健康状态。非化学疗法又分为物理疗法和心理疗法。物理疗法利用非化学的能量(机械、热、声、光、电、磁、辐射等能量)消除病原因素。心理疗法主要利用信息化方法(语言、冥想、艺术、催眠等方法)恢复患者的心智健康。物理疗法和心理疗法不在本书的讨论范围，虽然化学疗法、物理疗法和心理疗法在医学实践中常有交叉。例如，手术(物理疗法)需要化学疗法中的麻醉或止痛药，心理疗法也借助化学疗法中的中枢神经药物或物理疗法(如音乐疗法或光疗)

协助治疗，而化学疗法常用物理手段（如纳米技术）递送药物。

传统的化学疗法（如中医疗法）是个性化的。个性化的含义是：药物是针对特定患者与特定病情的，而且服用的时间也应该符合人身体的自然节律。然而，自从西药蓬勃发展以来，医药行业的主流一直在追求所谓的"重磅炸弹"药，即一种药针对一个作用靶标、对应一种疾病、治疗世界上全体患同样疾病的患者。

人类基因组计划完成之后，对人类基因组的深入研究表明：每个生命个体都有独特的基因组变异。尽管个体之间的大多数变异对健康没有影响，但对药物治疗的应答与遗传变异的关系有许多个性化的差异，有些差异可能是致命的[64]。

另外，每一种药物也有自己独特的个性，在不同的生物环境下也会表现迥然不同的药效和毒副作用。结果，同一种药递送给患同一种疾病的不同患者，可以产生非常不同的应答结果。

例如，常用的退热消炎药布洛芬主要在肝脏中由细胞色素 CYP2C9、CYP2C8 和 CYP3A4 酶代谢。其中 CYP2C9 是参与布洛芬代谢的最重要的酶，约占其清除率的 85%；CYP2C8 约占其清除率的 10%。CYP3A4 的代谢作用比 CYP2C9 和 CYP2C8 小。布洛芬清除率降低的主要遗传因素是 CYP2C8*3 等位基因，CYP2C9*2 等位基因仅在与 CYP2C8*3 等位蛋白结合时与低清除率相关。与没有突变的个体相比，具有 CYP2C8*1/*3 和 CYP2C9*1/*2 共同基因型的个体（19% 的人群）布洛芬清除率降低[平均值为 65%（95%CI，42%～89%）；$P<0.001$]，非突变携带者的平均清除率为 7%～27%（$P<0.001$）[65]。就是说，那些携带 CYP2C9 和 CYP2C8 高度变异基因的人群与不携带变异基因的人群不一样，他们不适合服用布洛芬。又如，临床上常用的麻醉剂琥珀胆碱，因为它起效快、作用时间短，在急诊医学中很受欢迎。琥珀胆碱靠患者体内的丁酰胆碱酯酶（BCHE）对它的降解能力，使患者被麻醉之后恢复知觉而结束麻醉状态。然而，如果患者的 BCHE 基因发生变异，不能代谢琥珀胆碱，采用琥珀胆碱的麻醉操作就可能危及患者的生命[66]。

因此，理想的安全药物治疗要求医生了解每一种药与基因组的关系（称为药物基因组学），根据药物基因组学的知识和患者的基因图谱（gene profile）确定治疗方案称为精准医学（precision medicine），或者称为个性化的医疗（personalized medicine）。

7.3.1　药物基因组学与药物遗传学

药物基因组学（pharmacogenomics，药理学+基因组学 pharmaco + genomics）研究基因组与药物应答之间的因果关系。药物基因组学分析个体的基因组成如何影响药物产生的效应，即识别药物的药效及药代动力学与遗传变异的关系[67]。

最早的药物基因组学报告可以追溯到公元前 510 年，Pythagoras 发现一些食用蚕豆的人患上了溶血性贫血。现在知道，这与 G6PD 基因缺失有关[68]。1909 年，Whilhelm Johannsen 在研究豆类时创造了表型(phenotype)和基因型(genotype)这两个术语。他将基因型与不同的挥发性有机化合物的影响联系起来[69]。1950 年，Friedrich Vogel 首次提出药物遗传学(pharmacogenetics)概念，专注于研究遗传变异对药物治疗结果的影响。

药物遗传学和药物基因组学这两个术语经常互换使用，但药物遗传学通常指单个遗传标记的作用，指的是整个基因组的变异性对调节个体药物反应谱的集体影响。药物遗传学可能影响药物的药代动力学和药效学，这种变异性与剂量、治疗敏感性、副作用的可能性和超敏反应的风险有关。药物基因组学旨在根据患者的基因型优化药物治疗，以确保最大的药效和最小的副作用[70]。

药物基因组学希望解决用药过程的"一刀切"问题，让医生根据患者的基因及其功能给患者开处方，而不是简单地根据医生共识用试错法开处方。这意味着精准医学或个性化医学时代即将到来[71]。

7.3.2　时间医学与药物疗效

药物的疗效不仅与患者的基因图谱有关系，与患者和疾病本身的生物节律也密切相关。中医经典《黄帝内经》有很多内容都论及人的身体节律与自然节律的一致性及健康和预防疾病的关系。《黄帝内经·素问篇》说："夫四时阴阳者，万物之根本也。所以圣人春夏养阳，秋冬养阴，以从其根"。用现代的话说就是：四季阴阳变化是众生的根本节律。明智的人在春夏季节养阳(消耗养料)，在秋冬季节养阴(保藏营养)，顺从生命运行的规律。《伤寒杂病论》说："病有发热恶寒者，发于阳也；无热恶寒者，发于阴也。发于阳者七日愈；发于阴者六日愈"。这是说：受外源性感染产生的疾病分为两种症状类型：如果有发烧畏寒的症状，属阳型；如果没有发烧畏寒的症状，属阴型。阳型感染七天可痊愈，阴型感染六天可痊愈。由此可见，病原体类型不同，在人体发病的时间节律不同，中国古代医生已经知道按照节律予以处方。

由于地球沿着椭圆轨道绕太阳运行，产生每天约 24h 节律，乃至一年有二十四节气的节律。生活中在地球上的生物也演化出相应的节律适应这样的生存环境。1729 年，法国天文学家 Jean-Jacques d'Ortus de Mairan 看到含羞草的叶子即使在持续黑暗的环境中也会有节奏地开合，说明它的生物节律是由体内基因调控的(图 7-4)。

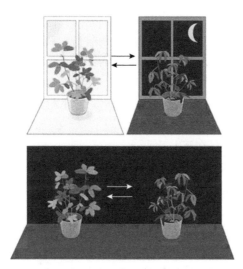

图 7-4　含羞草的叶子在白天向太阳开放，但在黄昏时关闭（上部）。将它置于持续的黑暗中
（下部），虽然光线没有改变，含羞草的叶片仍然循着白日-黄昏的节律开闭
（www.nobelprize.org/prizes/medicine/2017/press-release/）

　　1751 年，瑞典植物学家 Carl Linnaeus 用开花植物设计了一个花钟，他栽种
了在不同时辰开花的植物，让它们围成一圈，通过每一小时开放的花朵来指示一
天的时间。1892 年，德国生理学家 Karl Ritter von Frisch 发现蜜蜂能够感知光强
度的变化，并利用这些信息来导航。20 世纪 50 年代，明尼苏达大学的 Franz
Halberg 创造了"昼夜节律"（circadian）一词，被公认为"美国时间生物学之
父"。20 世纪 50 年代，时间节律与药物疗效的关系开始受到重视。1971 年，
Seymour Benzer 和 Ronald Konopka 鉴定出果蝇的突变体，该突变体在蛹羽化和
运动活动的正常 24h 周期中表现出变化。实验表明，这些突变涉及同一个基因，
后来被命名为 period。十年后，Brandeis 大学的 Hall 和 Rosbash 以及 Rockefeller
大学的 Young 分离出了这个时期基因，并对其进行了分子表征。20 世纪 80 年
代，"时间疗法"的概念被提出，即在一天中的特定时间给药，以优化其疗效并
将副作用降至最低。20 世纪 90 年代，第一个参与调节昼夜节律的人类基因被发
现，生物钟的存在得到确认。人们开始研究睡眠-觉醒周期紊乱与各种健康问题
之间的关系、轮班工作对健康的影响、昼夜节律与新陈代谢及相关疾病的关系。

　　2017 年诺贝尔生理学或医学奖授予 Jeffrey C. Hall、Michael Rosbash 和
Michael W. Young，以表彰他们对控制昼夜节律的分子机制的发现。Hall、
Rosbash 和 Young 证明了生物钟的转录-翻译反馈回路（TTFL）机制，period 基因
及其伴随基因的转录被其自身的基因产物——PERIOD（PER）蛋白和 TIME 蛋白-
LESS 蛋白（合称 TIM）所抑制，产生自主振荡。自我维持昼夜节律 TTFL 机制的

发现是一个新的突破。进一步的研究揭示了生物钟是一系列互锁的转录-翻译反馈回路，以及一个复杂的反应网络，包括调节蛋白磷酸化和 TTFL 成分的降解、蛋白复合物组装、核易位和其他翻译后修饰，产生了约 24h 的振荡。单个细胞内的昼夜节律振荡器对内脏信号的反应不同，并控制各种生理输出，如睡眠模式、体温、激素释放、血压和新陈代谢。这些发现对人类健康和疾病治疗具有重要意义。

生物钟的遗传机制存在于几乎所有细胞和组织中，它调节代谢、免疫和神经过程，这为药物治疗增加了一个崭新的手段。时间医学（chronomedicine）虽然较新，但在全球发展迅速。因为需要识别临床相关的生物标志物，这也是药物基因组学的新方向。

与人工智能技术结合的可穿戴设备和环境传感器技术将使人类能够实时评估不同组织级别的生物钟时间节律，从而深入了解环境、行为以及健康和疾病中的中枢和外周时钟之间的相互作用，提高临床试验设计的科学性和成功率。例如，尽管约有 1000 个基因作为药物靶点参与药物代谢/转运[72]，但只有少数最常用的药物处方治疗具有给药时间指示[73]。这并不是因为这些疗法在定时给药时效果不佳，而是因为缺乏临床试验来确定最佳时间。有了时间医学，就有了药物疗效的剂量-时间优化的新工具。

时间医学研究成果在药物疗法中的应用已经有了很多案例[74]。例如，皮质类固醇（corticosteroid）通常用于治疗类风湿性关节炎（RA），副作用是扰乱人的昼夜节律，导致睡眠障碍和其他不良影响。在早晨服用皮质类固醇可以降低睡眠障碍和其他不良影响的风险。癌症化疗有严重的副作用，在夜间人体的自然防御能力最低时进行化疗可以提高疗效并减少副作用。抗高血压药物的疗效也有昼夜变化，在早晨服用抗高血压药物可以提高疗效并降低不良反应的风险。胰岛素治疗糖尿病时，在晚上胰岛素抵抗活性较高，因此晚上使用胰岛素可以提高疗效并减少低血糖的风险。晚上服用他汀类药物治疗高脂症，可以提高疗效并降低不良反应的风险。在褪黑激素水平自然升高的晚上服用褪黑激素，可以改善睡眠质量，减少入睡时间。当气道炎症严重时，在晚间服用抗炎药，可以提高疗效，降低哮喘恶化的风险。乳腺癌化疗可在早晨进行，因为此时的皮质醇水平较高，可以提高疗效并降低不良反应的风险。在人体自然防御力最低的晚上服用抗生素，可以提高抗菌疗效并降低副作用的风险。

7.4　小　　结

药物疗法从天然产物疗法，经过化学合成药物疗法、生物药疗法、基因疗法、细胞疗法，一直演化到当代的时间医学和个性化医疗。这个演化路线图是随着人类对疾病机理和药物治疗知识的积累发展而来的。

最初，人类对复杂的生命系统的运行机制了解甚少，只是朴素地基于经验，向人体递送天然产物（早期的天然产物是未经加工的矿物、无机物和动植物组织碎片）以期达到恢复健康的目的。各民族的早期传统医药学都试图用粗糙的天然产物进行药物治疗。后来，中医药学与以科学为基础的现代医药学（俗称西医药学）在药物发现和药物应用方面分道扬镳。中医药学继续传承经方和验方，在制备工艺方面有很多建树，在传统治疗理论和方剂理论方面也独树一帜。但是，在药方的活性成分和药物与生命体作用机制方面不求甚解。而建立在科学方法论上的现代药学大厦有病理学、药理学、药物化学、药物分析学、药剂学的支撑，形成了完整而严谨的体系。正是现代药学的推动，才产生了现代多样化的药物治疗技术。

现代药物治疗技术从纯化合物（即化学药）调控生命体出发，发展到用生命体本身的产物（即传统的生物药，如蛋白质、遗传物质等）调控生命体。由于人工合成天然产物小分子和生物大分子的能力有限，于是发明了利用细胞代谢物或细胞本身（新兴的生物药）实现对生物系统调控的治疗方法，即基因治疗和细胞治疗。

在人工智能时代，化学疗法、生物疗法、物理疗法、心理疗法互相调用、互相渗透，共同演化。2017 年诺贝尔生理学或医学奖授予时间节律分子机制的发现者之后，时间医学成为人类治疗技术的第五维。时间疗法与化学疗法、生物疗法、物理疗法、心理疗法一起，正在构筑现代精准的个性化医疗网络，这个超级网络以知识为基础，而现代人工智能技术是这个医疗网络的骨架。

参 考 文 献

[1] Clardy J, Walsh C. Lessons from natural molecules[J]. Nature, 2004, 432(7019): 829-837.

[2] Feher M, Schmidt J M. Property distributions: differences between drugs, natural products, and molecules from combinatorial chemistry[J]. Journal of Chemical Information and Computer Sciences, 2003, 43(1): 218-227.

[3] Cragg G M, Grothaus P G, Newman D J. Impact of natural products on developing new anti-cancer agents[J]. Chemical Reviews, 2009, 109(7): 3012-3043.

[4] Luo L, Yang J, Wang C, et al. Natural products for infectious microbes and diseases: an overview of sources, compounds, and chemical diversities[J]. Science China Life Sciences, 2022, 65(6): 1123-1145.

[5] Ding A J, Zheng S Q, Huang X B, et al. Current perspective in the discovery of anti-aging agents from natural products[J]. Natural Products and Bioprospecting, 2017, 7(5): 335-404.

[6] Gautam R, Jachak S M. Recent developments in anti-inflammatory natural products[J]. Medicinal

Research Reviews, 2009, 29(5): 767-820.

[7] Bellik Y, Boukraâ L, Alzahrani H A, et al. Molecular mechanism underlying anti-inflammatory and anti-allergic activities of phytochemicals: an update[J]. Molecules, 2013, 18(1): 322-353.

[8] Wang S, Du Q, Meng X, et al. Natural polyphenols: a potential prevention and treatment strategy for metabolic syndrome[J]. Food & Function, 2022, 13(19): 9734-9753.

[9] Ivorra M D, Payá M, Villar A. A review of natural products and plants as potential antidiabetic drugs[J]. Journal of Ethnopharmacology, 1989, 27(3): 243-275.

[10] Mccurdy C R, Scully S S. Analgesic substances derived from natural products (natureceuticals)[J]. Life Sciences, 2005, 78(5): 476-484.

[11] Bagherniya M, Nobili V, Blesso C N, et al. Medicinal plants and bioactive natural compounds in the treatment of non-alcoholic fatty liver disease: a clinical review[J]. Pharmacological Research, 2018, 130: 213-240.

[12] Baell J B, Holloway G A. New substructure filters for removal of pan assay interference compounds (PAINS) from screening libraries and for their exclusion in bioassays[J]. Journal of Medicinal Chemistry, 2010, 53(7): 2719-2740.

[13] Newman D J, Cragg G M. Natural products as sources of new drugs over the 30 years from 1981 to 2010[J]. Journal of Natural Products, 2012, 75(3): 311-335.

[14] Newman D J, Cragg G M, Snader K M. Natural products as sources of new drugs over the period 1981-2002[J]. Journal of Natural Products, 2003, 66(7): 1022-1037.

[15] Dhuria S V, Hanson L R, Frey I W H. Intranasal delivery to the central nervous system: mechanisms and experimental considerations[J]. Journal of Pharmaceutical Sciences, 2010, 99(4): 1654-1673.

[16] Illum L. Intranasal Delivery to the Central Nervous System. Blood-brain barrier in drug discovery: optimizing brain exposure of CNS drugs and minimizing brain side effects for peripheral drugs[M]. Hoboken: Wiley, 2015: 535-565.

[17] Cooke B, Ernst E. Aromatherapy: a systematic review[J]. British Journal of General Practice, 2000, 50(455): 493-496.

[18] Clarke S. Essential Chemistry for Aromatherapy[M]. Lombard: Elsevier Health Sciences, 2009.

[19] 张含盈, 王红五. 香炉与香道文化[J]. 检察风云, 2014, (16): 88-90.

[20] 梅全喜, 李汉超, 汪科元, 等. 南药沉香的药用历史与产地考证[J]. 今日药学, 2011, 21(1): 3-5.

[21] Maury M, Savill M. Le Capital "Jeunesse". The Secret of Life and Youth. Regeneration Through Essential Oils. A Modern Alchemy... Translated by Mervyn Savill. With Plates, Including a Portrait[M]. London: Macdonald, 1964.

[22] Tisserand R. The Art of Aromatherapy: The Healing and Beautifying Properties of the Essential Oils of Flowers and Herbs[M]. Essex: Inner Traditions/Bear & Co, 1978.

[23] Koehn F E, Carter G T. The evolving role of natural products in drug discovery[J]. Nature Reviews Drug Discovery, 2005, 4(3): 206-220.

[24] Lipinski C A. Lead- and drug-like compounds: the rule-of-five revolution[J]. Drug Discovery Today: Technologies, 2004, 1(4): 337-341.

[25] Lipinski C A, Lombardo F, Dominy B W, et al. Experimental and computational approaches to estimate solubility and permeability in drug discovery and development settings[J]. Advanced Drug Delivery Reviews, 1997, 23(1-3): 3-25.

[26] Veber D F, Johnson S R, Cheng H Y, et al. Molecular properties that influence the oral bioavailability of drug candidates[J]. Journal of Medicinal Chemistry, 2002, 45(12): 2615-2623.

[27] Hopkins A L, Groom C R. The druggable genome[J]. Nature Reviews Drug discovery, 2002, 1(9): 727-730.

[28] Carr R A, Congreve M, Murray C W, et al. Fragment-based lead discovery: leads by design[J]. Drug Discovery Today, 2005, 10(14): 987-992.

[29] Imming P, Sinning C, Meyer A. Drugs, their targets and the nature and number of drug targets[J]. Nature Reviews Drug Discovery, 2006, 5(10): 821-834.

[30] Overington J P, Al-Lazikani B, Hopkins A L. How many drug targets are there?[J]. Nature Reviews Drug Discovery, 2006, 5(12): 993-996.

[31] Rual J-F, Venkatesan K, Hao T, et al. Towards a proteome-scale map of the human protein-protein interaction network[J]. Nature, 2005, 437(7062): 1173-1178.

[32] Makley L N, Gestwicki J E. Expanding the number of 'druggable' targets: non-enzymes and protein-protein interactions[J]. Chemical Biology & Drug Design, 2013, 81(1): 22-32.

[33] Williams J A, Hyland R, Jones B C, et al. Drug-drug interactions for UDP-glucuronosyltransferase substrates: a pharmacokinetic explanation for typically observed low exposure (AUCi/AUC) ratios[J]. Drug Metabolism and Disposition, 2004, 32(11): 1201-1208.

[34] Guengerich F P. Cytochrome p450 and chemical toxicology[J]. Chemical Research in Toxicology, 2008, 21(1): 70-83.

[35] Lamb D C, Waterman M R, Kelly S L, et al. Cytochromes P450 and drug discovery[J]. Current Opinion in Biotechnology, 2007, 18(6): 504-512.

[36] Dogne J M, Hanson J, Leval D X, et al. From the design to the clinical application of thromboxane modulators[J]. Current Pharmaceutical Design, 2006, 12(8): 903-923.

[37] Mclean K J, Clift D, Lewis D G, et al. The preponderance of P450s in the Mycobacterium tuberculosis genome[J]. Trends in Microbiology, 2006, 14(5): 220-228.

[38] Kreutzberger A J B, Sanyal A, Saminathan A, et al. SARS-CoV-2 requires acidic pH to infect cells[J]. Proceedings of the National Academy of Sciences of the United States of America, 2022, 119(38): e2209514119.

[39] Welch B D, Vandemark A P, Heroux A, et al. Potent D-peptide inhibitors of HIV-1 entry[J]. Proceedings of the National Academy of Sciences of the United States of America, 2007, 104(43): 16828-16833.

[40] Vigant F, Santos N C, Lee B. Broad-spectrum antivirals against viral fusion[J]. Nature Reviews Microbiology, 2015, 13(7): 426-437.

[41] Senior M. Fresh from the biotech pipeline: fewer approvals, but biologics gain share[J]. Nature Biotechnology, 2023, 41(2): 174-182.

[42] Friedmann T, Roblin R. Gene therapy for human genetic disease?[J]. Science, 1972, 175(4025): 949-955.

[43] Cepko C L, Roberts B E, Mulligan R C. Construction and applications of a highly transmissible murine retrovirus shuttle vector[J]. Cell, 1984, 37(3): 1053-1062.

[44] Abbott A. Gene therapy. Italians first to use stem cells[J]. Nature, 1992, 356(6369): 465.

[45] Starzl T E. History of clinical transplantation[J]. World Journal of Surgery, 2000, 24(7): 759-782.

[46] Lefrère J J, Berche P. La thérapeutique du docteur brown-sequard[J]. Annales d'Endocrinologie, 2010, 71(2): 69-75.

[47] Appelbaum F R. E. Donnall Thomas (1920-2012)[J]. Science, 2012, 338(6111): 1163-1163.

[48] Starzl T E. History of clinical transplantation[J]. World Journal of Surgery, 2000, 24(7): 759-782.

[49] Jackson K A, Majka S M, Wang H, et al. Regeneration of ischemic cardiac muscle and vascular endothelium by adult stem cells[J]. Journal of Clinical Investigation, 2001, 107(11): 1395-1402.

[50] von Bahr L, Sundberg B, Lönnies L, et al. Long-term complications, immunologic effects, and role of passage for outcome in mesenchymal stromal cell therapy[J]. Biology of Blood and Marrow Transplantation, 2012, 18(4): 557-564.

[51] Kelly M L, Wang M, Crisostomo P R, et al. TNF receptor 2, not TNF receptor 1, enhances mesenchymal stem cell-mediated cardiac protection following acute ischemia[J]. Shock, 2010, 33(6): 602-607.

[52] Yagi H, Soto-Gutierrez A, Parekkadan B, et al. Mesenchymal stem cells: mechanisms of immunomodulation and homing[J]. Cell Transplant, 2010, 19(6): 667-679.

[53] Nugent H M, Ng Y S, White D, et al. Delivery site of perivascular endothelial cell matrices determines control of stenosis in a porcine femoral stent model[J]. Journal of Vascular and Interventional Radiology, 2009, 20(12): 1617-1624.

[54] Prather W R, Toren A, Meiron M, et al. The role of placental-derived adherent stromal cell (PLX-PAD) in the treatment of critical limb ischemia[J]. Cytotherapy, 2009, 11(4): 427-434.

[55] Mahla R S. Stem cells applications in regenerative medicine and disease therapeutics[J]. International Journal of Cell Biology, 2016, 2016: 6940283.

[56] Karanes C, Nelson G O, Chitphakdithai P, et al. Twenty years of unrelated donor hematopoietic cell transplantation for adult recipients facilitated by the National Marrow Donor Program[J]. Biology of Blood and Marrow Transplantation, 2008, 14(Suppl9): 8-15.

[57] Rosemann A. Why regenerative stem cell medicine progresses slower than expected[J]. Journal of Cellular Biochemistry, 2014, 115(12): 2073-2076.

[58] Malard F, Mohty M. New insight for the diagnosis of gastrointestinal acute graft-versus-host disease[J]. Mediators of Inflammation, 2014, 2014: 701013.

[59] Lyon L. Stem cell therapies in neurology: the good, the bad and the unknown[J]. Brain, 2018, 141(10): e77.

[60] Gurdon J B. The developmental capacity of nuclei taken from intestinal epithelium cells of feeding tadpoles[J]. Journal of Embryology and Experimental Morphology, 1962, 10: 622-640.

[61] Takahashi K, Yamanaka S. Induction of pluripotent stem cells from mouse embryonic and adult fibroblast cultures by defined factors[J]. Cell, 2006, 126(4): 663-676.

[62] Takahashi K, Tanabe K, Ohnuki M, et al. Induction of pluripotent stem cells from adult human

fibroblasts by defined factors[J]. Cell, 2007, 131(5): 861-872.

[63] David L, Polo J M. Phases of reprogramming[J]. Stem Cell Research, 2014, 12(3): 754-761.

[64] Schork N J. Personalized medicine: time for one-person trials[J]. Nature, 2015, 520(7549): 609-611.

[65] García-Martín E, Martínez C, Tabarés B, et al. Interindividual variability in ibuprofen pharmacokinetics is related to interaction of cytochrome P450 2C8 and 2C9 amino acid polymorphisms[J]. Clinical Pharmacology & Therapeutics, 2004, 76(2): 119-127.

[66] Kaye A D, Mahakian T, Kaye A J, et al. Pharmacogenomics, precision medicine, and implications for anesthesia care[J]. Best Practice & Research Clinical Anaesthesiology, 2018, 32(2): 61-81.

[67] van der Lee M, Kriek M, Guchelaar H-J, et al. Technologies for pharmacogenomics: a review[J]. Genes, 2020, 11(12): 1456.

[68] Relling M V, Evans W E. Pharmacogenomics in the clinic[J]. Nature, 2015, 526(7573): 343-350.

[69] Roll-Hansen N. The crucial experiment of Wilhelm Johannsen[J]. Biology and Philosophy, 1989, 4: 303-329.

[70] Becquemont L. Pharmacogenomics of adverse drug reactions: practical applications and perspectives[J]. Pharmacogenomics, 2009, 10(6): 961-969.

[71] Squassina A, Manchia M, Manolopoulos V G, et al. Realities and expectations of pharmacogenomics and personalized medicine: impact of translating genetic knowledge into clinical practice[J]. Pharmacogenomics, 2010, 11(8): 1149-1167.

[72] Zhang R, Lahens N F, Ballance H I, et al. A circadian gene expression atlas in mammals: implications for biology and medicine[J]. Proceedings of the National Academy of Sciences of the United States of America, 2014, 111(45): 16219-16224.

[73] Ruben M D, Smith D F, Fitzgerald G A, et al. Dosing time matters[J]. Science, 2019, 365(6453): 547-549.

[74] Fishbein A B, Knutson K L, Zee P C. Circadian disruption and human health[J]. Journal of Clinical Investigation, 2021, 131(19): e148286.

第8章 总结与展望

药物发现方法演化史起源于人类利用来自植物、动物、矿物等天然产物治疗疾病。演化的路线从随机巧遇、基于经验的发现、基于机理的发现、基于靶标的发现，到今天的基于各种生物技术的发现。药物发现方法学从经验学科逐渐蜕变成一门信息学科。

8.1 药物发现方法学演化的里程碑事件

药物发现方法学从无到有的漫长的演化过程，有以下几个里程碑事件：

（1）基于表型的随机筛选：人类早期的药物发现是随机巧合，从中国古代的神农尝百草的传说到柳树皮止痛退烧和 Alexander Fleming 发现青霉素，有很多案例。这些巧合基于疗效（即表型改变），所以是基于表型的筛选。后来，人类逐渐有意识地从天然产物中筛选药物，诞生了以天然产物为主要物质基础的化学疗法。随机药物筛选范围包括植物、微生物和动物。药物筛选活动促进了化学和生物科学的发展。颠覆性的思维是：药物作用来源于作为活性成分的某种纯化合物。例如，柳树皮治疗疼痛和发烧的活性成分是水杨酸，治疗癌症的紫杉植物提取物的活性成分是紫杉醇（taxol），治疗疟疾的金鸡纳树皮或青蒿提取物的活性成分是喹啉和青蒿素（artemisinin）。

（2）基于机理的药物筛选：随着生物与化学知识的积累，人们认识到药物不仅有活性成分，还有与活性成分相关的作用机理。颠覆性的思维是：活性成分的分子应该作用于身体内的某个生物分子，称为靶标。这个靶标主要是蛋白质。这种方法包括根据体内靶分子的知识来设计和筛选可能成为药物的化合物。随着信息技术的进步，X 射线晶体学和核磁共振等技术用来确定蛋白质靶标的分子结构，筛选和设计药物有了实验和理论依据。抗 HIV 药物 Maraviroc 和抗癌药物 Gleevec 是基于机理和靶标发现的药物。

（3）大规模筛选与合成：20 世纪 60 年代基于细胞的筛选开始普及，各种细胞系被开发出来用于药物筛选，原代细胞和组织用于药物筛选也很普遍。计算机技术的进步使筛选用的仪器迅速小型化、信息化，加上采用微孔板(microplate)开展实验，人们可以同时筛选数百或数千种化合物，到 20 世纪 80 年代高通量筛选技术兴旺起来。到了 20 世纪 90 年代，体外和体内的药物筛选模型成为常规的药物发现技术，小鼠和大鼠等动物模型被普遍用于研究化合物的疗效和毒性筛选。基因组学和蛋白质组学的进步使药物筛选方法更有针对性，如针对离子通道或 G 蛋白偶联受体(GPCR)的药物筛选方法。这是基于靶标的药物筛选最红火的时代。到了 21 世纪初，由于基于靶点的药物发现没有达到预期的成就，基于表型的药物筛选重新获得重视。很多基于表型的高通量筛选技术被开发出来，最典型的要算 2010 年以后出现的基于自动显微镜和图像分析的高内涵筛选技术(high content screening，HCS)，它可以从单个测定中同时分析许多细胞参数，实现更全面的表型筛选。现在，高通量筛选涵盖基于表型和基于靶标的药物筛选。

几乎在同一个时期，随着大规模药物筛选技术的勃兴，人们不再满足于传统的新化合物发现速度。于是高通量化学合成技术应运而生，包括组合合成化学、点击化学和将高通量合成技术与筛选技术综合在一起的 DNA 编码库。这些技术让人类迅速进入探索千亿级化合物多样性空间的时代。一般认为，HIV 蛋白酶抑制剂利托那韦和抗癌药物拉帕替尼是这个时代的典型产物。

(4)基因组学、蛋白质组学和代谢组学：James Watson 和 Francis Crick 在 1953 年提出 DNA 的双螺旋结构之后，对人类基因组及其产物(包括代谢产物)的研究极大地加深和加速了人类对生命与疾病本质的认识。人类基因组计划在约 13 年内的时间就顺利完成(1990～2003 年)。首次发布的人类基因组数据只覆盖了基因组的 92%。2019 年，利用先进技术对人类基因组进行重新测序，得到了完整的人类基因组 30.55 亿个碱基对序列[1]。包括除 Y 以外的所有染色体的无间隙组装，纠正了先前数据中的错误，引入了近 2 亿个碱基配对的序列，包含 1956 个基因预测，其中 99 个被预测为蛋白质编码，为开发新的药物带来新的机会。靶向 HER2 蛋白的抗癌药物 Herceptin 和靶向 TNF-α 蛋白的抗炎药物 Humira 被认为是基因组学研究的成就。

蛋白质组学已经成为药物发现方法学的重要组成部分，主要用于识别新的药物靶点、厘清药物作用机制、评估药物的安全性和有效性。高分辨质谱及其与其他波谱学技术的联用，使蛋白质组学可以发现哪些蛋白质参与疾病过程和哪些蛋白质可能成为药物靶标。利用酵母双杂交分析、免疫共沉淀和表面等离子体共振等技术，蛋白质组学可以发现蛋白质-蛋白质相互作用、探索疾病过程中涉及的信号转导途径。蛋白质组学分析不同组织或不同条件下蛋白质表达谱(protein expression profile)，可识别在疾病状态下过度表达或表达不足的蛋白质以发现药物靶标。为了诊断疾病、监测疾病进展和评估治疗效果，蛋白质组学用于发现生物标志物以显明疾病的存在和进展状况。蛋白质组学改变药物的发现和开发的传统模式，在靶标识别与验证、筛选大型化合物库、确定药物作用机制、预测先导化合物的毒性和副作用，以及个性化用药方面发挥越来越重要的作用。

代谢组学是基因组时代对生物样本中内源性和外源性代谢产物综合分析的新技术，使人们能够研究生物体中发生的代谢过程的细节，确定它们与疾病或药物治疗相关关系，是药物研究的药效学和药代动力学环节的最先进的工具。在药物发现中主要用于：①靶标识别，通过比较健康人与患者的代谢谱（metabolic profile）以确定在疾病状态下改变的代谢途径和可能的药物靶标；②生物标志物的鉴定，药物代谢谱中的内源性或外源性化合物可以成为指示疾病或药物反应的生物标志物，它们指示疾病进展、药物副作用和衡量药效；③评估候选药物的安全性和有效性，通过分析接受候选药物治疗的动物或人类的代谢谱，发现代谢途径的变化，指示药物毒性或疗效；④研究药物作用机制，通过分析代谢谱的化合物，发现药物代谢途径，以确定药物作用机制；⑤药物再利用，通过分析已知药物对代谢途径的影响来确定其新用途；⑥临床试验设计，根据药物代谢谱选择合适的临床试验志愿者，监测药物反应的特定生物标志，研究临床试验药物的应答，优化试验设计，增加成功的机会。

基因组学、蛋白质组学和代谢组学与药物发现学结合产生了药物基因组学，它是药物发现方法的重要分支，为即将到来的基于个人基因特征的个性化医疗时代铺平道路。

（5）深度学习技术的复兴：自从 John McCarthy 在 1956 年达特茅斯会议提出 AI 概念以来，AI 影响了许多领域的发展。早期的知识表示、获取、管理、检索、逻辑推理和机器学习的理念仍然是当代 AI 的基础。AI 的应用经历了以下几起几落[2]。

1956～1974 年兴起时的主旋律是启发式搜索与逻辑推理。

1974～1980 年由于数据不足算力不够而回落。

1980～1987 年由于专家系统和人工神经网络的应用迎来第一次复兴。

1987～2012 年由于专家系统的高成本与个人计算机无法竞争而再次回落。

2012～2023 年由于高性能计算基本解决了算力问题，互联网高度发达产生的"大数据"解决了训练用的数据问题，深度学习的各种架构基本解决算法问题使 AI 再次回到舞台中央。AI 在图像处理和自然语言处理（NLP）领域算法的成功迅速转用到其他领域，大有颠覆传统药物发现模式的趋势。当前 AI 在药物发现领域的应用仍然处于上升阶段。

AI 发展的转折点在 21 世纪初，认识论（epistemology）的范式从基于拟合推理和逻辑推理的必然范式转变为基于统计学数据驱动的或然（probabilistic）范式。虽然必然范式在认识世界的过程中依然重要，但认识世界的或然范式也走入舞台的中央。

传统的 QSAR 曾经是药物设计方法的主流方法，无论是哈米特公式还是 Hansch 分析以至于后来的多维度 QSAR，都基于认识论的必然范式。20 世纪初，将 AI 方法引入 QSAR 不仅为了建立药物设计模型，许多工作还为了通过合理地为 QSAR 选择建模的描述符以改进传统的药物设计建模方法。2010 年之后，情况发生了变化，由于现代深度学习(deep learning，DL)理念的引入，人们把传统的分子结构线性编码(主要是 SMILES 编码)视为描述分子结构的自然语言，因此，可以用在 NLP 中获得极大成功的各种深度神经网络(DNN)来处理药物分子设计的问题。采用 DNN 方法之后，建模者不再需要考虑描述符选择问题，因为已经能够自动确保剔除不相关或高度相关的描述符，选出对预测活性最重要的描述符[3]。2012 年多任务神经网络赢得 Kaggle 化合物活性预测的挑战赛[4]，2014 年 DNN 赢得 NIH Tox21 毒性预测挑战赛[5]之后，DNN 逐渐替代了 QSAR 和传统方法在药物发现领域的地位。AI 已经被应用于靶标发现与鉴定、生物药设计、小分子药从头设计、基于配体或受体的药物筛选、药物合成、小分子成药性(如特定靶向活性、血脑屏障渗透性、皮肤渗透性、转运酶抑制性、药致突变性、药物性肝损伤、hERG 抑制性、溶解度、ADME 参数)预测、体内药物动力学、药致生殖毒性、药物剂型设计、环境毒性、药物经济学分析、药物成本效益分析、政策决策、临床试验设计、药物生产条件优化、伪药检测、上市后监测不良事件预测、个性化医疗(精准医学)等。

8.2　AI 与药物发现方法学：挑战和机遇

纵观药物发现方法学演变的历史，科学和技术是驱动药物发现方法学进步的两大引擎，探求药物作用机理的好奇心促进了技术创新，而新技术发明则催化了科学发现。但是，科学与技术也受到经济规律的制约。在计算机领域有摩尔(Moore)定律，有趣的是在药物发现领域也有个反摩尔定律的现象[被戏称为倒摩尔(Eroom)定律，Moore 的反向拼写]：1950 年以来，每 10 亿美元研发支出中批准的新药数量大约每 9 年减半，经通胀调整后下降了约 80 倍[6]。虽然对它的成因有所讨论，目前还没有好的解决办法。人工智能辅助药物发现与设计技术的兴起或多或少给人以病急乱投医的感觉。

药物发现学横跨许多学科，由于药物在体内的作用涉及众多参数，而人类个体的基因多样性谱都不一样，在少量个体体现出来的成药性很难在较大范围人群重现。不得不承认，能够综合来自各学科的理论和实验的数据做出研发决策的技术尚未出现[7]。近年来，AI 获得了大量投资，也有被过分宣传的现象。AI 的确在机制相对简单的领域(如图像识别、自然语言处理、自动驾驶)获得引人瞩目的成功，但是这些成功能否在药物发现领域复制，仍是悬而未决的问题。正如摩尔定律在信息技术领域仍然未被打破，在制药领域不仅没有复制，反而出现了反摩尔定律的现象。失败的案例已经出现，如用于自动疾病诊断的 AI 系统 Watson[8]；号称为第一种 AI 设计的药物，Exscientia 公司的 DSP-1181 临床试验宣告失败[9]。客观看待 AI 对药物发现研究领域的意义，有助于 AIDD 的健康发展(美国化学会的调查：www.cas.org/resources/cas-insights/drug-discovery/ai-designed-drug-candidates，2023 年 3 月 29 日访问)。

为了确保医药研究结果具有有效性、安全性、质量一致性、可重现性，药物监管机构制定了良好实验室规范(good laboratory practice，GLP)和良好生产规范(good manufacturing practice，GMP)。AI 应用于药物发现过程也应该有良好 AI 应用规范(good AI-application practice，GAIAP)。经历了 50 多年的发展，QSAR 方法有很多 AIDD 值得继承的遗产，如生物大分子和小分子的表征方式有字符串、2D 结构邻接表、3D 构象原子坐标、理论或实验测定的物理量、分子结构指纹等，在使用之前应该充分理解它们的数学、物理、化学或生物学意义。从生物大分子和小分子的原始表征方式提取特征向量的方法会直接影响 AIDD 建模的结果。虽然有自动化的提取方法及其开源代码，研究者对特征向量生物意义的正确解读依然是 AIDD 成功的保证。

8.2.1 数据、算法与算力、数据与程序的递归式重构

1. 数据

药物创新过程涉及的实验数据都有特定的约束条件，脱离约束条件的解读都会得出错误的结论。这些条件特征属于元数据(metadata)，包括生物样本所属物种、细胞品系、靶标类型、制备方法、阴性或阳性对照、基质材料、信号检测方法、测量偏差范围、测量时间、测量精度、参数类型及其单位的一致性(如 IC_{50}、EC_{50}、POC、K_D 等参数，意义不同又互相关联)、批量效应[10]、跨实验的荟萃分析(meta analysis)方法、解释数据的标准(用何种阈值决定活性)、缺失数据的处理方式、非正常数据的处理方式(如大于或小于某个数值，或落在某些值域范围)、样品有效期、细胞传代数、数据产生者、知识产权、存储源头等。任一个环节的缺失都可能导致分析结果不能复现，难以满足可查找、可访问、可互操作和可重用(findable, accessible, interoperable, and reusable，FAIR)的数据管理原则[11]。高质量的数据和完整的元数据是 AIDD 得出正确结论的必要条件。

2. 算法与算力

算法的选择应该与需要解决的问题的特征相匹配。例如，化合物库或者蛋白质序列库中的分子分类可能是多层次的，应该根据数据中实际可能存在的层次预

判 DNN 隐藏层的深度。生成对抗网络(GAN)涉及两个 DNN 的竞争，属于计算密集型，如果有其他方法，就不必选择 GAN。但是，如果需要避免数据使用过程中访问个人隐私的伦理问题，可以用 GAN 从原始数据生成不含个人隐私但与原始数据模式类似的生成式数据。

3. 数据与程序的递归式重构

2020 年以前，AI 多次起落的一个关键原因是程序无法从数据的演化中自动学习和改进[2]。在传统的程序设计概念中，程序与数据互相独立，Niklaus Wirth 曾写过一本书 *Algorithms + Data Structures = Programs*[12]充分表达了这种理念。程序自我更新的能力应该是 AI 的本质特征。这个颠覆性理念在 AI 发展初期 (1971 年)就有了萌芽，即 "代码为数据，数据为代码"(duality between code and data，DBCD)的概念，又称双向编码理论(dual-coding theory)。最初，加拿大西安大略大学的 Allan Paivio 提出：假设感官表象(sensory imagery)和言语都表示信息，而表象和语言在人类大脑中按照不同的途径处理和表示。与这些表示相对应的心理代码用于组织传入的信息，这些信息可以被操作、存储和检索以供后续使用。回忆信息时，可以使用图像和语言代码。他举例说：假设 "狗" 的概念在人脑中存储为单词 "dog" 和狗的图像(数据)，当要求描述 "狗" 的概念时，人的大脑可以单独或同时检索关于 "狗" 的单词(代码)或图像(数据)。虽然单词被检索出来，狗的图像不会丢失，且以后仍可以检索到。与刺激只以一种方式编码相比，以两种不同方式编码刺激的能力增加了记忆此概念的机会[13]。

8.2.2 程序自我改进与学科的递归式演化

将计算机代码视为数据和将数据作为代码(code as data and data as code，CDDC)来执行的概念，CDDC 就是这种认知理论的应用。这种理念颠覆性在于：数据不再是被动地被程序改变，它们也能够改变程序。这就赋予了程序随着数据的演化而自动学习和改进的潜力。这一思路的重大转变对包括药物发现方法学在内的许多学科的演化具有普遍意义，衍生出以 meta 为前缀的很多新概念和新学科。有趣的是，这种现象在药学领域很普遍，当我们开发药物以改变身体状态时，我们的身体也会改变药物分子结构的状态。

(1)LISP 语言：作为第二个高级编程语言(第一个是 FORTRAN 语言)和早期人工智能的专用语言，CDDC 是 LISP 语言独具特色的属性，即用 LISP 语言写的代码与它输入和输出的数据结构相同[14]。这个特色一直被保留至今，并在当代生物信息学中得到应用[15]。

(2)元数据(metadata)：元数据即 "关于数据的数据"。例如，对一个数据文件而言，关于它的基本信息有：来源、目的、创建时间和日期、作者、在网络上的地址、使用标准、文件大小、数据质量、创建该数据的过程等，这组数据就是数据文件的元数据。元数据又分为：描述性元数据（descriptive metadata）、结构性元数据（structural metadata）、参考性元数据（reference metadata）、管理性元数据（administrative metadata）、法规性元数据（legal metadata）、统计性元数据（statistical metadata）。有了元数据，人们才能在大数据时代高效地从成千成亿个数据文件中找到感兴趣的数据。而这些元数据又可以被上一层的元数据所解读，驱动其他数据解析程序的运行，这是典型的 CDDC 的案例。实际上，元数据是原始数据的函数。理论上，不同元数据之间的串联或并联也能形成新型的人工神经网络。

（3）元语言（metalanguage）：元语言是关于其他语言的语言。在计算机科学领域，典型的数理逻辑元语言（又称 formal language）是巴科斯-诺尔范式（Backus-Naur form，BNF），由 John Backus 和 Peter Naur 在 20 世纪 60 年代发明的，它最早用来严格地定义计算机编程语言[16]，规定编程语言的字符集、句法、语法、算符、控制过程等。所有的计算机程序设计语言都能被 BNF 准确地定义。在大数据时代，为了加速掌握数据处理技术，缩短编程语言的学习周期，人们发展了很多脚本语言和数据标记语言（mark-up languages），这些语言写的程序执行由非命令序列的数据元素控制。用这些语言进行程序设计也称为元编程（metaprogramming），程序可以被设计为读取、生成、分析或转换其他程序，甚至在运行时自我修改，允许程序员尽量减少表达解决方案的代码行数以减少开发时间，允许程序被修改后无需重新编译即可执行。人工智能语言 LISP 就支持元编程。

（4）元学习（metalearning）：元学习最初是 Donald Maudsley 于 1979 年提出的关于学习过程的理论[17]，属于教育心理学范畴。1985 年，元学习被 John Biggsy 用来描述对学习状态的理解和控制[18]。近年来，元学习被引入机器学习的领域，用来研究机器学习系统的自我进化和对环境的适应。元学习研究自适应学习过程（图 8-1），研究学习系统如何动态地选择假说，不断地更新/改进来自基础学习的先验参数，提高学习机的知识水平和对环境的适应能力。显然，元编程或者自编程的能力对元学习研究非常重要。在典型的归纳学习场景中，学习系统通过常规学习机（如决策树、神经网络或支持向量机）从数据产生初步的假设，然后评估假说产生的偏差，并对偏差进行自我纠正[19]。

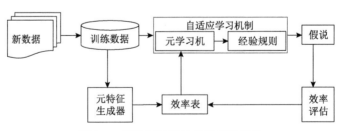

图 8-1　元学习过程的自适应学习机

Joel Lehman 等 2022 年提出结合遗传算法的训练生成代码的大型语言模型(LLM)可被视为元学习研究的最新案例[20]。关于自然智能和人工智能中的元学习的综述文章已经发表[21]。

(5)元基因组学(metagenomics，又译宏基因组学)：是研究直接从环境样本中回收的遗传物质的学科，也称环境基因组学(environmental genomics)、生态基因组学(ecogenomics)或社区基因组学(community genomics)。传统的微生物学、微生物基因组测序和基因组学依赖于培养的克隆，而早期的环境基因测序则克隆了特定的基因(通常是 16S rRNA 基因)，以在自然样本中产生多样性图谱[22]。元基因组学揭示微生物的多样性，可能彻底改变对整个生命世界的理解。元基因组学的应用涉及医学、工程、农业、可持续发展和生态领域。

(6)元材料或超材料(metamaterial)：是用现代技术包括人工智能技术设计制备的、由若干种材料单元块(building block)组装成的、超出原材料特性的复合材料。例如，天然材料都有正的介电常数、磁导率和折射率，而元材料有负的折射率、介电常数、磁导率、热膨胀系数或霍尔系数，甚至有反向多普勒效应[23]。其特征是分子以特殊模式(几何形状、尺寸、方向)排列，其尺度小于被它们调控的电磁波的波长，导致它们能阻挡、吸收、增强或弯曲电磁波，从而达到隐形、提高图像分辨率的效果，使非磁性材料有磁性，非手性材料有手性，各向同性材料有各向异性。元材料研究横跨电气工程、电磁学、光学、固态物理、微波和天线工程、光电子、材料科学、纳米科学和半导体工程等学科。

(7)元药物(metadrug)：药物的药物。当药物进入生命体后，被生命体所改变产生了新的物种，成为代谢物(metabolite)，代谢物可以有更好的药效，被称为前药(prodrug)。被设计制造出来的前药是在体内本来没有药效，但能被快速变成药物而发挥疗效的药。软药(soft drug)，是药物发挥疗效后被生命体快速变成非药物的药。还有一种称为抗药(antedrug)的药物，它进入体循环时被转化成易排泄的非药物。这些新概念药物都可以被视为元药物。

(8)元物理学(metaphysics，旧译形而上学)：顾名思义，是关于物理(客观存在)本身发展规律的科学，属于哲学的一个分支。它研究物理现实的基本性质，包括存在、同一性与变化、空间与时间、因果关系、必要性与可能性的第一原则。元物理学与认识论、逻辑学和伦理学一起构成哲学的四个主要分支。

(9)元科学(metascience)：关于科学本身发展规律的科学，是典型的递归定义，又称科学学。它研究科学研究的过程是否合理、做出结论的理由是否有效且能复现、研究方法是否有缺陷、避免效率低和不良实践。21 世纪 20 年代，科学界(尤其是生命科学领域)出现论文的"重现性危机"(replication crisis)，这些问题需要元科学揭示和提出解决方案，这些方案包括科学研究和临床试验的预先注册、设定监督机制、减少对统计数据的滥用、消除对学术界的不当激励、改进同行评审过程、收集学术出版系统的数据、打击科学文献中的偏见、提高科学过程的整体质量和效率等。

(10)元宇宙(metaverse)：元宇宙一词源于美国作家 Neal Stephenson 1992 年发表的科幻小说《雪崩》(Snow Crash)，由"元"和"宇宙"两个英文单词组装而成。这个带有未来主义(futurism)色彩的新词，在信息网络遍布全球的场景下，其原意应该是关于网络的网络或关于虚拟-现实(virtual reality，VR)的场景。将社交媒体的许多方面融合在一个超现实世界中。在这个世界中，个人身份/角色可以是多重的，时空概念不受现实限制，人们可以在现实和虚拟世界中自由穿梭。2019 年，马克·扎克伯格(Mark Zuckerberg)宣布社交网络公司 Facebook 致力于开发元宇宙技术以支持社交 VR 世界，并将 Facebook 更名为"Meta Platform"（元平台），颇有炒作的嫌疑。尽管有质疑的声音，元宇宙的概念仍值得认真对待，它提示我们要研究技术加速迭代整合、高度网络化之后将会产生何种新能力与新行为。例如，在每个节点是简单函数的人工神经网络中，我们已经见识了它们释放的强大"智能"。从信息处理的角度看待社交网络，其中的每个节点不是简单的函数，而是比函数复杂得多的人类个体，如果向这样的网络输入数据，经过"训练"会释放出何种"智能"？这的确值得深入探究。

近百年来，人类的活动从物质生产为主逐渐演变为知识生产为主，产品交流演变为知识交流，信息互联演变为知识重构，AI 技术的迭代速度呈指数式增长。AIDD 是药物发现方法学从经验学科演化成信息学科的主要标志。全部药物发现的实验活动的目的是发现关于药物分子的信息：如何筛选它、如何将它递送到生命体、它在体内如何调控生命体、它如何在体内被改变、它被改变后如何被排出体外。虽然 AI 不能代替实验过程，但是 AI 在实验设计、数据获取、数据分析、数据驱动的决策过程无处不在。

8.3 药物发现过程的终点与终极的科学问题

药物发现领域的反摩尔定律现象尚未被打破。据调查，全球最大的 10 家制药公司每年研发费用近 800 亿美元，研发回报率不到 2%。新药上市平均需要 12 年，成本约 26 亿美元，90%在临床 I 期被淘汰。全球 1 万亿美元的制药企业在研发和生产力方面已下滑 20 年以上。易发现的药物所剩无几，剩下的是难以开发的药物和孤儿药(收益更少)。创新药物被淘汰的原因很多，毒性和药效是首要问题。制药公司长期依赖传统工具预测毒性和药效，但是预测精度低。以

CYP450 相关的毒性为例，预测不成功可导致巨大的时间代价和数百万美元损失[24]。这意味着当前的药物发现模式具有不可持续的性质。

为了解决这个问题，人们采取了各种措施。

(1)扩大药物筛选范围。所遇到的挑战是，虚拟筛选需要预测数百万个分子与约 15 万个蛋白质的结合作用。筛选过程还要考虑药物可能被肠道、肾脏、肝脏等器官代谢分解，需要避免与体内数千种其他蛋白质结合(能与蛋白质靶点相互作用的分子通常能与体内 300 多种蛋白质相互作用)，以及在正确的时间被排出体外。像癌症和阿尔茨海默病这类复杂疾病涉及数百种蛋白质，仅调控其中一种蛋白质不太可能产生足够的药效。因此，简单扩大筛选范围对加速新药发现效果有限。

(2)拓展靶标的概念。传统的靶标主要是各种酶(不包括 CYP 家族)，现在，人们开始以非酶分子(如受体、离子通道、转运蛋白、结构蛋白、核酸、脂质体、黏附分子、病毒蛋白、转录因子、胞外基质结构元素、伴侣蛋白、炎症因子、小核酸)、蛋白质-蛋白质相互作用(小分子、抗体、RNAi、蛋白质降解靶向嵌合体)、CYP450 酶家族(1A2、2C9、2C19、2D6、3A4)、内源性代谢产物(能量产生、神经递质合成和免疫系统调节)、细胞微环境(细胞膜外温度、压力、pH)、细胞膜融合机制(阳离子、双亲分子、胆固醇耗竭、楔形分子、脂质体)为靶标。

(3)寻找非小分子药物。例如，传统生物药(单克隆抗体、融合蛋白、细胞因子抑制剂、疫苗、酶替代、激素与生长因子、核酸、免疫检查点、血液制品)、细胞疗法(受损细胞被干细胞、祖细胞或成熟细胞替换，释放细胞因子)、干细胞(骨髓移植、皮肤移植、软骨修复、视网膜修复、器官再生)、诱导多能干细胞(细胞重编程生产治疗性蛋白质，或开发基于细胞的疗法)、其他细胞疗法[T 细胞、自然杀伤(NK)细胞、树突状细胞、间充质干细胞、造血干细胞、嵌合抗原受体(CAR)T 细胞、胚胎干细胞、脐血干细胞、肿瘤过滤淋巴细胞、脂肪干细胞、神经细胞、自体软骨细胞植入、胰岛细胞移植、基因修饰细胞、细胞外囊泡]和基因疗法。

(4)发展 AIDD 技术。积累大数据(数据的概念涵盖实验、论文、专利、模拟、报告、图像、自然语言)，发现隐藏在大数据中的隐变量与活性之间的关系，从头设计基于靶标的小分子化合物，实现合成和合成设计的自动化，整合高通量筛选与合成(如 DEL)，发展新型 AI 驱动的组合合成技术(如组合化学、点击化学)，构建端到端的药物发现平台(图 8-2)等。

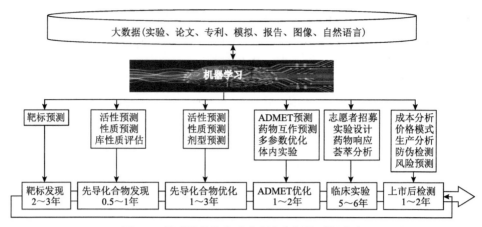

图 8-2 端到端药物发现流程和期望的时间节点

8.3.1 药物发现学的终点问题

药物发现学及相关技术无论如何演化，它都应该为下述终点问题提供解决方案：

(1)如何发现新药(病理、药理、化合物库合成、筛选、HTL、靶标鉴定、先导化合物优化、成药性评估)？

(2)如何制备药物(合成/提取、剂型、规模化生产、资源合理利用)？

(3)如何控制药物质量(生产质控、质量标准制定、药品监管)？

(4)如何评价药效和安全性(药物代谢、ADMET)？

(5)如何优化用药方案(最佳递送途径、最佳剂量和最佳时间、避免配伍问题)？

(6)如何解决耐药性问题？

(7)如何解决个性化用药问题(避免毒副作用、过度治疗、无效治疗)？

(8)如何监测临床用药(剂量监测、代谢监测、疗效监测)？

(9)如何降低药物的价格？

(10)如何应对流行病、慢性疾病、老龄化问题？

药物化学家的终点问题是：如何设计合成出具有优异的药效、特异而选择性地与给定药物靶标结合、快速可追踪地递送且能进入临床试验的分子。

药理学家的终点问题是：如何获得 ADMET(药物的吸收、分布、代谢、排泄、毒性)参数的终点知识，包括药效学(PD)的终点：靶点特异性、选择性；药物代谢学(PK)的终点：清除率、渗透率、稳定性；毒理学的终点：P450 诱导、hERG 抑制[25]。

8.3.2　与药学相关的生命科学终极问题

虽然现代 AI 在模式识别、自然语言处理等方面远远超过人类的能力，AI 能高效率地发现在大数据里的隐变量，但是 AI 发现的毕竟是基于统计学或然率的变量之间的关系，它们之间不一定是直接的因果关系。对任何一种新创的药物，我们必须回答相关的生命科学终极问题。

1. 药物如何从宏观世界进入微观世界

如图 8-3 所示，人体最大的细胞是卵子，它的直径只有 130μm 左右（皮肤细胞尺寸更小），约 1.8m 长的 DNA 分子被塞进直径约 10μm 的细胞核内，其空间压缩比约为 10000∶1，细胞是怎么做到的？一群相同的、杂乱运动的药物分子如何穿过细胞膜，与细胞内各种分子相互作用的？

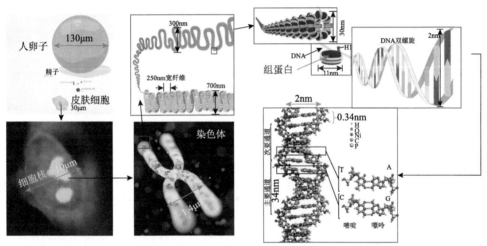

约1.8m长的DNA分子被塞进直径约10μm的细胞核内，空间压缩比约为10000∶1，细胞是怎么做到的

图 8-3　还原论的终极问题：药物如何从宏观世界进入微观世界

2. 药物如何通过微观调控改变生命体的宏观行为

如图 8-4 所示，药物在细胞内的微观世界里与各种分子相互作用，这些作用信号在时间尺度、空间尺度上逐级放大，最终引起生命体宏观行为的改变，解决宏观问题。这些因果关系如何确定？

虽然解决这些问题可能仍然需要好几代人的努力，但是药学人在药物发现过程中明确自己的终点问题，理解技术的边界和未来努力的方向依然重要。

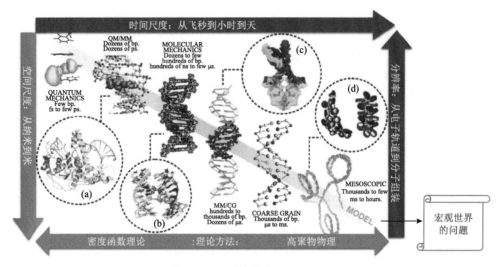

图 8-4　归纳法的终极问题：药物如何通过微观调控改变宏观表型
根据参考文献[26]绘制

参 考 文 献

[1] Nurk S, Koren S, Rhie A, et al. The complete sequence of a human genome[J]. Science, 2022, 376(6588): 44-53.

[2] Yang X, Wang Y, Byrne R, et al. Concepts of artificial intelligence for computer-assisted drug discovery[J]. Chemical Reviews, 2019, 119(18): 10520-10594.

[3] Burden F R, Ford M G, Whitley D C, et al. Use of automatic relevance determination in QSAR studies using Bayesian neural networks[J]. Journal of Chemical Information and Computer Sciences, 2000, 40(6): 1423-1430.

[4] Dahl G E, Jaitly N, Salakhutdinov R. Multi-task neural networks for QSAR predictions[J]. arXiv Preprint arXiv: 1406.1231, 2014.

[5] Mayr A, Klambauer G, Unterthiner T, et al. DeepTox: toxicity prediction using deep learning[J]. Frontiers in Environmental Science, 2016, 3: 80.

[6] Scannell J W, Blanckley A, Boldon H, et al. Diagnosing the decline in pharmaceutical R&D efficiency[J]. Nature Reviews Drug Discovery, 2012, 11(3): 191-200.

[7] Scannell J W, Bosley J. When quality beats quantity: decision theory, drug discovery, and the reproducibility crisis[J]. PLoS One, 2016, 11(2): e0147215.

[8] Strickland E. IBM Watson, heal thyself: How IBM overpromised and underdelivered on AI health care[J]. IEEE Spectrum, 2019, 56(4): 24-31.

[9] Hopkins A, Philippidis A, Davies K. From knowledge, drug power: an interview with Andrew Hopkins[J]. GEN Biotechnology, 2022, 1(3): 225-229.

[10] Sprang M, Andrade-Navarro M A, Fontaine J F. Batch effect detection and correction in RNA-seq data using machine-learning-based automated assessment of quality[J]. BMC Bioinformatics,

2022, 23 (6): 1-15.

[11] Wilkinson M D, Dumontier M, Aalbersberg I J, et al. The FAIR guiding principles for scientific data management and stewardship[J]. Scientific Data, 2016, 3 (1): 1-9.

[12] Wirth N. Algorithms & Data Structures[M]. Upper Saddle River: Prentice-Hall, Inc., 1985.

[13] Reed S K. Cognition: Theories and Applications[M]. Stanford: CENGAGE Learning, 2012.

[14] Mccarthy J. Recursive functions of symbolic expressions and their computation by machine, part I[J]. Communications of the ACM, 1960, 3 (4): 184-195.

[15] Harrington K I, Rueden C T, Eliceiri K W. FunImageJ: a Lisp framework for scientific image processing[J]. Bioinformatics, 2018, 34 (5): 899-900.

[16] Knuth D E. Backus normal form *vs.* backus naur form[J]. Communications of the ACM, 1964, 7 (12): 735-736.

[17] Maudsley D B. A theory of meta-learning and principles of facilitation: an organismic perspective[D]. Toronto: University of Toronto, 1979.

[18] Biggs J B. The role of metalearning in study processes[J]. British Journal of Educational Psychology, 1985, 55 (3): 185-212.

[19] Vilalta R, Drissi Y. A perspective view and survey of meta-learning[J]. Artificial Intelligence Review, 2002, 18 (2): 77-95.

[20] Lehman J, Gordon J, Jain S, et al. Evolution through large models[J]. arXiv Preprint arXiv:2206.08896, 2022.

[21] Wang J X. Meta-learning in natural and artificial intelligence[J]. Current Opinion in Behavioral Sciences, 2021, 38: 90-95.

[22] Wooley J C, Godzik A, Friedberg I. A primer on metagenomics[J]. PLoS Computational Biology, 2010, 6 (2): e1000667-e1000667.

[23] Kshetrimayum R S. A brief intro to metamaterials[J]. IEEE Potentials, 2005, 23 (5): 44-46.

[24] Freedman D H. Hunting for new drugs with AI[J]. Nature, 2019, 576 (7787): S49-S53.

[25] Jordan A M. Artificial intelligence in drug design—the storm before the calm?[J]. ACS Medicinal Chemistry Letters, 2018, 9 (12): 1150-1152.

[26] Dans P D, Walther J, Gómez H, et al. Multiscale simulation of DNA[J]. Current Opinion in Structural Biology, 2016, 37: 29-45.

春风夜雨珠江南
——后记

2009 年 3 月 3 日是一个细雨燕子飞的日子，我回到祖国，落户南国穗城，在中山大学药学院任教。从工业界重返学术界，感到无比的亲切。虽然当初的日子距今已近 15 个春秋，但它犹如就在昨天。在本书即将付梓的日子，我把那天写下的文字抄录于下，作为本书后记的一部分：

> 荣光堂坐落在中山大学南校区，周围林木葱郁，遮天蔽日。红砖砌就的拱门，镶嵌了玻璃幕墙，做成了西餐厅。在此用餐，犹如在自家的门廊边小饮。一条导向珠江的校园小径，举足可及。两旁的榕树，夹道而生。枝丫上垂着气根，像寿星的胡须，在早春的轻寒中潇洒地飘。
>
> 晚意渐深，我就坐在廊下，看水雾斜侵棕榈，听密雨汇成细泉，滴答在芭蕉上的声音，如梦如幻。像一只倦鸟，复归故巢，在安谧中整理自己的羽毛。
>
> 这是回归学界，落户岭南的第一天。
>
> 白天，去各个部门办报到手续，遇到的都是热情、快乐的人们；于是，有了家的感觉。从和蔼的教授，到年轻的学子，都笼在盈盈笑意里，心中就念叨一句话：还巢真好。
>
> 刚刚学到第一句广东话，逢人便想说："馁猴（你好）！"。
>
> 这里的风物，很像"圣迭戈"（San Diego）：盛开的洋紫荆、挺拔的棕榈、略带薄荷香的桉树。唯独不同的是，绵绵不绝的雨，周围的一切都是湿的，深深浅浅的绿就在水调歌头中晕染开来。这里的基本色是绿，中大的校徽也不例外。
>
> 在圣迭戈待得久了，忘记了雨伞、雨鞋、雨衣，以为再也不要和雨结缘。此时，却重新爱上了雨，爱这穗城的雨，它飘飘洒洒，附在外衣上，无声地来，悄然地去。虽然，夜已深沉，我却希望在夜雨中融化。
>
> 于是，借了一把伞，去探望珠江。

雨，滴滴答答地落在伞上。早春的风，拂过面颊，像云做的纶巾，柔柔地擦过。喜欢这雨中踽踽独行的感觉，既熟悉又陌生，既亲近又遥远，既拘束又自由，既空寂又热闹，像来自旷野，像来自云间。那些落在伞外的雨滴，都在小径的石头上弹出自己的乐声。夜行的车灯偶尔照过来，你会看到千万朵水晶做的莲花，匆匆地盛开，急急地闭合。这些美丽的莲花，对时间分辨率极高的生物而言，才是长久地绽放。

久违了的报栏，在雨中立着，屋檐下，亮着灯。想起自己少年时代，也曾多少次在这样的灯光下，浏览报纸，忘却了雨雪就在咫尺之外。带着好奇的心，走进报栏的廊下。橱窗里布置了许多照片：1978、1988、1998、2008、……，时间数列就这样从黑白向彩色展开，从历史来到现实，并走向未来。记得 1978 年，永难忘怀的岁月，哭过、笑过，因为梦化为现实。就在那一年，别了黄土，闻到书香，泪沾衣裳。此时，走近报廊，忽然有些莫名的感觉，"庄生晓梦迷蝴蝶，望帝春心托杜鹃"。好像自己就是那黑白照片上的人物，姗然而下，从黑白的校园，走向彩色的江边。夜幕下，中山大学的校门巍然而立。春江的水，浩浩荡荡，恬然东去；南国的雨，潇潇洒洒，汇入大江。

衷心地感谢我的妻子和孩子们，他们的支持是必不可少的。本书获得了中山大学"本科教学质量工程"项目的支持，也获得了五邑大学生物科技与大健康学院的支持。感谢郭宗儒先生、陈凯先先生的鼓励和指正。本书的写作也得到了周家驹先生的支持和鼓励。感谢当年热情邀请我归国工作的黄民、古练权、吴传斌、刘培庆、黄志纾五位教授和方绵老师。感谢科学出版社的同仁李明楠、高微为本书的出版付出的辛勤劳动。感谢中山大学的同事顾琼、周晖皓、欧田苗、周勤、五邑大学的吴家强对本书写作和出版工作的支持，硕士生艾浩鹏、林雅婷也为本书的校勘工作做出了贡献。

徐峻

2023 年 10 月于中山大学药学院